Charité-Annalen — Neue Folge

Band 1 1981

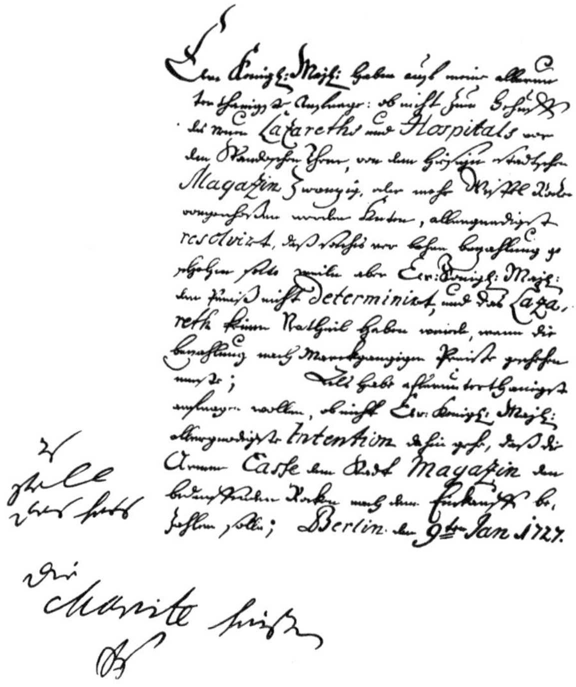

Friedrich Wilhelm I. von Preußen gibt am 9. Januar 1727 der Charité ihren Namen („es soll das Haus die Charité heißen")

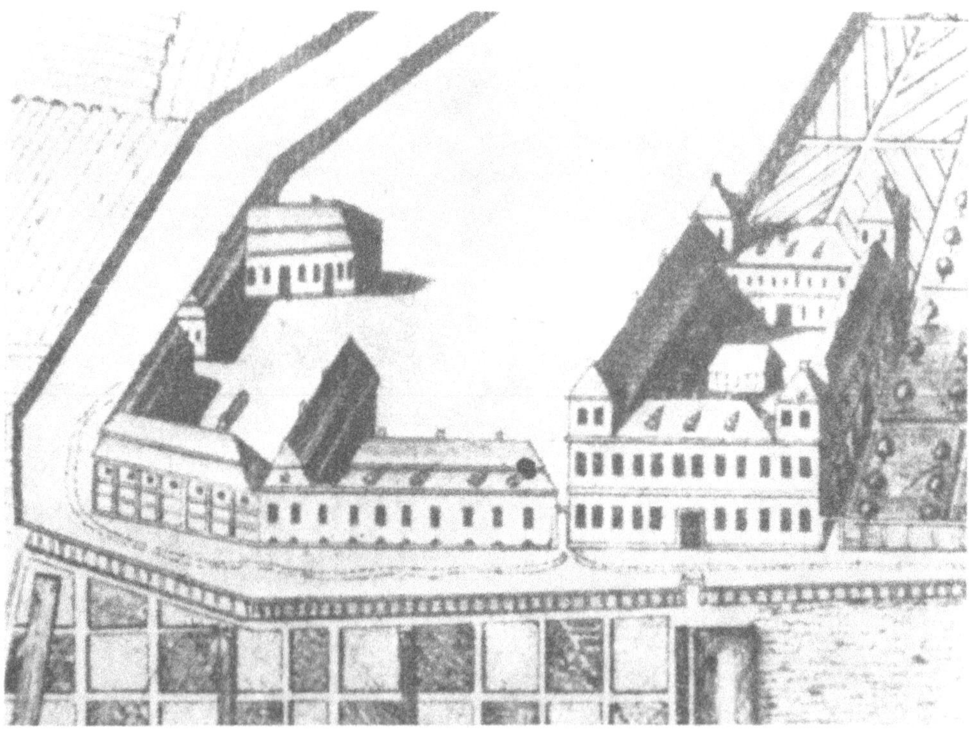

Die Charité vor dem Jahre 1727. Ausschnitt aus einem Ellerschen Stich. (Aus: P. DIEPGEN und E. HEISCHKEL: Die Medizin an der Berliner Charité bis zur Gründung der Universität Berlin 1935, S. 8)

Charité-Annalen

Neue Folge

Band 1 1981

Herausgegeben von
Jürgen Großer

Redaktion
Friedemann Döcke

Akademie-Verlag · Berlin

1982

Erschienen im Akademie-Verlag, 1086 Berlin, Leipziger Straße 3—4
Lektor: Christiane Grunow
Einbandgestaltung: Rolf Kunze

Lizenznummer: 202 · 100/522/82
Gesamtherstellung: VEB Druckhaus „Maxim Gorki“, 7400 Altenburg
Bestellnummer: 763 114 1 (2188/1) · LSV 2005
Printed in GDR
DDR 48,— M

Zum Geleit

Mit diesem ersten Band der „Charité-Annalen — Neue Folge" setzen wir eine alte Tradition fort, natürlich in einer neuen, zeitgemäßen Form. Es ist für mich eine große Freude, daß zu den seit 1980 publizierten „Beiträgen zur Geschichte der Humboldt-Universität" (bisher 6 Hefte), zur „Wissenschaftlichen Zeitschrift" und den „Berichten der Humboldt-Universität zu Berlin" nunmehr die Charité-Annalen regelmäßig erscheinen und speziell vom Wirken der Charité berichten werden. Wir können dies bereits als eine wichtige Aktivität im Hinblick auf das Universitätsjubiläum 1985 betrachten. In diesem Jahr werden die Humboldt-Universität zu Berlin auf ihr 175jähriges und die Charité auf ihr 275jähriges Bestehen zurückblicken können. Als 1810 — wesentlich durch Wilhelm von Humboldt geprägt — die Universität in Berlin gegründet wurde, bildete die schon damals traditionsreiche Charité die Grundlage für die Lehre und Forschung der medizinischen Wissenschaften, die auf das engste mit der medizinischen Betreuung vor allem Berliner Bürger verbunden waren. Die „dirigierenden Abteilungsärzte" wurden zu Professoren der alma mater berolinensis.

Seit dieser Zeit ist die Charité untrennbarer Bestandteil der Berliner Universität. Mehr als zwanzigmal wurden Mediziner zu Rektoren gewählt, darunter so bekannte Professoren wie Johannes P. Müller, Rudolf Virchow und — nach 1945 — Walter Friedrich.

Unser Bemühen geht dahin, die Charité in qualitativ neuer Weise in den Gesamtverband der Humboldt-Universität zu integrieren, d. h. die an einer so breit profilierten Hochschule vorhandenen Möglichkeiten der Zusammenarbeit zwischen den medizinischen und den Natur-, Gesellschafts-, Agrar- und Technikwissenschaften immer umfassender und effektiver zu nutzen — zum Vorteil aller an dieser interdisziplinären Kooperation beteiligten Fachgebiete. Wir sehen darin eine der Möglichkeiten, den von der Gesellschaft erwarteten erheblichen Leistungsanstieg in der Wissenschaft zu erreichen, der wiederum die Voraussetzung dafür ist, daß wir die auf dem X. Parteitag der SED beschlossene Politik realisieren können. Diese Politik ist auf die Sicherung des Friedens und auf die immer bessere Befriedigung wachsender materieller und kultureller Bedürfnisse der Menschen gerichtet, also auf wahrhaft humanistische Zielstellungen, denen sich auch viele Gelehrte der Vergangenheit verpflichtet fühlten.

Mögen die „Charité-Annalen — Neue Folge" dazu beitragen, über Leistungen und Entwicklungen des größten Bereiches der hauptstädtischen Universität zu informieren, die Diskussion anzuregen und die interdisziplinäre Kooperation zu fördern.

Prof. Dr. Helmut Klein

Rektor

Vorwort

Die Berliner Charité, heute der Bereich Medizin der hauptstädtischen Universität, blickt auf eine nunmehr fast 275jährige Geschichte zurück. Ihr Werden ist ein Stück Geschichte der Medizin wie auch Berlins. Bereits am Ende des 18. und zu Beginn des 19. Jahrhunderts gewann die Charité Ansehen weit über Berlin hinaus. International bekannte Forscher und Ärzte, die im vorigen und zu Beginn dieses Jahrhunderts an dieser traditionsreichen Stätte der Lehre, Forschung und medizinischen Betreuung wirkten, begründeten dann den Weltruf der Charité. Über die damaligen Leistungen informierten zwei Folgen von Jahresberichten. Von 1850 bis 1868 erschienen die „Annalen des Charité-Krankenhauses und der übrigen Königlichen medicinisch-chirurgischen Lehr- und Krankenanstalten zu Berlin" und von 1874 bis 1913 die „Charité-Annalen". In den Bänden dieser Reihen sind die Namen weltberühmter Wissenschaftler und Ärzte zu finden wie von Bardeleben, Grawitz, Henoch, Heubner, Leyden, Traube und Virchow.

Nachdem die Charité ihre Bedeutung als ein internationales wissenschaftliches Zentrum in der Zeit des Hitlerfaschismus weitestgehend verloren hatte, eröffnete erst der Sozialismus grundlegend neue Perspektiven. Mit der feierlichen Wiedereröffnung der Humboldt-Universität am 29. Januar 1946 begann eine Entwicklung, die der Charité wieder hohes nationales und internationales Ansehen verschaffte und sie zur größten medizinischen Ausbildungs- und Forschungseinrichtung des Landes werden ließ. Heute wird etwa jeder vierte Arzt der DDR am Bereich Medizin der Humboldt-Universität ausgebildet, zahlreiche Forschungsvorhaben werden von Einrichtungen der Charité angeleitet oder auf entscheidenden Gebieten bearbeitet, und die umfangreichen Möglichkeiten zur spezialisierten und hochspezialisierten medizinischen Betreuung stehen nicht nur den Bürgern Berlins, sondern auch denen anderer Bezirke zur Verfügung.

In der gegenwärtigen Entwicklung der Charité stellt das Jahr 1981 einen besonderen Höhepunkt dar. Am Vorabend des X. Parteitages der Sozialistischen Einheitspartei Deutschlands, am 27. März, übergab Professor Dr. h. c. Kurt Hager, Mitglied des Politbüros, Sekretär des ZK der SED und Ehrendoktor der Humboldt-Universität, den funktionsdiagnostischen Trakt als ersten fertiggestellten Bauteil des Investitionsvorhabens Neubau und Rekonstruktion der Charité, des größten Bauvorhabens in der Geschichte des Hochschul- und Gesundheitswesens unserer Republik, den Mitarbeitern der Charité zur Nutzung. Damit werden sich die Bedingungen für Wissenschaftler, Ärzte, Schwestern, Arbeiter, Patienten und Studenten wesentlich verbessern.

Es war deshalb naheliegend, die Tradition der Jahresberichte gerade in diesem Jahr wieder aufzugreifen und erneut fortzuführen. Dem Mitglied des Politbüros des ZK der SED und 1. Sekretär der

Bezirksleitung Berlin der SED, Genossen Konrad NAUMANN, danken wir für die Anregung zu diesem Vorhaben und für seine Unterstützung.

Wie in den früheren Folgen, aber unter modernen Gesichtspunkten sollen die Berichte einen Überblick über die Leistungen der mehr als 5000 Wissenschaftler, Ärzte, Schwestern, medizinisch-technischen Assistentinnen, Physiotherapeuten, Sekretärinnen, Ingenieure, Handwerker, Küchenkräfte und Mitarbeiter der Verwaltung geben, die gegenwärtig die Erziehung und Ausbildung der Studenten, die Forschung und die medizinische Betreuung am Bereich Medizin (Charité) gewährleisten. Zugleich wollen wir damit einen Beitrag zur Geschichtspflege leisten.

Allen Direktoren der Kliniken und Institute sowie den Leitern der selbständigen Abteilungen und weiteren Einrichtungen der Charité, insbesondere aber den Autoren der verschiedenen Einzelbeiträge danken wir für ihre wertvolle Mitarbeit an diesem Jahrbuch. Unser Dank gilt ferner Herrn Dr. med. Rainer RICHTER, Frau Dr. rer. nat. Gerda FABERT, Frau Dipl.-Historikerin Ruth LANGE-PFAUTSCH und Herrn OA Dr. sc. med. Hans LIPPERT für die Unterstützung bei der redaktionellen Bearbeitung sowie Frl. Sabine RAUSCH, Frau Monika SCHIRMER, Frl. Madeleine IHLOW und Frau Helga BONDZIN für ihre technische Hilfe.

Wir danken allen, die dazu beigetragen haben, daß der erste Band in relativ kurzer Zeit und in guter Ausstattung fertiggestellt werden konnte. Dieser Dank gilt den Autoren der verschiedenen Beiträge des Jahrbuches, besonders aber den Mitarbeitern des Akademie-Verlages, an erster Stelle dem Direktor Prof. BERTHOLD, dem Cheflektor Dr. ZEISLER und unserer Lektorin Frau Christiane GRUNOW.

Berlin, im Januar 1982

Prof. Dr. Jürgen GROSSER
Prorektor für Medizin

Die Bildvorlagen verdanken wir den Mitarbeitern der Zentralen Fotoabteilung der Charité (Leiter: Manfred Boy) Gerhard Agurski, Karola Albrecht, Ursula Kirschke, Gertrud Lewandowski, Renate Rust, Dorothea Schulz, Ute Thom und Norbert Werk; Herrn Joachim Fisahn von der Fotoabteilung im Direktorat für Kultur und Öffentlichkeitsarbeit der Humboldt-Universität; der Hochschulfilm- und -bildstelle der Humboldt-Universität; der Fotoabteilung des Städt. Krankenhauses im Friedrichshain, Berlin und den Fotografen fotostudio g. v. collani; Foto Hildebrandt, Berlin; Brigitte Körner, Berlin; Rolf Lotze, Leipzig; Christa Scholz; Foto Werner, Bad Elster.

Inhalt

Die Charité seit 1945

Von D. TUTZKE

Um die Entwicklung der Charité seit 1945 und den Wandel ihrer gesellschaftlichen Stellung in den letzten 36 Jahren voll begreifen zu können, ist es zweckdienlich, sich bewußt zu machen, daß diese traditionsreiche medizinische Lehr- und Forschungsstätte in der bürgerlichen Klassengesellschaft vorrangig eine Krankenanstalt für Arme und Unbemittelte war. Das internationale Ansehen, das sich die Charité im vollentwickelten Kapitalismus durch bahnbrechende wissenschaftliche Leistungen ihrer Ärzte erworben hatte, wurde im Hitlerfaschismus durch einen katastrophalen Niveausturz weitgehend zunichte gemacht. Er wurde einmal durch die Vertreibung zahlreicher Wissenschaftler aus politischen oder „rassischen' Gründen, zum anderen durch das Eindringen unwissenschaftlicher und antihumanistischer Doktrinen heraufbeschworen, denen sich nicht alle im Amt Verbliebenen konsequent widersetzten, zu deren Propagierung aber auch einzelne Wortführer der Naziparolen wie der Psychiater MAX DE CRINIS (1889–1945), der gleichzeitig Mitinaugurator der Euthanasiegesetze war, der Rassenhygieniker Fritz LENZ (1887–1976) oder der Hygieniker Heinrich ZEISS (1888–1949) mit entsprechenden Hochschulpositionen ausgestattet wurden.[1]

Insgesamt verloren 138 Ärzte und Wissenschaftler der Charité ihre Lehrbefugnis, darunter die Internisten Ernst FRÄNKEL (1886–1948) und Hermann STRAUSS (1868 bis 1944), die Chirurgen Eugen JOSEPH (1879–1933), Emil HEYMANN (1878 bis 1936) und Rudolf NISSEN (1896–1981), die Gynäkologen Bernhard ZONDEK (1891 bis 1966), Selmar ASCHHEIM (1878–1965) und Paul STRASSMANN (1866–1938), der Urologe Alexander LICHTENBERG (1880 bis 1943) sowie die Dermatologen Abraham BUSCHKE (1868–1941) und Ludwig HALBERSTAEDTER (1876–1949).[2] Zahlreiche Schwestern, Pfleger und sonstige Mitarbeiter der Charité wurden 1933 aus politischen Gründen entlassen. Wer den verbrecherischen Machthabern aktiv entgegenzutreten wagte, setzte sein Leben aufs Spiel wie der Dozent der Inneren Medizin Georg GROSCURTH (1904–1944), der von den Hitlerfaschisten ermordet wurde. Während sich der Psychiater Karl BONHOEFFER (1868–1948), von dem zwei Söhne und zwei Schwiegersöhne im antifaschistischen Widerstandskampf den Tod fanden, der faschistischen Ideologie standhaft widersetzte, ließen andere ihren wissenschaftlichen Namen von den Hitlerfaschisten mißbrauchen.[3]

---

[1] METTE, A.: Vom Isolierhaus zum Zentrum der deutschen medizinischen Wissenschaft. 250 Jahre Berliner Charité Teil II. Wiss. u. Fortschr. 10 (1960), S. 386–388.

[2] Vgl. hierzu auch: 250 Jahre Charité, Berlin 1960, S. 87–95.

[3] Die Humboldt-Universität zu Berlin. Bilder aus Vergangenheit und Gegenwart, Berlin 1973, S. 159.

Der Hitlerfaschismus und der von ihm entfesselte zweite Weltkrieg brachten die Charité an den Rand des Ruins. Mehr als die Hälfte des Gebäudekomplexes fiel den angloamerikanischen Luftangriffen zum Opfer, so daß die Wiederinbetriebnahme der Kliniken und Institute nach der Befreiung durch die siegreiche Sowjetarmee und der bedingungslosen Kapitulation der deutschen faschistischen Streitkräfte nur provisorisch in Häusern mit teilweise stark zerstörten Dächern und behelfsmäßig abgedichteten Fenstern erfolgen konnte. Trotzdem konnte der Betrieb auch in den Maitagen 1945 aufrecht erhalten werden. 1200 Betten ließen sich für die medizinische Betreuung nutzen, deren Zahl sich bis Ende 1945 bereits auf 1555 und bis Ende 1947 auf 1824 Betten erhöhen sollte.[1]

Der Wille der Charité-Angehörigen zur Enttrümmerung und zum Wiederaufbau ihrer Arbeitsstätte erhielt entscheidende Impulse durch die großzügige Hilfe des Sowjetvolkes, besonders der Offiziere und Soldaten der Roten Armee und der sowjetischen Besatzungsbehörde, sowie durch das Engagement deutscher Kommunisten, die humanistisch gesinnte bürgerliche Wissenschaftler zur aktiven Mitarbeit zu gewinnen verstanden.[2] So stellten führende Funktionäre der KPD wie Otto WINZER (1902–1975) und Paul WANDEL (geb. 1905) bereits im Sommer 1945 ein vertrauensvolles Verhältnis zu dem Internisten Theodor BRUGSCH (1878–1963) her, den die Hitlerfaschisten 1935 aus seinem Lehramt an der Universität Halle vertrieben hatten.

BRUGSCH übernahm in der eben gegründeten Deutschen Zentralverwaltung für Volksbildung unter WANDELS Vorsitz die Leitung der Abteilung Hochschulwesen und Wissenschaft, in der die Fäden zum Wiederaufbau und zur Wiedereröffnung der Berliner Universität zusammenliefen. Über seinen Anteil hieran legt WANDELS Neujahrsglückwunsch an ihn vom 1. 1. 1946 beredtes Zeugnis ab:

„Unsere gemeinsame Arbeit in diesen letzten Monaten ließ mich in Ihnen nicht nur den wissenden Fachmann und zum Wiederaufbau ehrlich bereiten Gelehrten erkennen, sondern auch einen jener offenen charaktervollen Menschen, von denen wir so vieler für die demokratische Erneuerung unseres Lebens und damit für die nationale Rettung unserer Heimat bedürfen.“[3]

Wie BRUGSCH war auch der Chirurg Ferdinand SAUERBRUCH (1875–1951) zur Mitarbeit an der antifaschistisch-demokratischen Erneuerung Deutschlands und seiner Hauptstadt bereit. Aus naheliegenden Gründen wurde ihm als ärztlichem Direktor des größten Berliner Krankenhauses, der Charité, die Leitung des auch in Berlin aufzubauenden demokratischen Gesundheitswesens angetragen. Am 19. 5. 1945 wurde er vom ersten sowjetischen Stadtkommandanten, Generaloberst Nikolai Erastowitsch BERSARIN (1904–1945), in sein Amt als Stadtrat für Gesundheitswesen eingesetzt.

Unter Führung der revolutionären Partei der deutschen Arbeiterklasse und mit Unterstützung der sowjetischen Organe wurden erstaunliche Leistungen zur Normalisierung der Lebensverhältnisse in Berlin erzielt. Schwerpunkte bildeten hierbei die Ernährung, die Kohle- und Energieversorgung sowie das Gesundheitswesen. So befaßte sich der Magistrat in seiner

[1] Berlin in Zahlen 1946 bis 1947, Berlin 1949, S. 314–315.

[2] MOHRMANN, W.: Der Wille zu Neuem. Humboldt-Univ. Nr. 19/20 vom 5. 2. 1981, S. 11.

[3] WANDEL, P.: Neujahrsglückwunsch 1946 an Theodor Brugsch. Archiv der AdW der DDR, Nachlaß Brugsch Nr. 3. LANGE-PFAUTSCH, R.: Zum Beitrag progressiver bürgerlicher Mediziner zur Herausbildung der sozialistischen medizinischen Intelligenz in den Jahren der antifaschistisch-demokratischen Umwälzung. In: Protokoll der wiss. Konferenz der Med. Akademie Dresden, 16. 5. 1979, S. 60–64.

15. Sitzung am 13. 8. 1945 mit der Instandsetzung der Charité-Gebäude, für deren ersten Bauabschnitt er 545000 RM zur Verfügung stellte.[1]

Die nach der Zerschlagung des Hitlerfaschismus einsetzenden Bemühungen der revolutionären deutschen Arbeiterklasse um die Schaffung eines antifaschistisch-demokratischen Erziehungs- und Bildungswesens gipfelten in dem gemeinsamen „Aufruf des Zentralkomitees der KPD und des Zentralausschusses der SPD zur demokratischen Schulreform" vom 18. 10. 1945[2], der die Postulate des Aufrufes des Zentralkomitees der KPD vom 11. 6. 1945 in acht Punkten konkretisierte. Der Inhalt dieser Dokumente bestimmte die Vorarbeiten zur Neueröffnung der Berliner Universität, die Ende 1945 durch die zuständigen Offiziere der SMAD intensiviert wurden, so daß die Universität am 29. 1. 1946 ihre Pforten wieder öffnen konnte. Damit begann auch in der Charité ein neuer Abschnitt ihrer traditionsreichen Lehrtätigkeit.

Vom alten Stamm der Medizinischen Fakultät war eine Reihe bedeutender Fachvertreter übrig geblieben, die, soweit sie bereits vorher emeritiert worden waren, eine erneute Direktorentätigkeit und damit auch wieder Lehraufgaben übernahmen. Zu ihnen gehörten der Gynäkologe Walter STOECKEL (1871—1961), der Pädiater Wilhelm STOELTZNER (1872—1954), der Otologe Carl von EICKEN (1873—1960), der Kieferchirurg Georg AXHAUSEN (1877 bis 1960), BONHOEFFER und SAUERBRUCH ebenso wie der Pathologe Robert RÖSSLE (1876—1956), der Biochemiker Karl LOHMANN (1898—1978) und der Strahlenbiologe Walter FRIEDRICH (1883—1968).

Hinzu kam BRUGSCH, der seit dem Sommer 1945 in der I. Medizinischen Klinik der Charité tätig war und am 29. 1. 1946 zum ordentlichen Professor und Direktor dieser Klinik ernannt wurde. Er sorgte für einen vorbildlichen Wiederaufbau der klinischen Vorlesungen und setzte sich unermüdlich für die Vermittlung antifaschistisch-demokratischer Bildungsinhalte an Studenten und Ärzte ein, indem er ständig an die moralische Verantwortung jedes einzelnen appelierte, sich im Kampf um die Erhaltung des Friedens aktiv zu engagieren, wie er dies selbst bis zum Ende seines Lebens getan hat. Sein bedingungsloses Eintreten für den Sieg der antifaschistisch-demokratischen Ordnung an der Seite der Arbeiterklasse führte ihn schließlich zu der Erkenntnis:

„Man kann nur auf dem Boden des Sozialismus stehen ... Und ich bin sehr froh, daß ich auf dem Boden des Sozialismus stehe."[3]

Ihm zu Ehren erhielt die I. Medizinische Klinik 1976 den Namen „Theodor-Brugsch-Klinik."[4]

Mit aktiver Förderung der Ärzte der SMAD konnte die Medizinische Fakultät im Jahre 1947 den von den Hitlerfaschisten in einen Lehrstuhl für Rassenhygiene umgewandelten Lehrstuhl für Sozialhygiene wiedererrichten, auf den Alfred BEYER (1885—1961) berufen wurde. Er war von den faschistischen Machthabern wiederholt gemaßregelt worden und hatte sich nach 1945 beim antifaschistisch-demokratischen Aufbau als Vizepräsident der Deutschen Zentralverwaltung für das Gesundheitswesen große Verdienste er-

[1] Stadtarchiv Berlin, Rep. 101 M (760). — Vgl. hierzu auch E. HUCKE: Dokumentation von Beschlußvorlagen des Magistrats von Groß-Berlin auf dem Gebiet der Gesundheits- und Sozialpolitik in den Jahren 1945 bis 1948. Med. Dipl.-Arbeit, Berlin 1979.

[2] Dokumente aus den Jahren 1945 bis 1949, Berlin 1968, S. 175.

[3] Humanitas Nr. 15/1963, S. 4. LANGE-PFAUTSCH, R.: Zum Beitrag progressiver bürgerlicher Mediziner zur Herausbildung der sozialistischen Intelligenz in den Jahren der antifaschistisch-demokratischen Umwälzung. Protokoll der Wiss. Konferenz der Med. Akademie „Carl Gustav Carus", Dresden, 16. 5. 1979.

[4] Medizin aktuell 2 (1976), S. 478.

worben.[1] Die an diesem Lehrstuhl neu initiierte sozialhygienische Forschung diente der Förderung des Problembewußtseins und der Klärung grundsätzlicher theoretischer Fragen, was sich für die Entwicklung der Sozialhygiene unter den neuen gesellschaftlichen Bedingungen von weittragender Bedeutung erwies.[2]

Auch in der Krankenpflege vollzogen sich nach dem 8. 5. 1945 grundlegende Veränderungen. Die Sicherung einer nahtlosen medizinischen Versorgung der Patienten erforderte von den Pflegekräften unter den äußerst erschwerten Nachkriegsbedingungen größte Einsatzbereitschaft und viel Opfermut. Die Partei der Arbeiterklasse übertrug die verantwortungsvolle Funktion einer Charité-Oberin der ehemaligen Organisationsleiterin der KPD-Betriebszelle Charité, Schwester Emma HAASE (geb. 1893), die die Hitlerfaschisten am 20. 3. 1933 wegen ihrer kommunistischen Weltanschauung ins Gefängnis geworfen hatten. Sie sollte sich jetzt auf Grund ihrer politischen Erfahrungen und ihres fachlichen Könnens große Verdienste um die Ausbildung des Schwesternnachwuchses erwerben.[3] Zum ersten Mal in der Geschichte der Charité wurden die Schwestern einheitlich nach gewerkschaftlichem Tarif bezahlt, nach einheitlichen Richtlinien ausgebildet und als gleichberechtigte Menschen behandelt. Im Oktober 1945 führte die Krankenpflegeschule der Charité ihren ersten Ausbildungslehrgang für Schülerinnen durch, zu dessen Lehrkräften auch Oberin HAASE als Dozentin für Gesellschaftswissenschaften gehörte, und im April 1946 konnte auch die Säuglingsschwesternschule wieder eröffnet werden. Ältere Angestellte ohne berufliche Ausbildung, aber mit langjähriger praktischer Erfahrung erhielten die Möglichkeit, sich in Sonderkursen mit abschließender Prüfung zu qualifizieren. An die Stelle der Krankenpflege- und der Säuglingsschwesternschule trat 1951 die Medizinische Fachschule der Charité in der Schumannstraße, die 1972 verpflichtenden Namen „Jenny Marx“ erhielt.[4]

Im Jahre 1951 wurde Schwester Hertha SCHMIDT (geb. 1907) Nachfolgerin der Charité-Oberin HAASE. Sie war Mitglied der ersten Volkskammer der DDR, der auch BRUGSCH angehörte, sowie des Deutschen Komitees der Kämpfer für den Frieden, in dessen Auftrag sie am zweiten Weltfriedenskongreß 1951 in Warschau teilnahm. Mit ihrem Einsatz 1956 in Vietnam, wo sie in Hanoi ein Krankenhaus einzurichten und Pflegekräfte auszubilden half, leistete sie einen weiteren wichtigen Beitrag zum Frieden und zur Völkerverständigung. Wie Emma HAASE verstand es auch Hertha SCHMIDT, die berufliche Arbeit mit gesellschaftlichem Engagement vorbildlich zu verbinden.[5]

Die Gründung der DDR im Jahre 1949 leitete objektiv den Prozeß der schrittweisen Herausbildung eines sozialistischen Gesundheits- und Hochschulwesens ein. Dabei galt es, die Entwicklung des Gesundheitsschutzes als gesamtgesellschaftliche Aufgabe zu beschleunigen, die prophylaktische Richtung der Medizin zu verstärken, die materiell-technische Basis des Gesundheitswesens zu sichern, die sozialistische Eigentumsform kontinuierlich durchzusetzen sowie die medizinische Lehre und Forschung entsprechend den gesellschaftli-

---

[1] WINTER, K.: Die Entwicklung der Hygiene und Sozialhygiene in den 75 Jahren seit der Gründung des Instituts. Zschr. ärztl. Fortb. 54 (1960), S. 554–560.

[2] RENKER, K. und K. WINTER: Sozialhygiene und Gesundheitsschutz im Sozialismus am Beispiel der DDR. Zschr. ges. Hyg. 24 (1978), S. 266–271.

[3] LANGE-PFAUTSCH, R.: Oberinnen der Charité. Genn. Emma Haase. Humboldt-Univ. Nr. 33/34 vom 14. 5. 1981, S. 8.

[4] Die Humboldt-Universität zu Berlin. Bilder aus Vergangenheit und Gegenwart, Berlin 1973, S. 282.

[5] LANGE-PFAUTSCH, R.: Oberinnen der Charité. Genn. Hertha Schmidt. Humboldt-Univ. Nr. 38/39 vom 18. 6. 1981, S. 8.

chen Notwendigkeiten grundsätzlich umzugestalten. Durch den III. Parteitag der SED im Juli 1950 wurden die Hochschulen und Univeritäten auf die zielstrebige Sicherung der qualitativen und quantitativen Stärkung des Lehrkörpers, auf die Erweiterung des Studiums von Arbeiter- und Bauernkindern, auf die Erhöhung des Anteils von Frauen und Mädchen an den Studierenden und auf eine stärkere berufsbezogene Ausbildung orientiert.[1]

Auf den Beschlüssen dieses Parteitages basierte die durch die 4. Tagung des Zentralkomitees der SED im Januar 1951 eingeleitete zweite Hochschulreform. Zu ihren Grundanliegen gehörten die weitere Festigung des Bündnisses zwischen Arbeiterklasse und Intelligenz sowie die Gewährleistung einer engen Verbindung der Wissenschaft mit der gesellschaftlichen Praxis. Mit dieser Reform erhielten die Studierenden aller Fachrichtungen ein obligatorisches gesellschaftswissenschaftliches Grundlagenstudium. Es kam zur Einführung des 10-Monate-Studiums, verbindlicher Studienpläne und staatlicher Seminargruppen. Die Ergebnisse der Sowjetwissenschaft wurden zunehmend in die Ausbildungsprogramme integriert. Die 1949 gegründete FDJ-Gruppe der Medizinischen Fakultät unterstützte aktiv die Durchsetzung der Ziele der zweiten Hochschulreform.

Zur qualitativen und quantitativen Stärkung des Lehrkörpers trug die Berufung einer Reihe bewährter Antifaschisten bei. Von ihnen sei hier der Radiologe Fritz Gietzelt (1903—1968) vorgestellt. Er war Ende 1944 als antifaschistischer Widerstandskämpfer zum Tode verurteilt worden, doch hatte er während des Bombenangriffs auf Dresden im Februar 1945 aus der Todeszelle im Oberlandesgericht entfliehen können, um sich bis zur Befreiung Deutschlands vom Faschismus bei Freunden versteckt zu halten. Im Jahre 1951 wurde er auf den Lehrstuhl für Radiologie an der Charité berufen, und ein Jahr später zog er als Direktor in die durch Rekonstruktion und bauliche Erweiterung geschaffene Geschwulstklinik ein. Seine Vorstellungen und Wünsche wurden beim Umbau der ehemaligen Frauenklinik der Charité berücksichtigt. Unter seiner Leitung wurden eine DDR-Statistik aller Geschwulstkrankheiten aufgebaut und in Zusammenarbeit mit dem Röntgenwerk Dresden Konstruktionspläne für moderne Röntgenbestrahlungsapparate in der DDR entwickelt.[2] Eine vielseitige gesellschaftliche Tätigkeit ergänzte sein Wirken in der radiologischen Grundlagenforschung, in der medizinischen Betreuung und als Hochschullehrer. So war er u. a. Prorektor für Forschung an der Humboldt-Universität zu Berlin. In Würdigung seines Beitrags zur Entwicklung der medizinischen Wissenschaft und zur Herausbildung einer neuen Ärztegeneration stiftete der Koordinierungsrat der medizinisch-wissenschaftlichen Gesellschaften der DDR die „Fritz-Gietzelt-Medaille", die erstmalig im April 1977 verliehen wurde.[3]

Mit dem 1951 berufenen Dermatologen Karl Linser (1885—1976) gewann die Medizinische Fakultät einen weiteren progressiv eingestellten Arzt und bedeutenden Wissenschaftler, der über große gesundheitspolitische Erfahrungen verfügte, die er sich bei der Bekämpfung der Geschlechtskrankheiten in der SBZ und als Präsident der Deutschen Zentralverwaltung für das Gesundheitswesen in den Jahren 1947/49 erworben hatte. In seine Amtszeit an der Charité fiel der Neubau der 1943 völlig zerstörten Hautklinik. Der Neubau wurde 1960 nach sechsjähriger Bauzeit fertiggestellt und verkörperte eine

[1] Mohrmann, W.: Geschichte der Humboldt-Universität zu Berlin von 1945 bis zur Gegenwart. Beiträge zur Geschichte der Humboldt-Universität zu Berlin Nr. 1, Berlin 1980, S. 30—31.

[2] Die Humboldt-Universität gestern—heute—morgen, Berlin 1960, S. 173.

[3] Medizin aktuell 3 (1977), S. 574.

Art Modell, für das LINSERS Wünsche und Vorstellungen Pate gestanden hatten. Zu den Vorzügen der neuen Hautklinik gehörten eine mustergültige physiotherapeutische Abteilung mit der Möglichkeit zur Hyperthermiebehandlung in einer erstmalig in der DDR hergestellten speziellen Kunststoffbadewanne sowie eine Klimakammer für die Grundlagenforschung auf diesem Gebiet.[1]

Der nach Kriegsende von STOECKEL initiierte Wiederaufbau der teils zerstörten, teils schwer beschädigten Universitäts-Frauenklinik in der Tucholskystraße wurde durch STOECKELS langjährigen Oberarzt Helmut KRAATZ (geb. 1902) zielstrebig so vorangetrieben, daß eine moderne Frauenklinik entstand. KRAATZ, der 1952 die Nachfolge seines Lehrers antrat, hat die Weiterentwicklung nicht nur des von ihm vertretenen Fachgebietes, sondern auch der Medizinischen Fakultät und des Gesundheitswesens der DDR, u. a. als langjähriger Präsident des Rates für Planung und Koordinierung der medizinischen Wissenschaft beim Ministerium für Gesundheitswesen, entscheidend mitgeprägt.[2]

Ebenfalls 1952 wurde Samuel Mitja RAPOPORT (geb. 1912) an die Charité berufen. Er hatte in den Reihen der Kommunistischen Parteien Österreichs und der USA aktiv am Kampf gegen den Faschismus teilgenommen und übernahm als renommierter Wissenschaftler den Lehrstuhl für Physiologische und Biologische Chemie.[3]

All diese Wissenschaftler haben mit dazu beigetragen, daß Söhne und Töchter von Arbeitern und Bauern zu einer bewußt mit der Arbeiterklasse verbundenen medizinischen Intelligenz herangebildet werden konnten und inzwischen selbst Teil eines neuen sozialistischen Lehrkörpers der Charité geworden sind. Gleichzeitig förderten die Mitglieder der SED unter ihnen die Zusammenarbeit mit den in den Blockparteien organisierten, aber auch den parteilosen Wissenschaftlern. Unter anderem dadurch entwickelten zum Beispiel die Wissenschaftler Prof. PROKOP (Gerichtsmedizin), Prof. PORSTMANN (Diagnostik und Therapie kardiovaskulärer Erkrankungen) und Prof. DÖRNER (Experimentelle Endokrinologie) eine große persönliche Initiative bei der Bewältigung von wissenschaftlichen Aufgaben. Ihre Leistungen fanden international große Anerkennung.

In der Zusammenarbeit mit dem Gesundheitswesen der sozialistischen Länder, insbesondere mit dem der UdSSR, begann Anfang der 50er Jahre auch am medizinischen Bereich der Berliner Universität eine für die Weiterentwicklung des Gesundheitswesens und der medizinischen Wissenschaft der DDR sehr entscheidende neue Etappe. Bekanntlich kam es bereits in den 20er Jahren zur Zusammenarbeit und zum Austausch gesundheitspolitischer Erfahrungen zwischen der jungen Sowjetmacht und fortschrittlichen medizinischen Wissenschaftlern und praktisch tätigen Ärzten in Deutschland. Diese Freundschaft konnte der Faschismus in Deutschland zwar zeitweilig unterbrechen, nicht aber beseitigen. So wurden auch die Erfahrungen, die deutsche Ärzte in der Zeit von 1933 bis 1945 als politische Emigranten, wie Prof. Moritz MEBEL oder Prof. Maxim ZETKIN, als Kriegsgefangene, wie Prof. MISGELD, und im Rahmen ihrer Tätigkeit beim Nationalkomitee Freies Deutschand, wie Prof. PIETTRUSCHKA und Dr. KOCH, in der Sowjetunion sammelten, in ihre Charité-Tätigkeit eingebracht.

Zur Unterstützung der in der DDR noch nicht ausreichenden Studienplätze waren die sozialistischen Länder ebenfalls bereit, und eine Reihe heute am Bereich tätiger Mediziner begann damals das Studium u. a. in der ČSSR, VR Polen und Sowjetunion. So nahm z. B. die Pathophysiologin Prof.

[1] KOLWE, R. und S. NOWAK: Karl Linser — ein Leben für das Wohl des Volkes. Med. Dipl.-Arbeit, Berlin 1979.

[2] Zu Helmut KRAATZ siehe dessen Autobiographie: Zwischen Klinik und Hörsaal, Berlin 1977.

[3] Die Humboldt-Universität zu Berlin. Bilder aus Vergangenheit und Gegenwart, Berlin 1973, S. 270.

Marianne LINDEMANN als erste weibliche Medizinerin der DDR bereits 1953 eine 4jährige Aspirantur für Physiologie in Leningrad auf. Umgekehrt trugen Arbeitsaufenthalte sowjetischer Physiologen, wie Prof. AIREPETJANZ, Frau Prof. BALAKSCHINA u. a. entscheidend zum Aufbau und zur Entwicklung des Physiologischen Instituts der Charité bei.

In Verwirklichung der zweiten Hochschulkonferenz kam es zu ersten vertraglichen Beziehungen zwischen Betrieben und medizinischen Hochschuleinrichtungen. Der am 8. 11. 1951 von der Medizinischen Fakultät (Charité) und dem Eisenhüttenkombinat Ost in Fürstenberg abgeschlossene Freundschaftsvertrag war der erste Vertrag in der DDR zwischen einem Produktionsbetrieb und einer Gesundheitseinrichtung. In ihm war festgelegt, daß jeweils einige Ärzte und Schwestern der Charité für zwei bis vier Monate zur gesundheitlichen Betreuung der Werktätigen ins Eisenhüttenkombinat Ost gehen.[1] 1954 hatten bereits 60 Ärzte und über 100 Angehörige der mittleren medizinischen Berufe ihre Arbeit in der Charité für durchschnittlich ein Vierteljahr mit der Tätigkeit in der Betriebspoliklinik des Kombinats vertauscht, die dadurch neben der allgemeinärztlichen Untersuchung auch fachärztliche Kontrollen vornehmen konnte. So wurden Ende 1953 mit Hilfe der Geschwulstklinik gezielte Reihenuntersuchungen zur Früherfassung des Uterus- und Mammakarzinoms durchgeführt, und Ärzte der Charité-Augenklinik ermöglichten eine kontinuierliche ophthalmologische Versorgung der Kombinatsangehörigen.[2]

Die III. Hochschulkonferenz der SED im März 1958 legte wichtige Aufgaben für die Entwicklung der Universitäten zu sozialistischen Bildungsstätten fest. Ins gleiche Jahr fiel der V. Parteitag der SED der auch die Hauptaufgaben für die Weiterentwicklung des Gesundheitswesens in unserer Republik festlegte. Zu diesem Zweck rief das Kommuniqué des Politbüros des Zentralkomitees der SED vom 19. 9. 1958 zur Ausarbeitung eines Perspektivplanes auf, an der sich mehr als 800 Vertreter der medizinischen Intelligenz und der mittleren medizinischen Berufe, darunter auch zahlreiche Charité-Angehörige, beteiligten. Der zweite Entwurf des Perspektivplanes wurde auf der Gesundheitskonferenz vom 11. bis 13. 2. 1960 in Weimar der Regierung der DDR zur Beschlußfassung übergeben.[3]

Neun Monate später beging die Charité, gleichzeitig mit dem 150jährigen Jubiläum der Humboldt-Universität, ihr 250. Jubiläum. Zu diesem Zeitpunkt trug sie baulich wieder das Gesicht, mit dem sie sich seit dem zweiten Jahrzehnt unseres Jahrhunderts in die Augen der Weltöffentlichkeit eingeprägt hatte. Die Arbeiterklasse hatte bisher 120 Millionen Mark für Wiederaufbau, Rekonstruktion und apparative Ausstattung zur Verfügung gestellt. Die Medizinische Fakultät bestand damals aus 17 Kliniken und 16 Instituten. Die durchschnittliche Bettenkapazität betrug 2815 Betten. 27000 Patienten wurden im Jubiläumsjahr stationär und 390000 Kranke ambulant betreut. Partei und Regierung sprachen allen Mitarbeitern der Charité für die von ihnen vollbrachten Leistungen in der Lehre, Forschung und medizinischen Betreuung Dank und Anerkennung aus.

Die Wertschätzung, der sich die Mitarbeiter der Charité durch unsere sozialistische Gesellschaft erfreuen, fand nicht zuletzt ihren Ausdruck darin, daß zwischen 1949 und 1960 13 Wissenschaftler der Medizinischen Fakultät mit dem Nationalpreis ausgezeichnet wurden. Fünf davon erfuhren diese hohe Ehrung allein im

[1] PFANNSTIEL, M.: Wie die Ärzte der Charité den Weg zu den Werktätigen fanden. Neues Deutschland Nr. 280 vom 28. 11. 1952, S. 5 (B).

[2] WARNECKE: Warum Reihenuntersuchungen? Neues Deutschland Nr. 123 vom 27. 5. 1954, S. 6 (B).

[3] Gesundheit, Leistungsfähigkeit, Lebensfreude für den Sieg des Sozialismus, Berlin 1960, S. 6.

Jubiläumsjahr. Während anfangs noch das gesamte Lebenswerk des betreffenden Wissenschaftlers gewürdigt wurde, bildeten später der persönliche Einsatz beim Aufbau des Sozialismus sowie hervorragende wissenschaftliche Leistungen auf einem medizinischen Fachgebiet die Auszeichnungskriterien. Der letzteren Gruppe sind die Nationalpreise für BRUGSCH, GIETZELT, RAPOPORT und KRAATZ zuzuordnen.[1]

Zu den 33 Wissenschaftlern des In- und Auslandes, denen anläßlich der Jubiläumsfeierlichkeiten die Ehrendoktorwürde der Humboldt-Universität verliehen wurde, gehörte auch der 1933 aus seiner Arbeitsstätte vertriebene und nach dem zweiten Weltkrieg in Paris ansässige Gynäkologe und Endokrinologe ASCHHEIM.[2]

In einer vom damaligen verdienstvollen Dekan, dem Pathologen Louis-Heinz KETTLER (1910—1976), unterzeichneten Erklärung der Medizinischen Fakultät zum Jubiläumsjahr wurde darauf hingewiesen, daß die Fakultät im Rahmen des Perspektivplanes der Medizin und des Gesundheitswesens als Teil des Siebenjahrplanes die Aufgabe erhalten hätte, „wieder ein führendes medizinisch-wissenschaftliches Zentrum Deutschlands zu sein", was sie dazu verpflichtete, in allen Fachgebieten sowohl in der Lehre als in der Forschung einen hohen internationalen Stand der wissenschaftlichen Arbeit zu erreichen. Obwohl es schon damals an hervorragenden wissenschaftlichen Leistungen nicht fehlte, wurde die Arbeit immer wieder durch gezielte politische Diversion aus dem Westen in Form der Diffamierung, Sabotage und Abwerbung von Ärzten und Pflegepersonal gestört und dadurch erheblich erschwert.[3] Diese Situation verbesserte sich erst nach der Sicherung der Staatsgrenzen der DDR und ihrer Hauptstadt Berlin am 13. 8. 1961.

Der VI. Parteitag der SED im Januar 1963, der als strategische Aufgabe den umfassenden Aufbau des Sozialismus beschloß, leitete auch notwendig gewordene Schritte zur Gestaltung eines einheitlichen sozialistischen Bildungssystems ein. An der gesamten Universität entwickelte sich eine breite Diskussion über herangereifte Fragen der Verbesserung und Neugestaltung des Studiums. Damit verbunden fand 1964 an der Charité eine Konferenz statt, auf der über Probleme der sozialistischen Erziehung der Studenten beraten wurde. Im gleichen Jahr erhielt das Institut für Physiologische und Biologische Chemie als erste Einrichtung der Humboldt-Universität den Ehrentitel „Kollektiv der sozialistischen Arbeit" verliehen. Durch Auswertung der Erfahrungen dieses Instituts in allen Arbeitskollektiven der Universität wurde dem sozialistischen Wettbewerb größere Geltung verschafft.[4]

Im Pflegebereich setzten sich mehr und mehr Programme für Stationsvergleiche durch. Fortschritte wurden auch in der kollektiven Zusammenarbeit der leitenden Schwestern in den Kliniken sowie in der Bildung von Jugendstationen mit festen Verpflichtungen erzielt. Diese Erfolge waren nicht zuletzt das Verdienst der Charité-Oberin Ruth NAUJECK (geb. 1906), die 1956 an die Stelle Hertha SCHMIDTS getreten war. Die neue Oberin gehörte der Charité seit 1921 als Schwester an. Sie konnte als ökonomische Leiterin der Zentralküche der Charité im April/Mai 1945 erreichen, daß die Hilfe der

[1] HUSTIG, M., E. NEUBUS, H. SIMON und A. ZIMMERMANN: Die Nationalpreisträger des Bereiches Medizin (Charité) der Humboldt-Universität zu Berlin — eine Dokumentation über ihr Wirken und ihre gesellschaftliche Bedeutung. Med. Dipl.-Arbeit, Berlin 1980.

[2] Die Humboldt-Universität zu Berlin. Bilder aus Vergangenheit und Gegenwart, Berlin 1973, S. 273.

[3] Erklärung der Medizinischen Fakultät der Humboldt-Universität Berlin zum Jubiläumsjahr 1960. Zschr. ärztl. Fortb. 54 (1960), S. 574—576.

[4] MOHRMANN, W.: a. a. O., S. 51—53.

sowjetischen Truppen für die Versorgung der Patienten und Mitarbeiter dieser Einrichtung schnell und zweckmäßig genutzt wurde. Ihre schon damals an den Tag gelegte Fähigkeit zur Bildung stets einsatzbereiter und pflichtbewußter Arbeitskollektive stellte sie auch als Oberin unter Beweis.[1]

Die Beschlüsse des VII. Parteitages der SED im April 1967 mündeten 1968/69 in jene hochschulpolitischen Veränderungen, die als dritte Hochschulreform bezeichnet werden. Es ging dabei um die Konzentration der wissenschaftlichen Arbeit auf Schwerpunkte besonders im Zusammenhang mit der volkswirtschaftlichen Entwicklung. Das Ringen um höchste Qualität in Lehre, Forschung und medizinischer Betreuung war eine entscheidende Voraussetzung für die Schaffung von leistungsfähigen, fest in der sozialistischen Gesellschaft verwurzelten Universitäten. Im Zusammenhang damit wurden an den Hochschulen neue Leitungsformen eingeführt.[2] Dies hatte für die Charité die Umstrukturierung der bisherigen Medizinischen Fakultät in den Bereich Medizin zur Folge, dem zunächst ein Bereichsdirektor vorstand, und der seit 1975 vom Prorektor für Medizin geleitet wird.

In der Grundlagenforschung und klinisch-angewandten Forschung sowie in der medizinischen Betreuung lagen die Schwerpunkte bei folgenden Profilen:

- Herz/Kreislauferkrankungen
- Neurowissenschaften
- Stoffwechselregulation.

Die Lösung der Forschungsaufgaben förderte die interdisziplinäre Zusammenarbeit von Kliniken und Instituten im Rahmen von Arbeitsgemeinschaften. Darüber hinaus wurde die Kooperation mit territorialen Gesundheitseinrichtungen, mit der Akademie der Wissenschaften der DDR und mit der Weltgesundheitsorganisation kontinuierlich ausgebaut. Große Aufmerksamkeit wurde der Herausgabe von Lehrbüchern und der Mitarbeit an Handbüchern geschenkt.[3] Die wissenschaftliche Zusammenarbeit mit den sozialistischen Bruderländern führte im Laufe der Zeit zum Abschluß von Freundschaftsverträgen mit dem II. Medizinischen Institut in Moskau, mit der Semmelweis-Universität in Budapest und mit dem Hochschulinstitut für medizinische Wissenschaften in Havanna.

Mit der Verwirklichung der Beschlüsse des VIII. Parteitages der SED im Juni 1971 begann eine neue Entwicklungsetappe mit dem Ziel konsequenter Verwirklichung der Hauptaufgabe, nämlich

„der Erhöhung des materiellen und kulturellen Lebensniveaus des Volkes auf der Grundlage eines hohen Entwicklungstempos der sozialistischen Produktion, der Erhöhung der Effektivität des wissenschaftlich-technischen Fortschritts und des Wachstums der Arbeitsproduktivität.“[4]

Die gesamte wissenschaftliche Arbeit wurde auf die realen Anforderungen des wissenschaftlich-technischen Fortschritts gelenkt. Ihnen entsprachen die vom Gerichtsmediziner Otto Prokop (geb. 1921) und vom Biochemiker Rapoport vorgelegten wissenschaftlichen Ergebnisse, die das Prädikat „wissenschaftliche Höchstleistungen“ erhielten.[5]

Das Jahr 1972 brachte die schrittweise Einführung neuer präzisierter Studienpläne. Für jede Lehrveranstaltung wurden Konzeptionen und Programme erarbeitet, die auf weitere Verbesserungen

---

[1] Lange-Pfautsch, R.: Oberinnen der Charité. Genn. Ruth Naujeck. Unveröffentlichtes Manuskript, Berlin 1981.

[2] Mohrmann, W.: a. a. O., S. 55–56.

[3] Jahrbuch der Humboldt-Universität zu Berlin 1963, Berlin 1964, S. 274–275.

[4] Protokoll der Verhandlungen des VIII. Parteitages der SED, Berlin 1971, Bd. 2, S. 396.

[5] Mohrmann, W.: a. a. O., S. 59.

oder notwendig gewordene Aktualisierungen ständig überprüft werden. Zur Stärkung der Einheit von natur- und gesellschaftswissenschaftlicher Ausbildung trug die Aufnahme weiterer Lehrveranstaltungen bei, die das marxistisch-leninistische Grundlagenstudium fachspezifisch ergänzen. Abgesehen von der Sozialhygiene, die seit 1951 zu den medizinischen Pflichtfächern gehört, trifft dies für die Geschichte der Medizin, die zunächst in Form des interdisziplinären Komplexes „Medizin und Gesellschaft" und seit 1977 als eigentliche Geschichte der Medizin gelehrt wird, sowie für den interdisziplinären Komplex „Arzt und Gesellschaft" zu.

Weitere Verbesserungen ergaben sich daraus, daß das Studium mit dem Erwerb des akademischen Grades eines Diplom-Mediziners abschließt und jeder Absolvent ein feierliches Gelöbnis[1] ablegen muß. Gesteigerter Wert wurde auf die Bestenförderung und auf die frühzeitige Einbeziehung der Studenten in die Forschung gelegt, was in der Ausbildung von Forschungsstudenten, in der Schaffung von wissenschaftlichen Studentenzirkeln und Jugendobjekten sowie in der Durchführung von Studententagen seinen Niederschlag fand. Die Freie Deutsche Jugend unterstützt aktiv die Erziehungs- und Ausbildungsarbeit des Lehrkörpers.

Der IX. Parteitag der SED im Mai 1976 betonte, daß der Erhaltung, Förderung und Wiederherstellung der Gesundheit und Leistungsfähigkeit des Menschen größte Bedeutung zukäme, weil ohne sie die Lösung der Gesamtaufgabe unmöglich wäre.[2] Nachdem in den sechziger Jahren eine Reihe von Infektionskrankheiten wesentlich zurückgedrängt und die Säuglingssterblichkeit erheblich gesenkt worden waren, rückte jetzt die Erforschung der Ursachen und der Behandlung solcher Krankheitsgruppen in den Vordergrund, die den größten Anteil an der Morbidität und Mortalität der Bevölkerung ausmachen. Die Beschäftigung mit derartigen Problemen erforderte eine enge Verknüpfung der klinischen Arbeit mit theoretisch-experimentellen und naturwissenschaftlichen Untersuchungen.

Eine wichtige Rolle spielte hierbei die exakte Ermittlung krankheitsauslösender und krankheitsbegünstigender Umweltfaktoren, weil dies die Voraussetzung für eine gezielte Prophylaxe und Therapie auf wissenschaftlicher Grundlage ist. Diesbezüglich erwiesen sich die morbiditätsanalytischen und epidemiologischen Studien des 1956 als Nachfolger Beyers berufenen Sozialhygienikers Kurt Winter (geb. 1910) und seiner zahlreichen Schüler von ausschlaggebender Bedeutung für die Weiterentwicklung der Medizin und des Gesundheitsschutzes in unserer Republik.

In welchem Maße die Wissenschaftler der Charité in ihrer Forschungsarbeit den gesellschaftlichen Erfordernissen zu entsprechen vermochten, wird durch die Zahl der in den siebziger Jahren an sie verliehenen Nationalpreise deutlich. Es waren vier Einzelwissenschaftler und zwei Wissenschaftler-Kollektive, die diese hohe Auszeichnung erfuhren, und zwar für die Entwicklung von Grundlagen der modernen Ultrastrukturforschung zur Kenntnis des Ablaufes von Krankheitsprozessen, insbesondere in der Leber, für die Erforschung der Feinstruktur der Hirnzelle und ihrer synaptischen Verbindungen, für hervorragende Verdienste auf dem Gebiet der Dermatologie und der klinischen immunologischen Forschung, für grundlegende Arbeiten zur Weiterentwicklung der Neurowissenschaften sowie für die kollektiven Beiträge einmal zur Problematik der chronischen Niereninsuffizienz und Nierentransplantation, zum an-

[1] Den Wortlaut des feierlichen Gelöbnisses siehe S. 160.

[2] Protokoll der Verhandlungen des IX. Parteitages der SED, Berlin 1976, Bd. 1, S. 110.

deren zur Entwicklung des Herzkatheterismus.[1]
Die Direktive des IX. Parteitages der SED zum Fünfjahrplan für die Entwicklung der Volkswirtschaft der DDR in den Jahren 1976 bis 1980 weist die Bereitstellung bedeutender Investitionsmittel durch die Regierung der DDR für den ersten Bauabschnitt des Neubaues und der Rekonstruktion des Universitäts-Klinikums Charité aus.[2] Schon im Juli 1975 hatte ein Beschluß des Politbüros des Zentralkomitees der SED und des Ministerrates der DDR festgelegt, die Charité am historischen Standort durch Neubau und Rekonstruktion der vorhandenen Bausubstanz zum führenden Zentrum der Medizin in der DDR zu entwickeln. Diese Entscheidung hatte den Vorteil, die anspruchsvolle und komplizierte bauliche Aufgabe, die im Kapitel über Neubau und Rekonstruktion (S. 148) näher erläutert ist, etappenweise realisieren zu können.[3]
Die Charité ist in den hier betrachteten Jahrzehnten nicht nur qualitativ, sondern auch quantitativ gewachsen, was einige Zahlen und Angaben verdeutlichen sollen. So hat sich der Anteil der Arbeiter- und Bauernkinder an den Studierenden der Medizin von 34,7% im Jahre 1953 auf 44,5% im Jahre 1979 erhöht. Der Anteil der weiblichen Medizinstudenten betrug 1946 51,4% und 1979 57,7%. Insgesamt wurden von 1950 bis 1981 mehr als 11300 Ärzte und Zahnärzte an der Charité ausgebildet. Die durchschnittliche Bettenkapazität lag 1979 bei 1890 Betten. Im gleichen Jahr wurden 29340 Patienten stationär und 210309 Kranke ambulant betreut. 60,5% der stationär und 73,7% der ambulant behandelten Patienten rekrutierten sich 1979 aus dem Einzugsbereich Berlin. Die kulturelle und soziale Betreuung der Mitarbeiter der Charité verbessert sich laufend, wofür die Fertigstellung des Gebäudes der Zentralen Speisenversorgung, die für die Mitarbeiter der Charité zur Verfügung gestellten 1000 Wohnungen im Zeitraum 1976 bis 1981 sowie die wachsende Zahl der Ferienplätze besonders markante Beispiele sind.
Am 18. 3. 1980 faßte das Politbüro des Zentralkomitees der SED den Beschluß über „Aufgaben der Universitäten und Hochschulen in der entwickelten sozialistischen Gesellschaft". Er führte zu zahlreichen Aussprachen, wissenschaftlichen Konferenzen und Beratungen in allen Bereichen des Hochschulwesens, in deren Ergebnis dem Ministerium für Hoch- und Fachschulwesen mehr als 14300 Vorschläge, Anregungen und Hinweise zur Leistungssteigerung in Lehre, Studium und Forschung zugingen. Die V. Hochschulkonferenz der DDR im September 1980, die sich mit dem „Beitrag der Universitäten und Hochschulen zum gesellschaftlichen Fortschritt und zur Stärkung der Leistungskraft unseres Landes in den achtziger Jahren" befaßte, bestätigte erneut den festen Willen und die Bereitschaft der Angehörigen des Hochschulwesens, „die Vorzüge des Sozialismus immer besser zu nutzen und sich den Forderungen der sozialistischen Gesellschaft zu stellen".[4]
Zur Vorbereitung auf die V. Hochschulkonferenz werteten die Mitarbeiter der Charité nicht nur den Beschluß des Politbüros des Zentralkomitees der SED vom 18. 3. 1980, sondern auch den vorangegangenen Beschluß vom 16. 1. 1980 zur „Analyse der medizinischen Forschung und ihre Entwicklung bis zum Jahre 1990" aus. Die von den Direktoren der

[1] Hustig, M., E. Neubus, H. Simon und A. Zimmermann: a. a. O., S. 10; Med. akt. 5 (1979), S. 525.
[2] Direktive des IX. Parteitages der SED zum Fünfjahrplan ..., Berlin 1976, S. 109.
[3] Dellas, G., E. Gisske, P. Korneli und K.-E. Swora: Neubau und Rekonstruktion der Charité Berlin/1. Baustufe. Stat. u. amb. Gesd.wesen Bd. 29 (Berlin 1979), S. 105–122.
[4] Protokoll der V. Hochschulkonferenz der DDR, Berlin 1981, S. 42, 43, 272 u. 363.

Kliniken und Institute unterbreiteten Vorschläge und Verpflichtungen zur kommunistischen Erziehung und Ausbildung der Studenten, zur Weiterbildung, zur wissenschaftlichen Arbeit und Forschung, zur Verbesserung der Arbeitsorganisation sowie zur Vorbereitung der Inbetriebnahme des Klinischen Zentrums für die operativen Disziplinen fanden im Kampfprogramm der SED-Grundorganisation des Bereiches Medizin vom 18. 2. 1980 zur Auswertung der 11. ZK-Tagung und Vorbereitung des X. Parteitages der SED Ergänzung und Präzision.

Der X. Parteitag der SED im April 1981 unterstrich aufs neue die Notwendigkeit, „die studentische Jugend im Geiste der wissenschaftlichen Weltanschauung der Arbeiterklasse zu erziehen und alle Möglichkeiten zur Entwicklung der selbständigen wissenschaftlichen Arbeit im Studium, der Eigeninitiative und Mitverantwortung der Studenten voll auszuschöpfen ..., die Entwicklung der Grundlagenforschung zügig voranzutreiben ..., das wissenschaftliche Potential planmäßig weiter auszubauen und mit höchster Effektivität zur weiteren Beschleunigung des sozialen und wissenschaftlich-technischen Fortschritts einzusetzen".

In der medizinischen Forschung ist verstärkt den Anforderungen Rechnung zu tragen, die sich aus der Zunahme chronischer Erkrankungen ergeben. Zur Beseitigung ihrer Ursachen macht sich eine enge Zusammenarbeit von Medizin und Biowissenschaften erforderlich.[1]

Die Entwicklung der Charité seit 1945 und ihre Perspektive beweisen deutlich, daß sich in den zurückliegenden 36 Jahren geschichtlich neue Traditionen herausgebildet haben. Im Bewußtsein, daß nur die sozialistische Gesellschaftsordnung in der Lage ist, der Medizin humanistische Ziele im Interesse des Volkes zu stellen und sie materiell und ideell zu fördern, werden die Mitarbeiter und Studenten der Charité auch künftig alles daran setzen, durch neue wissenschaftliche Erkenntnisse Qualität und Effektivität der Lehre, Forschung und medizinischen Betreuung ständig zu erhöhen.

---

[1] Bericht des Zentralkomitees der SED an den X. Parteitag der SED, Berlin 1981, S. 94, 95 u. 112.

Mitarbeiter, Struktur und Leitung der Charité

Die umfangreichen Aufgaben, die dem Bereich Medizin der Humboldt-Universität zu Berlin, der Charité, in Erziehung und Ausbildung, Weiterbildung, Forschung und medizinischer Betreuung übertragen wurden, die großen Verpflichtungen, die sich für die Nutzer des größten Investitionsvorhabens im Hochschul- und Gesundheitswesen in der bisherigen Geschichte unserer Republik ergeben, sind nur mit politischem Verantwortungsbewußtsein, hohem fachlichen Können und beispielhafter Einsatzbereitschaft aller Mitarbeiter zu erfüllen.

Durch Beschlüsse des Politbüros bzw. des Sekretariats des Zentralkomitees der Sozialistischen Einheitspartei Deutschlands sowie der Regierung wurden der Charité in den letzten Jahren in erheblichem Maße auch Arbeitskräfte zugeführt. Am Ende des Jahres 1981 sind an der Charité über 5000 Wissenschaftler, Ärzte, nichtmedizinische Hochschulkader, Krankenschwestern, Zahntechniker, Medizinisch-technische Assistentinnen, Physiotherapeuten, Diätassistenten, Sekretärinnen, Wäschereiarbeiter, Handwerker und Techniker verschiedener Bereiche, Verwaltungsangestellte und Lehrlinge tätig. Sie alle unternehmen gemeinsam große Anstrengungen, um dem anspruchsvollen Ziel, das der Charité gestellt wurde, sich zum führenden Zentrum der Medizin der DDR zu entwickeln, immer näher zu kommen.

Gegenwärtig sind mehr als 180 vielfach auch international bekannte Professoren, Dozenten, Honorar-Professoren und Honorar-Dozenten an der Charité tätig. Unter ihnen sind zahlreiche Nationalpreisträger, Träger des Vaterländischen Verdienstordens, des Ordens Banner der Arbeit oder der Auszeichnung Verdienter Arzt des Volkes. Gemeinsam mit ihnen arbeiten über 200 Oberärzte und Oberassistenten und rund 1000 wissenschaftliche Mitarbeiter, darunter etwa 800 Ärzte, ferner Veterinärmediziner, Biologen, Chemiker, Physiker, Mathematiker, Psychologen, Diplom-Ingenieure, Ökonomen und andere Gesellschaftswissenschaftler.

An den Leistungen der Charité haben die mehr als 2200 Krankenschwestern, Kinderkrankenschwestern, Zahntechniker, Medizinisch-technischen Assistenten und andere medizinische Fachschulkader sowie die pflegerischen Hilfskräfte einen hohen Anteil. 450 der 1360 Schwestern sind im durchgehenden Dreischichtdienst tätig. Auf die am 1. Dezember 1981 wirksam gewordenen spürbaren Lohnerhöhungen haben viele von ihnen mit neuen Initiativen, insbesondere zur Verbesserung der Krankenpflege und zur Erhöhung anderer Leistungen in der Medizin geantwortet. Für die hohe Qualität der Arbeit der mittleren medizinischen Fachkräfte spricht, daß sich die überwiegende Zahl der Krankenschwestern zu Fachkrankenschwestern qualifiziert hat und sich mehr als 800 Mitarbeiter in verschiedenen Formen, u. a. im Rahmen der an der Charité mit Wirkung vom 1. September 1981 geschaffenen Betriebsbildungsstätte, weiterbilden. Mit der bereits begonnenen Inbe-

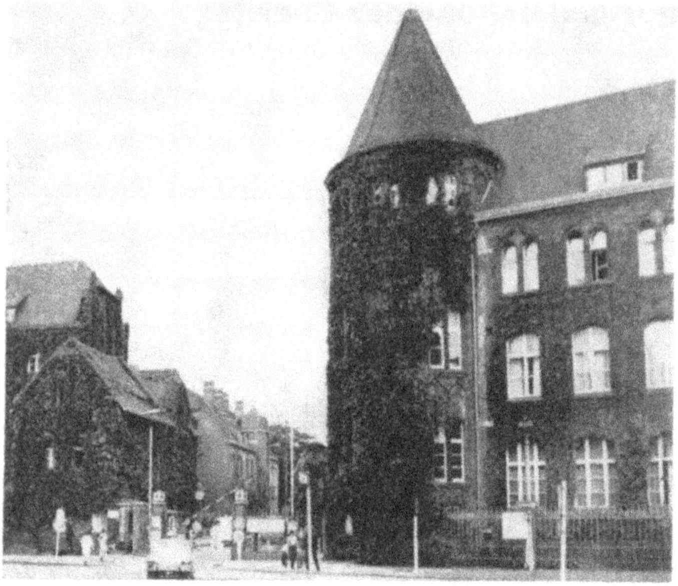

Abb. 2a

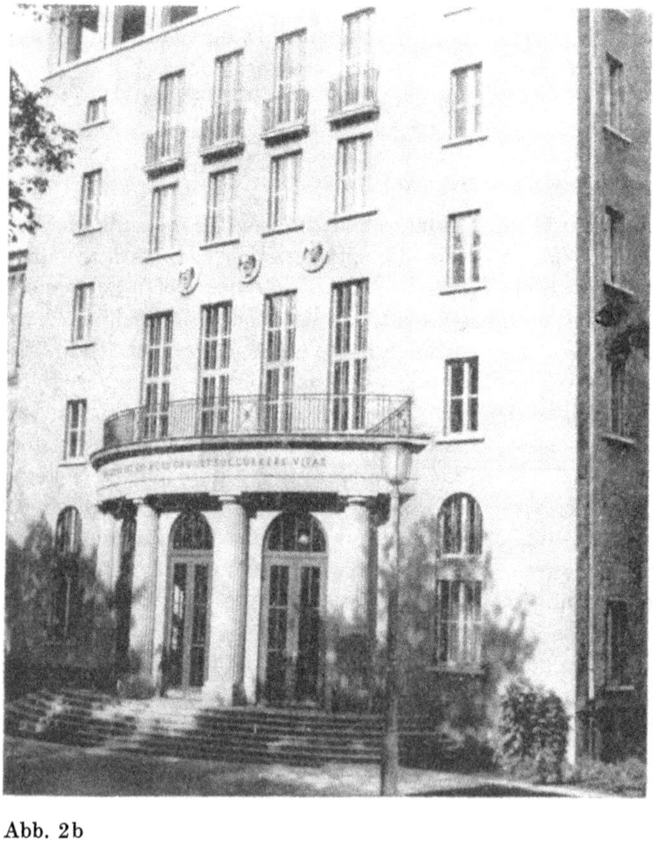

Abb. 2b

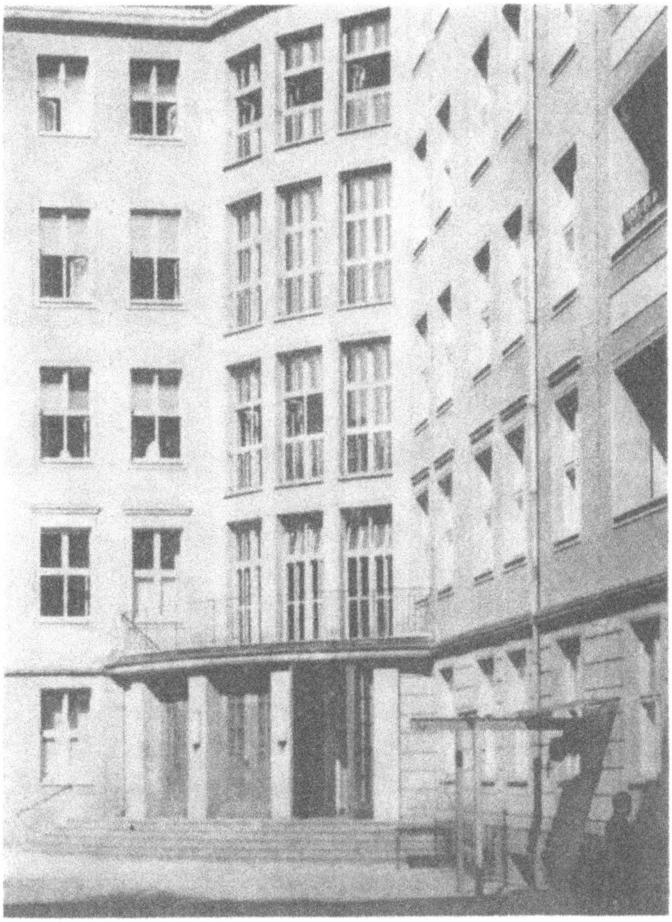

Abb. 2c

triebnahme des neuen Klinikums werden sich gerade für diese Berufsgruppen die Arbeits- und Lebensbedingungen spürbar verbessern. Dazu tragen zum Beispiel die zentrale Sterilgutversorgung, die zentrale Bettenaufbereitung, der zentralisierte Ver- und Entsorgungsdienst sowie zentrale Informations- und Verbindungsmöglichkeiten bei.
Mehr als 700 Mitarbeiter in den Bereichen Wirtschaft, Technik und Verwaltung sorgen dafür, daß die materiellen Voraussetzungen für die Erziehung und Ausbildung der Studenten, die Forschung und rund um die Uhr für die medizinische Betreuung ständig gewährleistet sind.

Die Köche, Beiköche, Diätassistenten, Fleischer, Konditoren und andere Fach- und Wirtschaftskräfte des im Jahre 1978 in Betrieb genommenen Versorgungszentrums bemühen sich um eine ständige Verbesserung der Betreuung der Patienten und Mitarbeiter der Charité. Haben vor 3 Jahren nur etwa ein Drittel der in der Charité Beschäftigten hier regelmäßig ihre Mittagsmahlzeit eingenommen, sind es heute über 75%. Hervorragende Leistungen vollbrachten auch die Mitarbeiter in der neuen Wäscherei. Das junge Kollektiv hat die Waschleistung in 5 Jahren mehr als verdoppelt, sie liegt heute bei mehr als 1400 Tonnen pro Jahr.

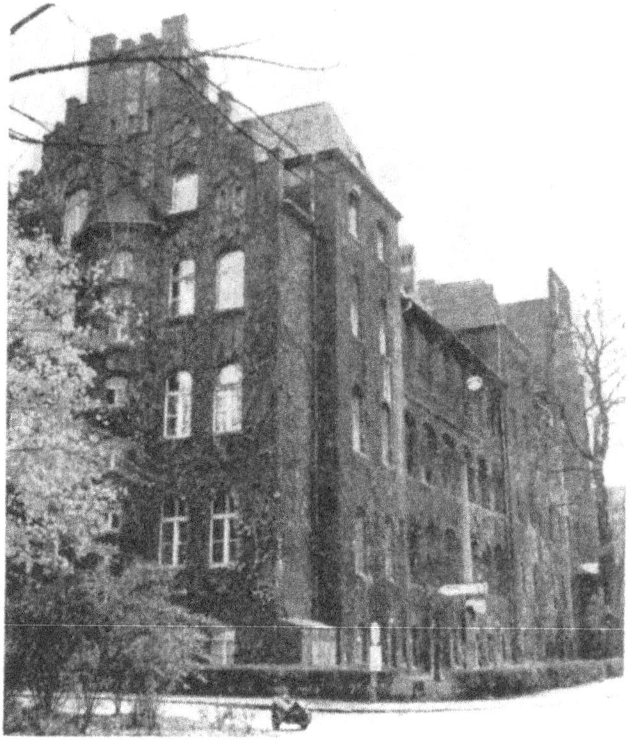

Abb. 2d

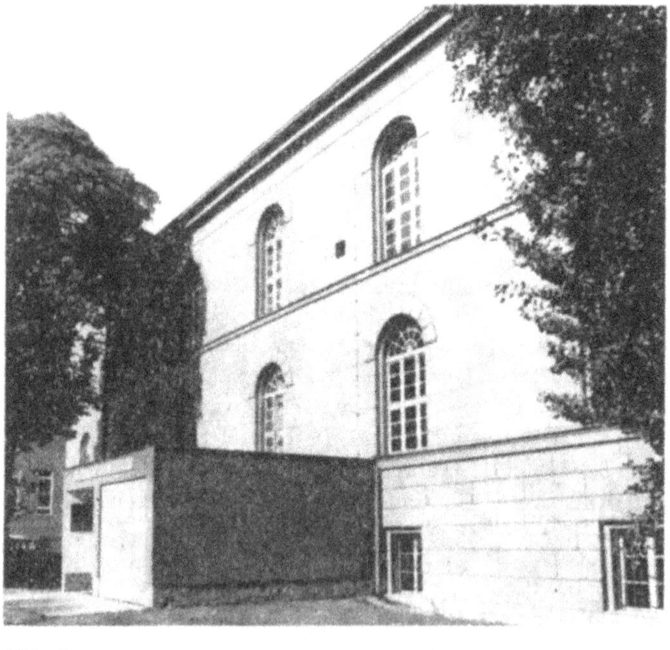

Abb. 2e

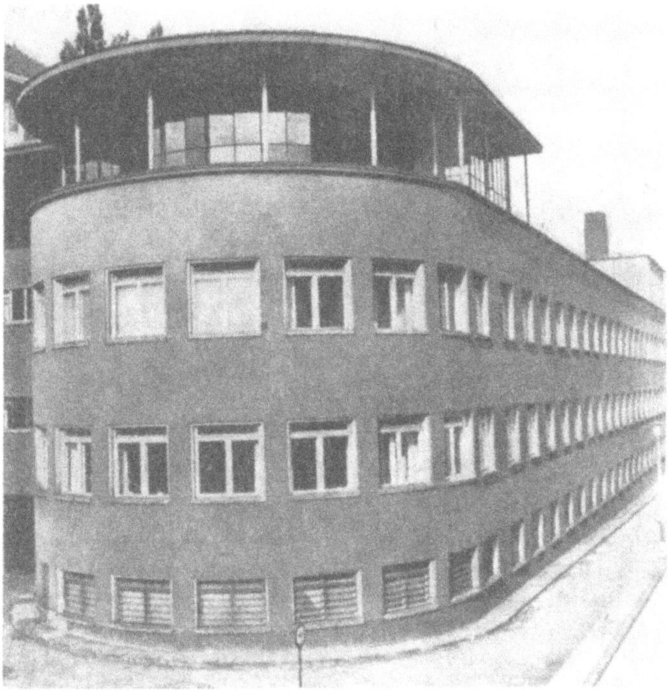

Abb. 2f

Geschichte und Tradition der Charité spiegeln sich auch in der vielfältigen Architektur der Gebäude wider.
a Charité-Eingang mit Verwaltungsgebäude (rechts) und Kinderklinik (links)
b Anatomisches Institut
c Eingang der Dermatologischen Klinik
d Nordflügel der Universitätsklinik für Innere Medizin „Theodor Brugsch"
e Institut für Experimentelle Endokrinologie (erbaut 1836/37, ältestes erhaltenes Gebäude der Charité)
f Kleiner Hörsaal und Bettenhaus in der Universitäts-Frauenklinik

Ähnliches wäre über die Mitarbeiter der Werterhaltung, über die Kraftfahrer oder die Beschäftigten der verschiedenen Abteilungen der Verwaltung, wie Arbeit und Löhne, Finanzen usw. zu berichten.
Es zeugt von einem guten Arbeitsklima, daß viele Mitarbeiter der Charité bereits seit langem die Treue halten. Ausdruck dafür ist, daß am Tag des Gesundheitswesens 1981 148 Mitarbeiter für zehnjährige, 125 für zwanzigjährige und 62 für dreißigjährige treue Dienste im Gesundheits- und Sozialwesen geehrt werden konnten.
Die Charité besteht heute aus 15 vorklinischen und klinischen Instituten, 18 Kliniken bzw. Polikliniken, 5 selbständigen Abteilungen, 2 selbständigen Arbeitsgruppen sowie der Zentralapotheke, der Zentralbibliothek und der Medizinischen Fachschule. Über Struktur und Leistungen dieser Einrichtungen wird ausführlich in einem gesonderten Abschnitt berichtet (s. S. 43).
Rektor der Humboldt-Universität zu Berlin ist Professor Dr. sc. paed. Dr. hc. Helmut Klein. Die Charité als größter Bestandteil innerhalb der hauptstädtischen Universität wird vom Prorektor für Medizin, OMR Prof. Dr. sc. med. Jürgen

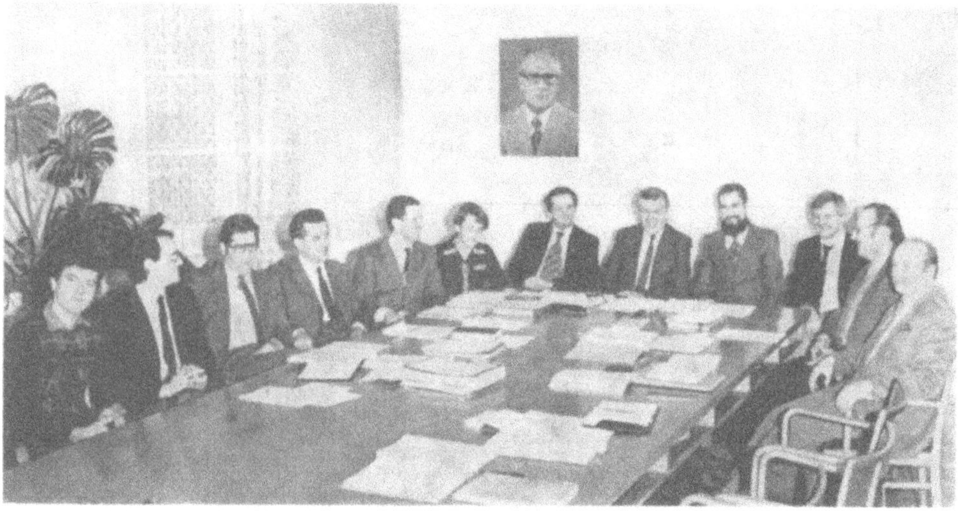

Der Prorektor für Medizin, OMR Prof. Dr. sc. med. Jürgen Großer (Mitte), bei einer Beratung mit den leitenden Mitarbeitern des Bereiches Medizin (Charité). Von links: Dipl. med. Hans-Jürgen Hurtz, stellv. Sekretär der FDJ-Grundorganisation „Maxim Zetkin“; Dipl.-Ing. Ludwig Lange, Technischer Leiter; MR Dr. med. Geerd Dellas, Direktor für Neubau und Rekonstruktion; Prof. Dr. rer. nat. habil. Heinz Fischer, Direktor für Erziehung und Ausbildung; Doz. Dr. sc. med. Christian Thierfelder, Direktor für Forschung; Frau Diethild Feder, Oberin der Charité; MR Doz. Dr. sc. med. Bernd Heublein, Stellvertreter des Prorektors für Medizin und Direktor für medizinische Betreuung; Dr. rer. nat. Lienhard Linke, Sekretär der Grundorganisationsleitung der SED der Charité; Dr. phil. Karl Kögler, Vorsitzender der Bereichsgewerkschaftsleitung; Dipl.-Gewi. Dieter Müller, Verwaltungsdirektor; Dipl. phil. Horst Golisch, Direktor für Kader und Weiterbildung

Grosser, geleitet. Ihm zur Seite stehen 7 Funktionaldirektoren:
Medizinalrat Doz. Dr. sc. med. Bernd Heublein, Stellvertreter des Prorektors für Medizin und Direktor für medizinische Betreuung, Medizinalrat Dr. med. Geerd Dellas, Direktor für Neubau und Rekonstruktion, Prof. Dr. rer. nat. habil. Heinz Fischer, Direktor für Erziehung und Ausbildung, Dipl. phil. Horst Golisch, Direktor für Kader und Weiterbildung, Dipl.-Ing. Ludwig Lange, Technischer Leiter, Dipl.-Gesellschaftswissenschaftler Dieter Müller, Verwaltungsdirektor und Doz. Dr. sc. med. Christian Thierfelder, Direktor für Forschung. Die zentrale Verantwortung für den Pflegedienst obliegt weitgehend selbständig der Oberin, Frau Diethild Feder, und die Anleitung und Kontrolle der Medizinisch-technischen Assistenten der leitenden Medizinisch-technischen Assistentin, Frau Sonja Schubert.
Während der umfangreichen Neubau- und beginnenden Rekonstruktionsarbeiten wurde die Leistungsfähigkeit der Charité auch im Jahre 1981 nicht nur nicht eingeschränkt, sondern sie konnte weiter erhöht werden. Wesentliche Voraussetzung dafür waren die wachsende Einsatzbereitschaft aller Mitarbeiter der Charité und das nun schon seit vielen Jahren freundschaftliche und gut abgestimmte Zusammenwirken mit den Bauschaffenden unter der Leitung des Aufbaustabes Sondervorhaben Berlin.
Im Jahre 1981 haben 219 Absolventen der Medizin, 110 Absolventen der Stomatologie

und 59 Absolventen der Medizinpädagogik sowie 266 Absolventen der Medizinischen Fachschule nach erfolgreich beendetem Studium ihre Tätigkeit in der Praxis aufgenommen. Diplomarbeiten, 149 A- und 22 B-Promotionen konnten erfolgreich verteidigt werden. Hohe wissenschaftliche Leistungen, hunderte Publikationen, Vorträge, auch Patente, zeugen von der Leistungsfähigkeit der an der Charité tätigen Wissenschaftler und Techniker. Mit 31522 stationären und 926399 ambulanten Behandlungen konnte quantitativ, zugleich aber auch qualitativ die medizinische Betreuung besonders für die Berliner Bevölkerung, jedoch auch für Bürger anderer Bezirke und aus dem Ausland weiter verbessert werden.

Dafür gebührt allen ein herzlicher Dank!

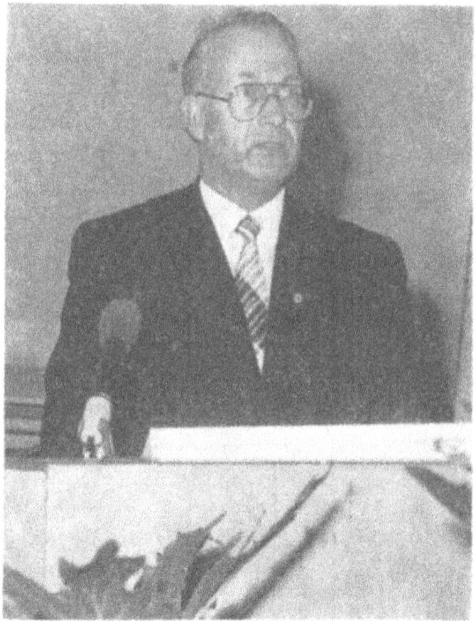

Die Medizinische Fakultät des Wissenschaftlichen Rates der Humboldt-Universität

Von H. DAVID und CH. TRAUTSCH

Der Dekan der Medizinischen Fakultät, Prof. Dr. sc. med. Heinz David

Stellung und Aufgaben der Medizinischen Fakultät

Die Medizinische Fakultät ist Teil des Wissenschaftlichen Rates der Humboldt-Universität zu Berlin.
In Anlehnung an die Festlegungen über die Aufgaben Wissenschaftlicher Räte

- berät die Medizinische Fakultät den Rektor und den Prorektor für Medizin in Fragen der wissenschaftlichen Entwicklung des Bereiches Medizin und bei der Lösung inhaltlicher Aufgaben in Erziehung und Ausbildung, Forschung, medizinischer Betreuung, Weiter- und Fortbildung und bei der Entwicklung des Wissenschaftslebens sowie bei Berufungsfragen
- befaßt sich die Medizinische Fakultät mit der prognostischen Entwicklung des Bereichs Medizin in Übereinstimmung und Wechselwirkung mit der gesamten Humboldt-Universität, insbesondere mit wissenschaftsstrategischen Konzeptionen und mit der Entwicklung und Profilierung des wissenschaftlichen Potentials
- berät die Medizinische Fakultät den Prorektor für Medizin bei der Entwicklung und Förderung wissenschaftlicher Höchstleistungen, bei der Überführung von Forschungsergebnissen in die Praxis, bei der Förderung des wissenschaftlichen Nachwuchses und der studentischen Forschung sowie bei der Durchführung wissenschaftlicher Tagungen und der Zusammenarbeit mit dem Territorium und anderen wissenschaftlichen Einrichtungen des In- und Auslandes.

Zusammensetzung der Medizinischen Fakultät

Mitglieder

Am 30. 9. 1980 erfolgte die turnusmäßig alle 3 Jahre stattfindende Neuwahl des Wissenschaftlichen Rates der Humboldt-Universität zu Berlin.
Auf der konstituierenden Sitzung der Medizinischen Fakultät wurde Herrn G. LIESS für seine 6jährige erfolgreiche Tätigkeit als Dekan gedankt, und in geheimer Wahl wurden Herr H. DAVID zum Dekan sowie die Herren H.-J. CORRENS und H. GLIEM zu Prodekanen gewählt.

Die Medizinische Fakultät setzt sich aus folgenden Mitgliedern zusammen:

Prof. Dr. Heinz DAVID
Pathologisches Institut
Prof. Dr. Hans-Jacob CORRENS
Nuklearmedizinische Klinik
Prof. Dr. Hans GLIEM
Augenklinik
Prof. Dr. Joachim BARTEL
Kinderklinik
Prof. Dr. Hans BAYER
Universitäts-Frauenklinik
Prof. Dr. Rolf BERTOLINI
Anatomisches Institut
Prof. Dr. Alfred BREUSTEDT
Poliklinik für Prothetische Stomatologie
Dr. Peter BUNTROCK
Pathologisches Institut
Prof. Dr. Günter DÖRNER
Institut für Experimentelle Endokrinologie
Jutta ELLERMANN
Vertreter der Grundorganisationsleitung der Freien Deutschen Jugend
Prof. Dr. Wolfgang GEISSLER
Universitätsklinik für Innere Medizin „Theodor Brugsch"
Prof. Dr. Gerhard GERBER
Institut für Physiologische und Biologische Chemie
Prof. Dr. Hans-Jürgen GERHARDT
Hals-Nasen-Ohren-Klinik
Prof. Dr. Ludwig GRAUEL
Kinderklinik
Prof. Dr. Johann GROSS
Kinderklinik
Prof. Dr. Peter-Jürgen GROSSER
Prorektor für Medizin
Prof. Dr. Karlwilhelm HORN
Hygiene-Institut
Prof. Dr. Gisela JACOBASCH
Institut für Physiologische und Biologische Chemie
Prof. Dr. Günther LIESS
Institut für Röntgendiagnostik
Prof. Dr. Moritz MEBEL
Urologische Klinik
Prof. Dr. Wolfgang OELSSNER
Pharmakologisches Institut
Dr. Jörg PLANITZER
Nervenklinik
Prof. Dr. Werner PORSTMANN
Institut für Kardio-vaskuläre Diagnostik
Prof. Dr. Otto PROKOP
Institut für Gerichtliche Medizin
Prof. Dr. Samuel-Mitja RAPOPORT
Institut für Physiologische und Biologische Chemie
Prof. Dr. Friedrich RENGER
Universitätsklinik für Innere Medizin „Theodor Brugsch"
Dr. Ekkehard RICHTER
Institut für Transfusiologie und Transplantologie
Prof. Dr. Karl-Heinz RIESSBECK
Geschwulstklinik
Prof. Dr. Wolfgang RÜDIGER
Physiologisches Institut
Prof. Dr. Manfred SCHÄDLICH
Klinik für Anaesthesiologie und Intensivtherapie
Prof. Dr. Gerhard SCHMEISSER
Abteilung Militärmedizin
Prof. Dr. Udo-Jürgen SCHMIDT
Universitätsklinik für Innere Medizin „Theodor Brugsch"
Prof. Dr. Heinz SCHULZE
Nervenklinik
Prof. Dr. Heinz SIMON
Pathologisches Institut
Prof. Dr. Nils SÖNNICHSEN
Dermatologische Klinik
Doz. Dr. Christian THIERFELDER
Direktor für Forschung
Dipl.-Med. Christine TRAUTSCH
Institut für Physiologische und Biologische Chemie
Dietmar VOCK
Vertreter der Grundorganisationsleitung der Freien Deutschen Jugend
Prof. Dr. Anita WEISSBACH-RIEGER
Universitäts-Frauenklinik
Prof. Dr. Helmut WOLFF
Chirurgische Klinik

Prof. Dr. Hartmut ZIPPEL
Orthopädische Klinik
Prof. Dr. Rainer ZUHRT
Poliklinik für Konservierende Stomatologie
Frau Dipl.-Med. Ch. TRAUTSCH wurde mit der Funktion des Sekretärs betraut.

Ständige Kommissionen

Promotion B: PORSTMANN (Vorsitzender), BARTEL, BREUSTEDT, GERBER, OELSSNER, RENGER, ZIPPEL
Promotion A: GEISSLER (Vorsitzender), DAHM, ERNST, GROSS, RICHTER, RÜDIGER, SCHMEISSER, UNGER, WEISSBACH-RIEGER, ZUHRT
Facultas docendi: HORN (Vorsitzender), ALBRECHT-NEBE, GERHARDT, KLUGE, SCHARFSCHWERDT, STAUDT, VOCK

Vertreter in der Promotionskommission der Mathematisch-Naturwissenschaftlichen Fakultät für Promotionsverfahren der Naturwissenschaftler am Bereich Medizin:

JACOBASCH, OELSSNER, RÜDIGER.

Zeitweilige Kommissionen

— Auswahl der Vorschläge für Humboldt- und Robert-Koch-Preise:
DAVID, DÖRNER, GEISSLER, JACOBASCH, OELSSNER
— Arbeitsgruppe zur Vorbereitung der Veranstaltungsreihe „Sonntagsvorlesung in der Charité":
CORRENS, HECHT, THIERFELDER, TRAUTSCH, WEISSBACH-RIEGER
— Prüfung der Anträge auf herausragende wissenschaftliche Leistungen 1980:
BAYER, DÖRNER, GLIEM, JACOBASCH, PORSTMANN, PROKOP, SIMON, THIERFELDER.

Schwerpunkte der Arbeit

Während des Studienjahres 1980/81 wertete die Fakultät mehrfach und in ausführlichen Diskussionen den X. Parteitag der SED und die V. Hochschulkonferenz aus.
Vor der Fakultät wurden folgende wissenschaftliche Vorträge gehalten:

Herr DÖRNER 7. 1. 1981
Bisherige Erkenntnisse über die kritischen Phasen der Hirndifferenzierung, deren Beeinflussung durch Hormone bzw. Neurotransmitter und ihre späteren Auswirkungen hinsichtlich des Sexualverhaltens, des Stoff- und Energiewechsels
Herr CORRENS 4. 2. 1981
Probleme der Nuklearmedizin
Herr BAYER 1. 4. 1981
Erfahrungen mit der Uultraschalldiagnostik in der Geburtshilfe
Herr PROKOP 3. 6. 1981
Die Haptoglobine als antikörperähnliche Substanzen
Herr ANDERS 1. 7. 1981
Aktuelle Probleme des plötzlichen Herztodes
Herr RENGER 16. 9. 1981
Ergebnisse der Virus-Hepatitisforschung
Frau JACOBASCH 4. 11. 1981
Enzymopathien

Kontinuierliche Aufgaben

— Beratung zur Entwicklung des Bereiches Medizin und einzelner Fachgebiete
  • Präzisierung der Entwicklungskonzeption
  • Entwicklungskonzeption des Faches Pathologische und Klinische Biochemie
  • Studie zur Entwicklung des Experimentell-Theoretischen Zentrums
— Beratung von herausragenden wissenschaftlichen Leistungen
— Beratung von Humboldt- und Robert-Koch-Preisen
— Beurteilung von Forschungsleistungen und -vorhaben

- Forschungsergebnisse 1976—1980
- 5-Jahrplan Forschung 1981—1985
- Vorverteidigung von Vorlagen für den Rat für Medizinische Wissenschaften von Hauptforschungsrichtungen und Forschungsprojekten
- Mitteilung neuer wichtiger Forschungsergebnisse, Vorlage von Monographien

— Vorbereitung von Wissenschaftskonferenzen
1981 Fortschritte in der Organ- und Gewebetransplantation
1982 Neurowissenschaften

— Förderung der wissenschaftlichen Nachwuchskader
- Studententage der Freien Deutschen Jugend (Konzeption, Durchführung, Auswertung)
- Bestenförderung
- Tage des wissenschaftlichen Nachwuchses

— Beratung und Durchführung wissenschaftlicher Graduierungen
- Bestätigung der Gutachter für Promotionen B
- Bestätigung „summa cum laude" für Promotionen A
- Durchführung des Wissenschaftlichen Forums der Charité zur Verteidigung der Promotionen B
- Bestätigung der Promotionen B
- Bestätigung der Facultas docendi-Anträge
- jährliche Analyse der Promotionen B, Promotionen A und der erteilten Facultas docendi

— Berufungen, Kaderentwicklung

— Vorbereitung der Sonntagsvorlesungen in der Charité

— Inhaltliche Diskussion der Zusammenarbeit zwischen der Akademie der Wissenschaften der DDR, dem territorialen Gesundheitswesen und der Charité.

Durch die Fakultät wurden 1980/81 folgende herausragende wissenschaftliche Leistungen bestätigt:

H. David (Pathologisches Institut):
"Pre- and Postnatal Development and Ageing of the Heart — Ultrastructural Results and Quantitative Data"

G. Dörner (Institut für Experimentelle Endokrinologie):
„Prävention umweltbedingter Entwicklungsschäden des Gehirns durch Neuropharmaka"

I. Grimmer, R. Möller, J. Gross (Kinderklinik):
„Prophylaxe der Neugeborenengelbsucht"

D. Maretzki (Institut für Physiologische und Biologische Chemie):
„ATPase- und ATP-verbrauchende Prozesse"

W. Oelssner (Institut für Pharmakologie und Toxikologie):
„Charakterisierung der Neuropsychopharmakawirkung"

B. Thiele (Institut für Physiologische und Biologische Chemie):
„Nicht-Globin mRNA erythroider Zellen"

R. Wauer (Kinderklinik):
„Prophylaxe der Hyalinen Membrankrankheit"

J. Witte (Universitätsklinik für Innere Medizin „Theodor Brugsch"):
„Entwicklung der Herzschrittmachertherapie in der DDR"

Als besondere wissenschaftliche Leistungen wurden ferner anerkannt:

H. Gliem und E. Hinkov (Augenklinik):
„Endothelmikroskopie der Hornhaut"

H. Günther (Universitätsklinik für Innere Medizin „Theodor Brugsch"):
„Früherkennung der Herzinsuffizienz bei Hypertonie"

C. Hensske (Institut für Gerichtliche Medizin):
„Todeszeitbestimmung"

D. Krüger (Institut für Medizinische und

Allgemeine Mikrobiologie, Virologie und Epidemiologie):
„Charakterisierung der ocr-Region von T3/T7-Phagen“

A. LADHOFF (Pathologisches Institut):
„Elektronenoptische Strukturcharakterisierung von Globin-mRNA“

K. LISSE (Universitäts-Frauenklinik):
„Verbesserung der Ovulationsauslösung bei Hyperandrogenismus“

S. PREHN (Institut für Physiologische und Biologische Chemie):
„Spezifische Signalpeptidrezeptoren des rauhen endoplasmatischen Retikulums“ (im Rahmen der Thematik: „Biosynthese von Proinsulin“)

H. ROSE (Geschwulstklinik):
„cAMP-Spiegel in Tumoren“

E. SCHUBERT (Physiologisches Institut):
„Regulation des HMV unter Cholesteroldiät (IHK-Modell am Tier)“

H. WOLFF (Chirurgische Klinik):
„Verbesserung der Operationstechnik bei Pankreaserkrankungen“

José Alberto MENÉNDEZ BRAVO: Untersuchungen zur Beteiligung eines humoralen Faktors an dem Verhalten der renalen Natriumausscheidung nach Änderung des zentralvenösen Sauerstoffpartialdruckes an der Katze

Ute MOLDENHAUER: Tierexperimentelle Untersuchungen zum Einfluß der mediokortikalen Amygdala auf die weibliche Sexualreifung

Andreas OCKLITZ: Dünnschichtchromatographische Charakterisierung der Lipide von Mykoplasma-Stämmen

Monika RÖSLER: Die altersmäßige, berufliche und politische Zusammensetzung der Hörerschaft, ihre Teilnahmegründe, Wünsche und Vorschläge im 1. Lehrgang der „Universität der Veteranen der Arbeit“ an der Humboldt-Universität zu Berlin

Silvia STAHLSCHMIDT: Prof. Dr. med. habil. Fritz Gietzelt — Arzt — Wissenschaftler — Kommunist (Ein Lebensbild)

Dissertationen, für die die Fakultät das Prädikat „summa cum laude“ bestätigte:

Peter DORNBERGER: Probleme der Früherkennung diabetischer und prädiabetischer Stoffwechselstörungen

Manuel Tomás HERNÁNDEZ TRIANA: Untersuchungen zu einem neuen Verfahren der Proteinqualitätsbestimmung unter Erhaltungsbedingungen bei Versuchsratten

Hong Ung Mo: Einfluß der Peritonealdialyse mit unterschiedlichen Spüllösungen auf den Elektrolyt- und Wassergehalt des intra- und extrazellulären Raumes

Hartmut KÜHN: Isolierung und Charakterisierung einer denaturierbaren Lipoxygenaseaktivität aus Lunge und ihre Identifizierung als Hämoglobineffekt — die Quasi-Lipoxygenaseaktivität des Hämoglobins

Nicht an Einrichtungen der Charité gebundene Dissertationen:

Dr. Gernot BADTKE: Ergebnisse und Schlußfolgerungen aus komplexen Untersuchungen zur physischen und psychischen Leistungsfähigkeit bei Jugendlichen. (Diss. B)

Dr. Klaus GULBIN: Wissenschaftliche Grundlagen der Tätigkeit der beratenden Ärzte für Geriatrie in den Bezirken und Kreisen der DDR unter besonderer Berücksichtigung der Problematik der Vorbereitung auf ein aktives Alter. Ergebnisse der Tätigkeit der beratenden Ärzte für Geriatrie im Bezirk Schwerin. (Diss. B)

Dr. Arnold GUTSCHKER und Dr. Klaus SCHALLER: Langzeitergebnisse einer umfassenden Rehabilitation nach Herzinfarkt im Bezirk Cottbus. (Diss. B)

Dr. Burkhard LACHMANN: Experimentelle und klinische Untersuchungen zur

Pathophysiologie und Therapie des Atemnotsyndroms Neugeborener und Erwachsener. (Diss. B)

Reinhold HANSCHE: Eine Analyse der Therapieergebnisse bösartiger Neubildungen (IKK 8. Revision 140—209) in Berlin, Hauptstadt der DDR, im Zeitraum von 1955—1959. (Diss. A)

Gabriele IDKOWIAK: Der vesiko-ureterale Reflux des Erwachsenen. Indikation und Methodik der Refluxzystografie. (Diss. A)

Iris NIMMANN: Einfluß sozialer Faktoren auf Geburtsgewicht und Geburtslänge. (Diss. A)

Rose-Marie OTTE: Untersuchungen zur Häufigkeit der Sensibilisierung mit tierischen Proteinen bei Tauben- und Geflügelzüchtern. (Diss. A)

Heidi PIPPIG: Häufigkeit von Lungenfunktionsstörungen bei industriellen Geflügelzüchtern. (Diss. A)

Wilma POSCHMANN: Die Ursache von Fehldiagnosen — vergleichende Studie über einige interne Krankheitsbilder in Ambulanz und Klinik. (Diss. A)

Uta RABE: Die diagnostischen Parameter der verschiedenen Formen allergischer Alveolitiden. (Diss. A)

Günter RANGE: Veränderungen der Schleimhautreagibilität durch komplexe Behandlung während einer Solekur. (Diss. A)

Rudolf SANDNER: Die Bedeutung von Vergiftungen im Kindesalter unter besonderer Berücksichtigung zentralnervöser Störungen. (Diss. A)

Gesine WOTZKA: Erarbeitung von Referenzwerten der Closing volume-Technik bei Kindern und Erwachsenen unter epidemiologischen Bedingungen. (Diss. A)

Beteiligung der Medizinischen Fakultät an Beratungen des Wissenschaftlichen Rates der Humboldt-Universität

In der Beratung des Wissenschaftlichen Rates am 13. 1. 1981 wurde das Thema „Kriterien für wissenschaftliche Höchstleistungen — Erfahrungen und Probleme" behandelt. Der Dekan H. DAVID gab einen ausführlichen Diskussionsbeitrag zu dieser Problematik.

In der Beratung des Wissenschaftlichen Rates am 30. 6. 1981 wurde das Thema „Die Strategie des X. Parteitages und die Anforderungen an die medizinische Forschung" behandelt. Der Prodekan H. GLIEM trat mit einem Diskussionsbeitrag auf.

Ehrenpromotionen

Auf Vorschlag der Medizinischen Fakultät wurde vom Senat der Humboldt-Universität zu Berlin beschlossen, Herrn Professor Dr. med. et. Dr. sc. Eugen Vencovský zum Dr. med. h. c. zu promovieren.

Die Übergabe der Urkunde erfolgte in einem akademischen Festakt am 23. 6. 1981.

Aus der Laudatio,

vorgetragen vom Dekan der Medizinischen Fakultät, Prof. Dr. H. DAVID, zur Verleihung der Ehrendoktorwürde der Humboldt-Universität zu Berlin an Herrn Prof. Dr. med. et Dr. sc. Eugen VENCOVSKÝ

Herr Prof. Dr. med. et Dr. sc. Eugen VENCOVSKÝ ist als Senior der tschechoslowakischen Psychiater einer der namhaftesten Vertreter der Psychiatrie der Gegenwart in der ČSSR und genießt darüber hinaus hohe internationale Anerkennung.

Er wurde am 9. April 1908 in Prostejov geboren. Nach mit Auszeichnung bestandenem Abitur am dortigen klassischen Gymnasium im Jahre 1927 studierte er an der Medizinischen Fakultät der Karls-Universität in Prag. Er schloß sein Studium im Jahre 1933 ab und promovierte noch im gleichen Jahr zum Dr. med. Er wandte sich der Fachausbildung und weiteren Tätigkeit auf dem Gebiete der Psychiatrie zu und übernahm bereits 1939

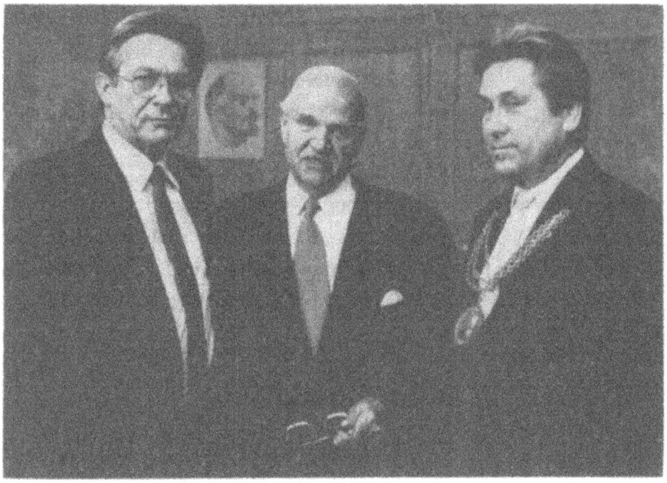

Prof. Dr. Dr. h. c. E. Vencovský (Mitte) im Gespräch mit Prof. Dr. K. Seidel (links), Leiter der Abt. Gesundheitspolitik beim ZK der SED, und dem 1. Prorektor der Humboldt-Universität zu Berlin, Prof. Dr. W. Ehlert

die Leitung der neuropsychiatrischen Poliklinik in Pilsen. Von 1942 bis 1945 war er als Primarius an der neuropsychiatrischen Abteilung des Städtischen Krankenhauses in Pilsen tätig. Nach einer Delegierung durch das Gesundheitsministerium der ČSR als Stipendiat zu einem Studienaufenthalt an führende Facheinrichtungen in England legte er im Jahre 1947 eine Dissertationsschrift zur Habilitation vor und wurde 1947 zum Dozenten der Psychiatrie an der Karls-Universität in Prag berufen. Von 1951 bis zu seiner Emeritierung im Jahre 1975 war er Direktor der Psychiatrischen Universitätsklinik in Pilsen. Neben dieser 24jährigen kontinuierlichen Leitungstätigkeit erhielt er eine zusätzliche Berufung als Ordentlicher Professor der Psychiatrie an die Karls-Universität in Prag im Jahre 1957. 1962 erwarb er den akademischen Grad eines Doktors der Medizinischen Wissenschaften. Von 1969 bis 1971 wirkte er als Prodekan der Medizinischen Fakultät in Pilsen. Seit seiner Emeritierung hat Herr Prof. Vencovský die Funktion eines angestellten wissenschaftlichen Beraters sowohl in Prag als auch in Pilsen und ist Koordinator der klinischen psychopharmakologischen Forschung.

Prof. Vencovský ist der Begründer der international führenden psychopharmakologischen Schule der ČSSR. Er legte seine Erfahrungen auf diesem und auf anderen Gebieten der Psychiatrie in etwa 280 wissenschaftlichen Veröffentlichungen nieder und publizierte darüber hinaus 6 Monographien und das Lehrbuch der Psychiatrie für die tschechoslowakischen Medizinischen Fakultäten. Einzelne seiner wissenschaftlichen Arbeiten sind von grundsätzlicher Bedeutung für die Einführung neuer Therapieformen bzw. neuer Präparategruppen in die Behandlung psychiatrischer Krankheiten. Ein besonderes Interesse von Herrn Prof. Vencovský galt historischen Fragen der Psychiatrie. In diesem Zusammenhang sind zwei seiner Bücher „Anfänge der tschechischen Psychiatrie" und „Entwicklung der Psychiatrie und der psychiatrischen Pflege" besonders hervorzuheben.

Prof. Vencovský war 12 Jahre lang Präsident der tschechoslowakischen Psychiatrischen Gesellschaft, seit 1969 Vizepräsident der tschechischen Ärztegesellschaft und Mitglied des Präsidiums der föderativen tschechoslowakischen Psychiatrischen Gesellschaft J. E. Purkyně bis zum

Jahre 1974. 1974 wurde er zum Ehrenpräsidenten der Purkyně-Gesellschaft ernannt. Ständig trat er für eine enge Zusammenarbeit der Psychiater der sozialistischen Länder ein und hat sich besonders gemeinsam mit den Delegierten der UdSSR und der DDR hohe Verdienste in der Abwehr von Angriffen gegen die sowjetische Psychiatrie erworben.

Die großen Verdienste von Herrn Prof. VENCOVSKÝ wurden mit zahlreichen staatlichen Auszeichnungen der ČSSR sowie mit der Ernennung zum Ehrenmitglied einer großen Zahl ausländischer Fachgesellschaften, u. a. der UdSSR und der DDR, geehrt. Herr Prof. VENCOVSKÝ ist Redaktionsmitglied mehrerer psychiatrischer Zeitschriften des Auslandes.

Die Ehrenpromotion zum Dr. med. h. c. an der Humboldt-Universität zu Berlin bedeutet in Würdigung der herausragenden wissenschaftlichen Leistungen und der hervorragenden wissenschaftspolitischen Aktivitäten von Herrn Prof. Dr. VENCOVSKÝ die Würdigung einer sozialistischen Wissenschaftspersönlichkeit und die Anerkennung eines Hochschullehrers, der seine ganze Kraft für die Verwirklichung sozialistischer wissenschaftspolitischer und gesundheitspolitischer Aufgabenstellungen in der ČSSR eingesetzt hat und maßgeblich zur ständigen Festigung der freundschaftlichen, wissenschaftlichen und politischen Beziehungen mit der DDR und zwischen der Karls-Universität Prag und der Humboldt-Universität zu Berlin beiträgt.

Aus der Danksagung von Herrn Prof. Dr. Dr. h. c. Eugen Vencovský anläßlich der Ehrenpromotion an der Humboldt-Universität zu Berlin am 23. 6. 1981

Magnifizenz, sehr geehrte Kolleginnen und Kollegen, sehr geehrte Gäste!

Es ist mir eine große Ehre und große Auszeichnung zuteil geworden. Ich wurde zum Ehrendoktor der Medizin an der ehrwürdigen Humboldt-Universität zu Berlin promoviert. Es ist dies für mich ein unvergeßlicher Augenblick, an den ich mich bis zum Ende meines Lebens dankbar erinnern werde. Lebenslang bleibe ich stolz auf diese mir erwiesene Ehre.

Mein wissenschaftliches Fach ist die Psychiatrie, und mit den Psychiatern und Neurologen der Deutschen Demokratischen Republik verbindet mich ein langjähriges Freundschaftsband, welches aus ständiger Zusammenarbeit zwischen den Psychiatern unserer beiden befreundeten Länder, der Tschechoslowakischen Sozialistischen Republik und der Deutschen Demokratischen Republik, entstand.

Ich war fast 30 Jahre lang Funktionär der Tschechischen Ärztegesellschaft, der Föderalen Tschechoslowakischen Ärztegesellschaft J. E. Purkyně und der Tschechoslowakischen Psychiatrischen Gesellschaft. Zur Zeit meiner Mitwirkung kam es z. B. zur Realisation des wissenschaftlichen Austausches zwischen den Fachärzten unseres Landes und der DDR gelegentlich der Kongresse und Symposien — es entstand die Föderation der wissenschaftlichen medizinischen Gesellschaften der sozialistischen Länder — es entstanden ideologische Kolloquien zwischen dem Koordinierungsrat der wissenschaftlichen medizinischen Gesellschaften der DDR und dem Präsidium der Tschechoslowakischen Ärztegesellschaft J. E. Purkyně — es wurden die nun bereits traditionellen Dresdner epileptologischen Symposien gegründet — es kam zur gegenseitigen Publikation wissenschaftlicher Arbeiten in Fachzeitschriften unserer beiden Länder — es kam zur Ernennung bedeutender Psychiater der DDR zu Ehrenmitgliedern der Tschechoslowakischen Psychiatrischen Gesellschaft — es kam zur gegenseitigen Teilnahme an großen wissenschaftlichen Veranstaltungen unserer psychiatrischen Gesellschaften, die eine große Bedeutung nicht nur fachwissenschaftlich, sondern auch in politischer Hinsicht hatten, und die zur Anbahnung persönlicher

freundschaftlicher Verbindungen zwischen Psychiatern unserer beiden brüderlichen Länder führten.
Ich hatte auch die Möglichkeit, mit führenden Wissenschaftlern des Fachgebietes Psychiatrie und Neurologie der DDR zusammenzuarbeiten, konkret mit dem Herrn Professor Dr. Karl Seidel und mit dem Herrn Professor Dr. Heinz Schulze, bei großen psychiatrischen Weltkongressen im Ausland, und zwar im Jahre 1971 am V. Psychiatrischen Weltkongreß in Mexico-City, im Jahre 1973 in Oslo beim IX. Psychotherapeutischen Weltkongreß und im Jahre 1977 in Honolulu beim VI. Psychiatrischen Weltkongreß. Bei allen diesen großen internationalen Weltkongressen handelte es sich nicht nur um fachwissenschaftliche, sondern ausgesprochen auch um politische Zusammenarbeit.
Meine Zusammenarbeit mit Herrn Professor Dr. Karl Seidel und mit Herrn Professor Dr. Heinz Schulze bleibt für mich unvergeßlich. Es handelte sich um eine vorbildliche Zusammenarbeit der Psychiater der ČSSR und der DDR, der sich die Vertreter aller sozialistischen Länder anschlossen.
Nach einer ausführlichen Darstellung der Entwicklung der tschechoslowakischen Psychiatrie seit 1945 schloß Herr Prof. Vencovský mit den Worten:

Sehr geehrte Damen und Herren!

Volle 12 Jahre lang war ich Präsident der Tschechoslowakischen Psychiatrischen Gesellschaft, und diese ganze Zeit habe ich mich mit allen meinen Kräften bemüht, nicht nur um die Entwicklung der einheimischen tschechoslowakischen Psychiatrie, sondern auch um die Anbahnung und Entwicklung der ausländischen Beziehungen zwischen der tschechoslowakischen und den ausländischen psychiatrischen Gesellschaften.
Es freut mich und ich bin stolz darauf, daß es gerade in diesem Zeitabschnitt zur Enftaltung enger wissenschaftlicher und freundschaftlicher Beziehungen zwischen Psychiatern der ČSSR und Psychiatern der DDR kam.
Ich habe mich ehrlich und aufrichtig bemüht, beizutragen zu unserer gemeinsamen Zusammenarbeit, und dies nicht nur in wissenschaftlicher Hinsicht, sondern auch in politischer Hinsicht.
Ich versichere Sie, meine Damen und Herren, daß ich, solange ich leben werde, alle meine Kräfte der weiteren Entwicklung unserer gegenseitigen brüderlichen Zusammenarbeit zwischen der Tschechoslowakischen Sozialistischen Republik und der Deutschen Demokratischen Republik widmen werde.
„Quod felix, faustum fortunatumque sit.“

Auf Vorschlag der Medizinischen Fakultät wurde vom Senat der Humboldt-Universität zu Berlin beschlossen, Herrn Professor Dr. sc. med. Ikuo Ishiyama zum Dr. med. h. c. zu promovieren.
Die Übergabe der Urkunde erfolgte in einem akademischen Festakt am 30. 9. 1981.

Laudatio

vorgetragen vom Dekan der Medizinischen Fakultät, Prof. Dr. H. David, zur Verleihung der Ehrendoktorwürde der Humboldt-Universität zu Berlin an Herrn Prof. Dr. sc. med. Ikuo Ishiyama

Herr Professor Dr. Ikuo Ishiyama wurde am 27. 2. 1931 geboren und hat nach Ablegung des Medizinstudiums von 1951 bis 1955 an der Tokyo Universität 1956 seine Approbation für das Fach Medizin erhalten. Von 1956 bis 1960 erhielt er eine Ausbildung in Gerichtsmedizin an der Tokyo Universität und war während dieser Zeit in der Forschung im pathologischen und pharmakologischen Institut der gleichen Universität tätig. Von 1960 bis 1971 war er Assistent am Institut für Gerichtliche Medizin der Tokyo Universität. Seit 1971 ist er ordentlicher Professor der Teikyo Universität und seit 1973

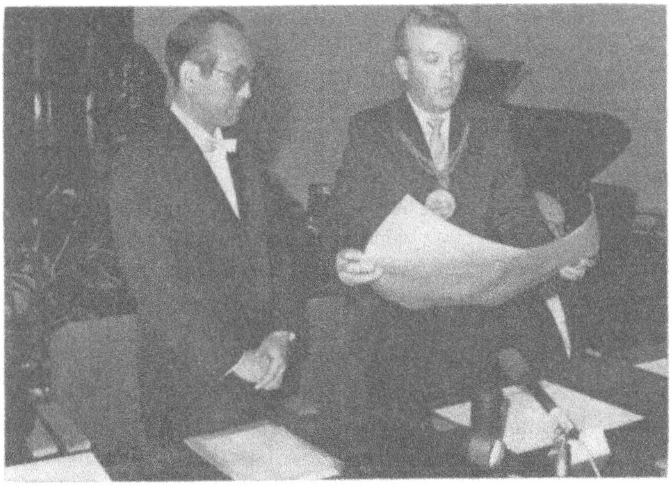

Prof. Dr. sc. I. Ishiyama bei der Übergabe der Promotionsurkunde durch den Prorektor für Medizin, Prof. Dr. J. Großer

Direktor des Instituts für Gerichtliche Medizin dieser Universität. In der Zeit von 1964—1966 arbeitete er an der Humboldt-Universität zu Berlin.

Aus den wissenschaftlichen Leistungen von Professor Ishiyama, die in mehr als 11 Monographien sowie etwa 500 Publikationen niedergelegt wurden, sind folgende besonders hervorzuheben:

Prof. Ishiyama hat die Reinigung der heterophilen Agglutinine einiger Schnekken vorgenommen und ihre Chemospezifität bestimmt. Gemeinsam mit seinem Arbeitskollektiv hat er den Nachweis von Anti-A_{HP} „superagglutinierenden" Typen vornehmen können, was bedeutet, daß auch bei 0- und B-Blutzellen solche vorhanden sind, die ein wenig „A" besitzen. Seine Befunde wurden später glänzend bestätigt, nämlich daß alle 0- und B-Blutzellen des Menschen diesen Rezeptor in unterschiedlicher Stärke enthalten, der mit der Gruppe „Sid" identisch ist und eine Erklärung für die Entstehung der Isoantikörper geben könnte.

1971 veröffentlicht er mit Uhlenbruck zusammen die Isolierung hochwirksamer Proteinaseinhibitoren aus Schnecken. 1972 beschreibt er den heterophilen Antikörper aus der Meeresschnecke *Dolabella*, der mit Neuraminsäure-Strukturen reagiert, und befaßt sich mit *Helix aspersa*.

Seit 1975 wendet Prof. Ishiyama die sehr empfindliche Davidsohn-Methode zur Bestimmung von ABH-Gruppensubstanzen vielfältig an. Dabei findet er unter Anwendung von Klebeband die Bestimmbarkeit der AB0-Blutgruppe in Fingerabdrücken — eine Tatsache, die naturgemäß großes Aufsehen erregte. Das Verfahren ist unabhängig vom System Se/se (Sekretorsystem — genetisch gesteuerte Ausscheidung von AB0 in den Körpersekreten).

Zusammen mit Takatsu, der ebenfalls eine Ausbildung im Berliner Institut für Gerichtliche Medizin erhielt, untersucht er Mekonium von Neugeborenen, zumal sich nach Hammarstroems Arbeiten herausstellt, daß Anti-A_{HP} nicht nur mit Glykoproteinen reagiert, die terminal N-Azetyl-D-Galaktosamin enthalten, sondern auch mit N-Azetyl-D-Glukosamin. 1977 prüft er zusammen mit Nagai, der ebenfalls eine Fachausbildung im Berliner Institut für Gerichtliche Medizin erhalten hatte, die Blutgruppen in Gewebsschnitten, auch in paraffinierten, gefärbten, wozu er methodische Hinweise gibt. 1978 gelingt

ihm dann schließlich der Nachweis von Narkoticis, insbesondere von Barbituraten, und auch der Nachweis von Weckaminen, besonders Amphetamin, im Schweiß. Diese Arbeiten sind eine logische Fortführung der anderen Untersuchungen am Schweiß (Blutgruppe im Fingerabdruck). Die Originalität besteht darin, die Nachweise methodisch ausgearbeitet zu haben. Zumindest für die Barbiturate war schon vor über 20 Jahren die Ausscheidung im Schweiß bekannt, nicht aber kriminalistisch anwendbare Schnellnachweise insbesondere für das Sucht- und Dopingmittel Amphetamin.
1979 zerstört er zusammen mit Komuro (die ebenfalls in Berlin hospitierte) die gängige Meinung vom Verlust der ABH-Substanzen in menschlichem Tumorgewebe und gibt Hinweise für den „genetical pathway" von ABH, die von der gegenwärtigen Lehrmeinung abweichen. Wir haben nur die ihm wichtig erscheinenden Arbeiten referiert.
Unter den wissenschaftlichen sind viele weitere originelle, so die Frage der Penetrationsfähigkeit von Geschossen durch Gewebe und Textilien, und zahlreiche wertvolle Kasuistiken.
Prof. Ishiyama hat vielfältige Verbindungen zu Wissenschaftlern der DDR. Er hat gemeinsam mit DDR-Wissenschaftlern Forschungsergebnisse publiziert und junge Wissenschaftler in seinem Institut ausgebildet. Prof. Ishiyama hat zahlreiche Monographien aus dem Deutschen in das Japanische übersetzt.
Für seine wissenschaftlichen Leistungen wurde er vielfach geehrt. So ist er Mitglied der Akademie der Naturforscher und Ärzte, Leopoldina, Inhaber des Grand Prix der Teikyo Universität und Ehrenmitglied verschiedener ausländischer Gesellschaften.
Die Humboldt-Universität zu Berlin verlieh ihm 1979 die Hegel-Medaille.
Prof. Ishiyama ist gleichzeitig für die internationale Arbeit an der Teikyo Universität verantwortlich. Seiner Tätigkeit ist es mit zu verdanken, daß die freundschaftlichen Beziehungen zwischen der Teikyo-Universität und der Humboldt-Universität auf vertraglicher Grundlage eine höhere Stufe erreicht haben und ein reger Austausch zwischen Wissenschaftlern beider Universitäten stattfindet.
Das wissenschaftliche Gesamtwerk sowie die vielfältigen wissenschaftlichen und freundschaftlichen Beziehungen zwischen Prof. Ishiyama und Wissenschaftlern der Humboldt-Universität sowie der DDR haben den Wissenschaftlichen Rat der Humboldt-Universität veranlaßt, ihn mit dem „doctor medicinae honoris causa" der Humboldt-Universität zu Berlin zu ehren.

Worte des Dankes von Herrn Prof. Dr. Dr. h. c. Ikuo Ishiyama anläßlich der Ehrenpromotion an der Humboldt-Universität zu Berlin am 30. 9. 1981

Magnifizenz
Spektabilität
Meine Herren Professoren, meine Damen und Herren!

Für die große Ehre, die Sie mir heute erweisen, danke ich Ihnen aufrichtig.
Der große deutsche Dichter von Schiller mag dies so sehen:

> Von des Lebens Gütern allen
> ist der Ruhm das höchste doch
> Ist der Leib zu Staub zerfallen
> lebt der große Name noch.

Doch bei näherer Betrachtung darf man sagen, daß solche Worte nur für wirklich Große gelten, wie etwa für die Gebrüder Humboldt, deren Name durch diese berühmte Universität verewigt wurde. Von den Japanern sagt man in Europa, daß sie bescheiden sind, vielleicht bescheidener als andere Völker. Daß das richtig ist, mögen Sie daran erkennen, daß Ihr neuer Ehrendoktor Ishiyama die Feststellung trifft, daß er eine Ehre schon darin sieht, einen Strahl des Glanzes der Humboldt-Universität, den Begriff „Humboldt“ mit seinem Namen vereinigen zu dürfen. Die über 15jährige Zusammenarbeit mit einem Institut der Humboldt-Universität zu Berlin — mit dem Institut für Gerichtliche Medizin — war niemals darauf angelegt, in Berlin Ehren zu erlangen. Vielmehr war es das Bestreben, an dieser Universität zu lernen; denn in den vielen Universitäten, die ich besuchte, war gerade diese Berliner Universität, in der ich sehen und lernen konnte. Die nunmehr jahrelange Verbundenheit zwischen Tokyo und Berlin wird der aufmerksame Leser unserer Schriftenverzeichnisse erkennen. Wir haben gleiche Themen für unsere Arbeit gewählt. Daß einige der Glanzlichter unserer Forschungsarbeiten direkt oder indirekt auf Anregungen zurückgehen, die ich einmal in Berlin bekommen habe, ist Tatsache.

Es ist auch ganz selten, daß auch ältere und bedeutende wissenschaftliche Arbeiten japanischer Forscher bei unseren Berliner Freunden nicht nur bekannt waren, sondern sogar belebt oder gar rehabilitiert wurden.

So hat bekanntlich der mit höchsten Ehren bedachte japanische Pionier der Blutgruppenforschung, Prof. Tanemoto FURUHATA, 1927 eine Theorie der Vererbung der AB0-Blutgruppen aufgestellt, wonach die AB0-Eigenschaften genetisch gesteuert werden — ebenso aber auch die Isoagglutinine Anti-A und Anti-B. Die Vererbung erfolgt durch ein Genpaar. Die Theorie wurde allgemein verworfen, doch es ist interessant, daß es gerade Prof. Otto PROKOP in Berlin war, der bei 0 und B ubiquitär das genetisch gesteuerte „Sid“ als Isoreagens im Sinne von FURUHATA oder auch Fritz SCHIFF in die Diskussion gebracht hat, nachdem reichlich experimentiert wurde.

Damit wurde die geniale FURUHATA-Theorie in ganz neuem Licht gesehen. Im übrigen war es auch die Berliner Arbeitsgruppe, die als erste die Gesetzmäßigkeit der Antikörperausscheidung im Speichel richtig erkannte. Diese war erstmals von FURUHATA, NAKAMURA und anderen überhaupt gesehen worden. Die genetischen Schlüsse waren zuerst nicht richtig.

Im Bereich der Medizin fördert immer noch das Zusammenwirken von zwei grundsätzlichen Theorien nach ROKITANSKY und VIRCHOW einen großen Fortschritt. Dies gilt auch bestimmt in der Gerichtsmedizin. Professor PROKOP, als einer der prominenten Forscher der Immunogenetik, hat mir viele Richtungen von der medizinischen Philosophie nach ROKITANSKY angezeigt. Einer von seinen Berliner Schülern, Oberarzt Dr. GESERICK, war auch in Japan und führte die verschiedenen modernen Berliner Techniken in Japan ein. Neuerdings habe ich selbst einen Forschungsbereich in der Gerichtsmedizin erschlossen. Das ist die Feststellung der topographischen Darstellung der Antigene in Geweben sowie in der Spurenkunde, und mein Kollege, Dr. GESERICK, hat vielleicht einige Eindrücke davon erfahren. Meine Einrichtung wird vielleicht damit einen Beitrag zur Zellularpathologie von VIRCHOW leisten. In diesem Sinne soll die Zusammenarbeit zwischen Berlin und Tokyo eine Kooperation von ROKITANSKY und VIRCHOW in der modernen Gerichtsmedizin symbolisieren, so daß die ideale Systematisierung der gerichtsmedizinischen Forschung errichtet wird.

Zum Schluß gestatten Sie mir bitte, einen Satz aus dem Konfuzianismus zu zitieren, der mir von meiner Kindheit an immer noch bewußt ist. Konfuzius hat in einer seiner Vorlesungen folgende Meinung geäußert:

> „Wenn ich am Morgen früh die echte Vernunft der Welt finde, kann ich, in voller Zufriedenheit, am Abend ewig einschlafen“.

Leider bin ich nicht so klug, diese große Vorstellung völlig zu verstehen. In meinem jetzigen Zustand kann ich jedoch folgendes zum Ausdruck bringen:

„Wenn man einen echten Gelehrten während seiner akademischen Laufbahn kennenlernt, so ist das eine wunderschöne und große Angelegenheit“.

Dies galt mir in Berlin, gilt natürlich noch und wird weiter gelten.
Ich danke Ihnen recht herzlich für ihre freundliche Aufmerksamkeit!
Erlauben Sie, daß ich zum Abschluß Sie Magnifizenz, den Hohen Senat und Sie Spectabilis mit einer japanischen Sentenz nochmals mit großer Dankbarkeit begrüße.

Sie lautet zu deutsch:

„Es ist mir eine höchste Freude und Ehre, daß ich heute von der berühmten und traditionsreichen Kulturstätte in Europa, der Humboldt-Universität zu Berlin, die Ehrendoktorwürde entgegennehmen durfte. Diese Freude und Ehre sind, wie Sie natürlich vermuten werden, für einen einfachen Gerichtsmediziner aus Japan viel zu groß, um sich dafür revanchieren zu können. Vielleicht ist für mich gefährlich, meine jetzige Meinung zum Ausdruck zu bringen, aber ich möchte hiermit zumindest versprechen, daß ich mich zukünftig mit allen meinen Fähigkeiten nicht nur für die Entwicklung meines Fachgebietes, sondern auch für die Förderung des Kulturaustausches zwischen Tokyo und Berlin einsetzen werde, um für diese große Ehre und Ihre Freundschaft zu danken.“

Damit verbleibe ich Ihr sehr ergebener

gez. I. Ishiyama

本日，私は文化の伝統を遵守するベルリンフンボルト大学から，同大学の名誉博士号を拝受いたしました。これは，皆様の御賢察の通り，一介の日本人法医学者には身に余る栄誉と心から喜んでおります。今后は，この名誉のもと，且つ，皆様の御友情に酬いるため，法医学ならびに東京・ベルリンを中心とした学術交流の発展のため，一層の努力を重ねるつもりであります。

石山昱夫

Die Einrichtungen der Charité

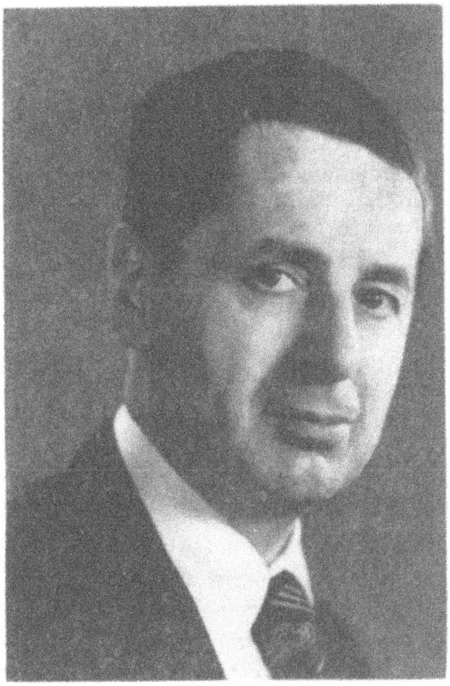

Vorklinische Institute/ Abteilungen

Anatomisches Institut

Direktor:
o. Prof. Dr. sc. med. Rolf Bertolini

Stellvertreter:
o. Prof. Dr. sc. med. Johannes Staudt

Weitere Hochschullehrer:
o. Prof. Dr. sc. med. Jürgen Wenzel
o. Prof. Dr. sc. med. Georg Scheuner
Doz. Dr. sc. med. Dietmar Wendler

Leitende med.-techn. Fachassistentin:
Liselotte Holz

Im Institut arbeiten 30 Wissenschaftler und 25 Fachschulkader bei einer Gesamtzahl von 60 Mitarbeitern.
Die Aufgaben des Lehrgebietes Anatomie in *Erziehung und Ausbildung* können daraus abgeleitet werden, daß jeder Student der Fachrichtungen Medizin, Stomatologie oder Medizinpädagogik umfassende Kenntnisse von Form und Struktur des menschlichen Körpers in der subzellulären und suprazellulären Ebene aufweisen muß, wenn er den Form- und Strukturwandel während der prä- und postnatalen Entwicklung verstehen soll. Die funktionsbezogene Unterrichtung bildet damit auch die Grundlage für das klinische Studium, besonders in der wissenschaftlichen Prophylaxe, der Diagnostik und Therapie sowie der Metaphylaxe. Außerdem werden so die Voraussetzungen für die fachspezifische *Weiterbildung* sowie die klinische und experimentelle morphologische Forschung geschaffen.
Die *Forschungsthemen* des Instituts sind in den Hauptforschungsrichtungen „Neurobiologie und Hirnforschung", „Schwangerschaft und frühkindliche Entwicklung" sowie im Projekt „Soziale Gerontologie" konzentriert.
In der Arbeitsgruppe Neuroanatomie werden gegenwärtig Probleme der Gehirngrundlagenforschung, insbesondere Mechanismen plastischer Veränderungen des Zentralnervensystems unter Berücksichtigung der ontogenetischen Differenzierung untersucht. Zur Aufklärung morphofunktioneller Grundlagen plastischer Veränderungen des ZNS werden mit verschiedenen morphologischen Methoden Untersuchungen an Synapsen definierter Neuro-

nensysteme unter Benutzung von Tiermodellen (Hell-Dunkel-Diskriminierungsreaktion, posttetanische Potenzierung) durchgeführt. Für die Erforschung gestörter adaptiver Prozesse im ZNS kommen die Nervengewebekultur, die pharmakologische Beeinflussung sowie ein Hypoxie-Tiermodell zum Einsatz.
In der Arbeitsgruppe Entwicklungsanatomie steht die Bearbeitung von Problemen der medizinischen Grundlagenforschung im Mittelpunkt. So werden im Themenkomplex „Gestörte Schwangerschaft durch Umwelteinflüsse“ Tiermodelle zur Reproduzierbarkeit menschlicher Fehlbildungen erarbeitet. Die morphologische Untersuchung der Plazenten von Tier und Mensch sowie entwicklungsanatomische Studien verschiedener Körperregionen und Organe des Menschen sind auf die Erfassung normaler Entwicklungsvorgänge als Voraussetzung für die Ableitung von Störungen und deren Prävention gerichtet. Innerhalb der Arbeitsgruppe Perinatologie erfolgt gemeinsam mit Geburtshelfern und Pädiatern die interdisziplinäre Untersuchung der submikroskopischen Struktur der maternofetalen Stoffwechselschranke unter dem Gesichtspunkt einer Diagnose und Therapie der chronischen Plazentainsuffizienz beim Menschen.
Die Arbeitsgruppe Geronto-Stomatologie untersucht in Zusammenarbeit mit den Stomatologischen Kliniken altersbedingte Veränderungen im Unterkiefer- und Mundbereich. Im Mittelpunkt stehen dabei Untersuchungen am Kiefergelenk, an der Mundschleimhaut sowie Probleme der angewandten Forschung über den Einsatz von Biokeramikmaterialien. Für die genannten Forschungsaufgaben stehen neben den konventionellen Methoden der Morphologie moderne Verfahren der Elektronenmikroskopie, Histophysik, Histochemie und Zell- und Gewebekultivation zur Verfügung.

Wissenschaftliche Veröffentlichungen 1981:

Hartmut OSSYRA und Ralf SABALLUS: Experimentelle Untersuchungen zur Plastizität gemischter Synapsen in den Nc. n. oculomotorii der Forelle. (Diss. A)
Andreas TUROWSKI: Zur Morphologie des Telencephalon von Salmo irideus (Teleostei) unter besonderer Berücksichtigung der Homologisierbarkeit mit Strukturen des Endhirns höherer Vertebraten. (Diss. A)
Hans-Jürgen WOLNY: Gamma-Aminobuttersäure (GABA)-Fluoreszenz bei der Ninhydrin-Reaktion im octanolischen Milieu. (Diss. A)
Zahl der sonstigen Publikationen: 37.

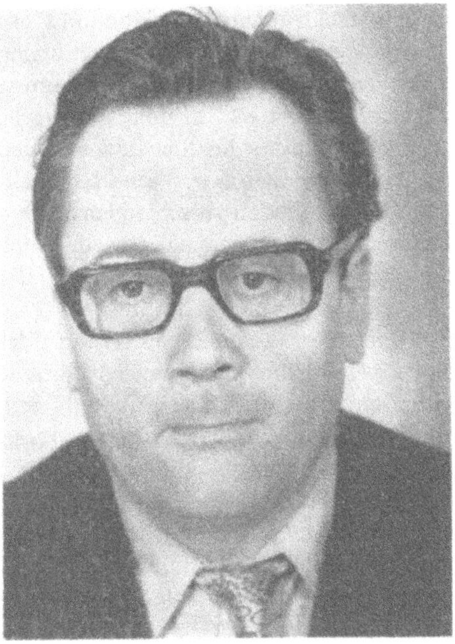

Physiologisches Institut

Direktor:
o. Prof. Dr. sc. med. Wolfgang Rüdiger

Stellvertreter:
o. Prof. Dr. med. habil. Ernst Schubert
Korrespond. Mitglied der Académie Royale de Médicine de Belgique

Weitere Hochschullehrer:
o. Prof. Dr. sc. med. Gerhard Dybowski
o. Prof. Dr. sc. med. Marianne Lindemann
a. o. Prof. Dr. Guy Santibanez
Doz. Dr. sc. med. Peter Bartsch
Doz. Dr. sc. med. Günter Rehberg

Leitende med.-techn. Fachassistentin:
Sieglinde Latta

Das Physiologische Institut umfaßt drei Lehrstühle mit drei Abteilungen:

1. Lehrstuhl und Abt. für Herz-Kreislaufphysiologie (E. Schubert)
2. Lehrstuhl und Abt. für Neurophysiologie (W. Rüdiger)
3. Lehrstuhl und Abt. für Pathophysiologie (M. Lindemann).

Das Institut hat in seinen 3 Abteilungen 75 Mitarbeiter. Davon sind 47 Wissenschaftler und 25 gehören zum mittleren medizinischen Personal.

Die Aufgaben in *Erziehung und Ausbildung* für Medizin- und Stomatologiestudenten des II. Studienjahres sowie für Studenten der Medizinpädagogik sind darauf gerichtet, Kenntnisse über Funktionen aller Strukturen des Organismus, über die Regulation aller Funktionssysteme und über die Mechanismen und Auswirkungen der Wechselbeziehungen zwischen Organismus und Umwelt zu vermitteln. Die Ausbildung erfolgt entsprechend den fachspezifischen Anforderungen unter Berücksichtigung interdisziplinärer Zusammenarbeit. Neben dem Erlernen von theoretischen Grundlagen und einer kritischen Auseinandersetzung mit wissenschaftlichen Theorien in Oberseminaren gewinnen die Studenten im Physiologischen Praktikum praktische Erfahrungen bei der Erfassung und Auswertung von Meßdaten.

Die diesbezügliche Tätigkeit des Lehrstuhls für Pathophysiologie erfolgt im III. Studienjahr bei Studenten der Medizin und der Stomatologie. Es werden Grundlagen pathophysiologischer Prozesse in Organen und Organsystemen in enger Abstimmung mit der Pathobiochemie und der Pathologie vermittelt. Bei den Stomatologen wird besonderer Wert auf die Pathophysiologie des orofazialen Gebietes gelegt.

Dem Institut obliegen Aufgaben der *Weiterbildung* zum Facharzt für Physiologie und für Pathophysiologie der Medizin und der Stomatologie. Neben der Mitveranstaltung entsprechender DDR-offener Lehrgänge werden jährlich etwa 20 wissenschaftliche Kolloquien im Rahmen der traditionsreichen Berliner Physiologischen Gesellschaft veranstaltet.

In der *Forschung* beschäftigt sich die Abteilung Herz-Kreislauf-Physiologie im Rahmen der Hauptforschungsrichtung „Ischämische Herzkrankheiten/Hypertonie" mit der Aufklärung ausgewählter pathogenetischer Mechanismen, die eine Rolle in der Entwicklung der ischämischen Herzkrankheit beim Menschen spielen können. Methodische und konzeptionelle Grundlage ist ein am Tier erarbeitetes chronisch-alimentäres Modell. Besondere Aufmerksamkeit gilt Teilmechanismen der elektrischen und mechanischen Funktion der Herzmuskelzelle, für die moderne mikroelektrophysiologische und mechanische Untersuchungsverfahren bestehen, neuen Problemen von Regulationen im Kreislaufsystem, wobei im Vordergrund die sehr langfristigen Vorgänge der Volumenregulation über hormonale Mechanismen stehen, sowie Bemühungen, mit dem Aufbau neuer unblutiger Beurteilungsverfahren für den Regulationszustand des Herz-Kreislauf-Systems am Menschen die normalen Arbeitsbereiche und beginnende pathologische Abweichungen erfaßbar zu machen.

Die Abteilungen Neurophysiologie und Pathophysiologie befassen sich innerhalb der Hauptforschungsrichtung „Neurobiologie und Hirnforschung" mit Problemen, die Teilaufgaben der neurowissenschaftlichen Forschung sind. Im Vordergrund der an verschiedenen Tierarten und am Menschen durchgeführten Untersuchungen und Beobachtungen steht die Vertiefung der Kenntnisse über hirnphysiologische Vorgänge bei unterschiedlichen zerebralen Aktivitätszuständen bzw. Verhaltensreaktionen. Hierzu dienen verschiedene Methoden der Elektrophysiologie, einschließlich radiotelemetrischer Untersuchungen der elektrischen Hirnaktivität, und der Psychophysiologie. Eine Erweiterung der Kenntnisse auf diesem Gebiet ist Voraussetzung einer gezielten Beeinflussung zentralnervöser Signalbewertungsprozesse, die Bedeutung für die klinische Medizin (z. B. Neurosen), die Arbeits- und Ingenieurpsychologie (z. B. Informationsbeziehung zwischen Mensch und Maschine), die Psychologie sowie die Pädagogik hat.

Wissenschaftliche Veröffentlichungen 1981:

Doris ALBRECHT: Die Beeinflussung der Übertragung visuell ausgelöster Erregungen im corpus geniculatum laterale, pars dorsalis, durch zentralnervöse Aktivitätszustände bei der frei beweglichen Ratte. (Diss. A)

Thomas ALBRECHT, Detleff STEINHÖFEL und Detlef FICHTNER: Der Einfluß interzeptiver Reizungen im Bereich des Magens auf einige Parameter des photisch evozierten Potentials des visuellen Kortex von Katzen bei verschiedenen arteriellen Kohlendioxiddrucken. (Diss. A)

Carlos SANTOS ANZORANDIA: Wechselwirkungen zwischen den dopaminergen, serotoninergen, noradrenergen, adrenergen und cholinergen Systemen in der Area hypothalamica lateralis (AHL) bei relaxierter Wachheit und nach eintägiger Wasserdeprivation — widergespiegelt in der photisch evozierten Rindentätigkeit der Ratte. (Diss. A)

Edeltraud KUTSCHERSKIJ: Veränderungen der sarkolemmalen K^+-p-Nitrophenylphosphatase-Aktivität und des Ionen-

haushaltes im Kaninchenmyokard nach Cholesterol- und Öldiät. (Diss. A)
José Alberto MENÉNDEZ BRAVO: Untersuchungen zur Beteiligung eines humoralen Faktors an dem Verhalten der renalen Natriumausscheidung nach Änderung des zentralnervösen Sauerstoffpartialdruckes an der Katze. (Diss. A)
Jörg-Rainer SPEDA und Cornelia KRUSCHE: Zur chronotropen Herzsteuerung beim Menschen von der Geburt bis zur Pubertät. (Diss. A)

SCHUBERT, E.: Seminar der Physiologie. 2. Auflage, VEB Gustav Fischer Verlag, Jena 1981
SCHUBERT, E.: Grundriß der Physiologie des Menschen. VEB Verlag Volk und Gesundheit, Berlin 1981
Zahl der sonstigen Publikationen: 13.

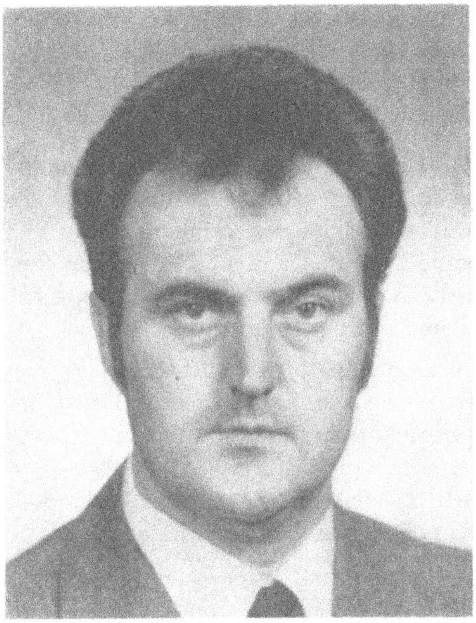

Institut für Physiologische und Biologische Chemie

Direktor:
o. Prof. Dr. sc. med. Gerhard GERBER, Nationalpreisträger

Stellvertreter Forschung:
o. Prof. Dr. sc. nat. Gisela JACOBASCH
Stellvertreter Erziehung und Ausbildung:
Doz. Dr. sc. med. Jürgen SCHULZ
Weitere Hochschullehrer:
Prof. Dr. sc. med. Claus-Ulrich WAGENKNECHT
Doz. Dr. sc. nat. Marianne MÜLLER
Doz. Dr. rer. nat. Günter SAUER
Doz. Dr. sc. nat. Tankred SCHEWE
Honorardozent:
Doz. Dr. sc. nat. Peter HEITMANN
Leitende med.-techn. Fachassistentin:
Christa HIEBSCH

Am Institut arbeiten 40 Wissenschaftler und 23 Fachschulkader bei insgesamt 75 Mitarbeitern.
Das Institut ist verantwortlich für die *Ausbildung* von 400 Medizin- und 200 Stomatologiestudenten im Fach Biochemie und von 250 Medizin- und 120 Stomatologiestudenten im Fach Pathobiochemie. Außerdem erhalten 100 Direkt- und Fernstudenten der Medizinpädagogik eine Ausbildung in Chemie und Biochemie. Für die Sektion Biologie leistet das Institut eine Biochemieausbildung von 25 Studenten. Die Ausbildung erfolgt in Form von Vorlesungen, Seminaren, Laborpraktika und Konsultationen.

Für ca. 25 begabte, an der Vertiefung von biowissenschaftlichen und theoretisch-medizinischen Kenntnissen und am Erwerb experimenteller Fähigkeiten interessierte Studenten der Medizin, Stomatologie, Biologie und Chemie wird ein interdisziplinärer Studentenzirkel mit Spezialpraktikum durchgeführt. Unter Anleitung der Mitarbeiter fertigen jährlich 20 bis 25 Studenten ihre Diplomarbeit an (davon ein Teil als Jugendobjekt).

Am Institut erhalten junge Wissenschaftler ihre *Weiterbildung* zum Facharzt und Fachzahnarzt für Biochemie bzw. zum Fachbiochemiker der Medizin. Darüber hinaus werden Fachärzte für klinische Chemie und Laboratoriumsdiagnostik ausgebildet. Facharztkandidaten anderer Disziplinen sowie ausländische Wissenschaftler erhalten am Institut eine Teil- oder Zusatzausbildung.

Im Rahmen der Weiterbildungsprogramme der Universitäten und wissenschaftlichen Gesellschaften (Biochemie, Klinische Chemie und Labordiagnostik) werden Fortbildungskurse für Wissenschaftler und med.-techn. Personal veranstaltet.

Die molekularen Grundlagen und Prinzipien der Regulation des Stoffwechsels auf subzellulärer und zellulärer Ebene sind der Schwerpunkt der *Forschung*. Die Forschungsobjekte sind das erythroide System und die Leber. Moderne biochemische, molekularbiologische und physikochemische Methoden werden angewandt; zunehmende Bedeutung erlangen Verfahren der mathematischen Modellierung zur Analyse und Simulation komplexer Stoffwechselsysteme.

Die Untersuchungen sind auf die Aufklärung von Veränderungen des Stoffwechsels bei Schädigung, Reifung, Differenzierung und Altern von Zellen und Geweben gerichtet und dienen der Schaffung von Grundlagen zur Verbesserung der Konservierung sowie der Transfusion und Transplantation von Zellen, Geweben und Organen. Im Zusammenhang damit wird eine hochspezialisierte Diagnostik von Stoffwechselerkrankungen einschließlich genetischer Defekte durchgeführt.

Dem Institut ist die Leitfunktion der Hauptforschungsrichtung „Stoffwechselregulation“ des Forschungsprogramms „Biowissenschaften“ übertragen, an der 10 Arbeitsgruppen aus Einrichtungen des Hochschul- und Gesundheitswesens beteiligt sind. Außerdem werden für die Hauptforschungsrichtung „Enzymologie“ thermostabile Enzyme bearbeitet, und für die medizinische Hauptforschungsrichtung „Ischämische Herz- und Kreislauferkrankungen“ wird die Enzymdiagnostik weiterentwickelt.

Das Forschungspotential gliedert sich in folgende Arbeitsgruppen:

AG Energiestoffwechsel: Untersuchung des Nukleotid- und Radikal-Stoffwechsels sowie der Rolle der Zellmembranen von roten Blutzellen und der Leber zur Verbesserung der Blut- und Gewebekonservierung und der Organtransplantation.

AG Enzymopathien: Aufklärung der molekularen Grundlagen ausgewählter Enzymdefekte und die daraus resultierenden Stoffwechselstörungen. Hochspezialisierte Diagnostik angeborener nichtsphärozytärer hämolytischer Anämien.

AG Reifung und Differenzierung: Aufklärung der Grundlagen von Reifungs- und Differenzierungsprozessen an roten Blutzellen, Wirkungsmechanismus und Bedeutung der Lipoxygenase.

AG Enzymologie: Untersuchung von Struktur- und Funktionsbeziehungen thermostabiler Enzyme mit dem Ziel der Stabilisierung von Enzympräparaten in medizinischen und technischen Einsatzbereichen.

AG Pathobiochemie: Entwicklungsarbeiten zur verbesserten Diagnostik von ischämischen Herzkrankheiten mit Hilfe der Isoenzymmuster, Untersuchungen zur Galaktosämie.

Darüber hinaus sind Mitarbeiter zu Gruppen zusammengefaßt, die spezielle methodische bzw. inhaltliche Probleme bearbeiten: mathematische Modellierung, Isotopentechnik, Molekularbiologie, stomatologische Biochemie, wissenschaftliche Gerätestation.

Wissenschaftliche Veröffentlichungen 1981:

Dr. Siegfried PREHN: Zur Biosynthese des Karpfeninsulins. (Diss. B)
Wolfgang DUBIEL: ATP-abhängiger Proteinabbau in Retikulozyten von Kaninchen und in Rattenlebermitochondrien. (Diss. A)
Hartmut KÜHN: Isolierung und Charakterisierung einer denaturierbaren Lipoxygenase-Aktivität aus Lunge und ihre Identifizierung als Hämoglobineffekt — Die Quasi-Lipoxygenase-Aktivität des Hämoglobins. (Diss. A)
Anna-Maria MAI, Christine THILO und Doris SANDRING: In-vitro-Reifung von Retikulozyten. (Diss. A)
Manuel Tomás HERNÁNDEZ TRIANA: Untersuchungen zu einem neuen Verfahren der Proteinqualitätsbestimmung unter Erhaltungsbedingungen bei Versuchsratten. (Diss. A)
Dimitre TZANEV: Elektrophoretische Charakterisierung von Pyruvatkinaseformen und Mutanten roter Blutzellen. (Diss. A)

RAPOPORT, S. M., E. GERBER, G. JACOBASCH, F. JUNG und S. ROSENTHAL (Hrsg.): 9th International Berlin Symposium on Structure and Function of Erythroid Cells, August 27—30, 1980. Acta biol. med. Germ. 27, H. 4 u. 5 (1981)
Zahl der sonstigen Publikationen: 39.

Institut für Medizinische Physik und Biophysik

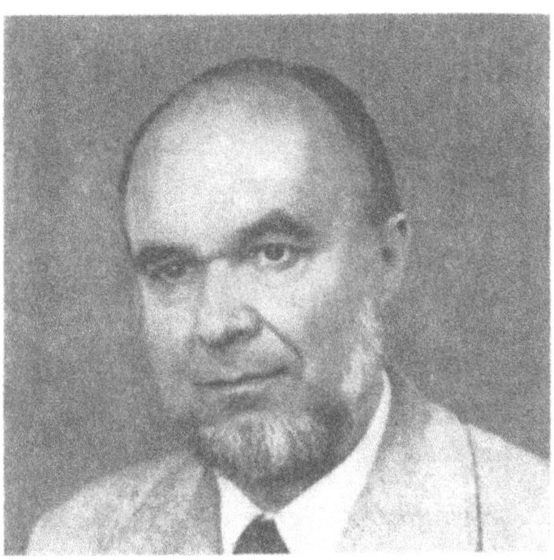

Direktor:
o. Prof. Dr. sc. nat. Klaus ECKOLDT

Stellvertreter:
Doz. Dr. sc. nat. Dietmar LERCHE

Leitende med.-techn. Fachassistentin:
Annemarie BUCHMÜLLER

Das Institut hat 40 Mitarbeiter. 25 davon sind Wissenschaftler und 10 sind Angehörige mittlerer medizinischer Berufe bzw. Fachschulkader.

In der *Erziehung und Ausbildung* der Studenten werden die Fähigkeit und die Bereitschaft herausgebildet, sich fundierte theoretische und praktische naturwissenschaftliche Grundlagenkenntnisse als Basiswissen für die spätere ärztliche Tätigkeit anzueignen. Die Lehraufgaben des Instituts erstrecken sich auf das Lehrgebiet Physik/Biophysik für Studenten der Medizin, Stomatologie und Medizinpädagogik, die Mitwirkung im Lehrgebiet Mathematik/Statistik für Studierende der Medizin, Stomatologie und Medizinpädagogik sowie die Mitwirkung am interdisziplinären Komplex „Automatisierte Informationsverarbeitung“ für Studierende der Medizin. Darüber hinaus bestehen Lehrverpflichtungen an anderen Sektionen der Humboldt-Universität (Biologie, Physik) und an der TU Dresden.

Beginnend mit fakultativen Oberseminaren in medizinisch relevanten biophysikalischen Themen, dem Praktikum nach eigener Wahl und intensiver Betreuung bei der Anfertigung der Diplomarbeiten werden interessierte und begabte Studenten für die Arbeit an einem theoretischen Institut gewonnen.

In Vorbereitung auf die Herausgabe eines Lehrbuches wurden für alle Vorlesungsteile Physik/Biophysik Lehrmaterialien erarbeitet.

Auf dem Gebiet der *Weiterbildung* erfüllt das Institut Aufgaben, die daraus erwachsen, daß es innerhalb des Hochschulwesens neben den entsprechenden Instituten an der Karl-Marx-Universität Leipzig und der Martin-Luther-Universität Halle das einzige Lehr- und Forschungszentrum der Biophysik in der Medizin ist.

Vorrangig gehört zu diesen Aufgaben eine federführende Rolle und aktive Mitwirkung bei der Ausbildung sowohl von Medizinern zum „Facharzt für Biophysik“ als auch von Naturwissenschaftlern, die in Einrichtungen des Gesundheitswesens der DDR tätig sind. Die Durchführung von Lehrgängen, Hospitationen u. ä. soll zu einer Anerkennung des naturwissenschaftlichen Hochschulkaders als „Fachphysiker der Medizin“ und „Fachingenieur der Medizin“ führen.

Weitere Beiträge zur Weiterbildung leistet das Institut, indem es zusammen mit wissenschaftlichen Gesellschaften wie der „Gesellschaft für physikalische und mathematische Biologie“ und der „Gesellschaft für biomedizinische Technik und Informationsverarbeitung“ wissenschaftliche Veranstaltungen auf diesen Grenzgebieten organisiert und durchführt.

Ein Schwerpunkt der *Forschung* liegt auf dem Gebiet der Biophysik des Herz-Kreisladf-Systems. Es werden biophysikalische Untersuchungsverfahren zur fortlaufenden unblutigen Messung von Funktionsabläufen dieses Systems entwickelt mit dem Ziel einer quantitativen Beschreibung der statischen und besonders der dynamischen Eigenschaften. Daraus wird sich ein Beitrag zur besseren Diagnostik von Regulationsstörungen als Vorläufer von Herz-Kreislauf-Erkrankungen ergeben, der gleichzeitig der Aufklärung der Pathogenese dient. Die dafür zu entwickelnden systemtheoretischen Modelle sind ein Beitrag zum besseren Verständnis der normalen Funktionsabläufe im Herz-Kreislauf-System. Diese Forschungen werden im Rahmen der Hauptforschungsrichtung „Ischämische Herzkrankheiten und Hypertonie“ durchgeführt.

Einen zweiten Schwerpunkt stellen Forschungen zur Haemorheologie und Haemodynamik dar. Damit sollen Erkenntnisse für die Optimierung der Haemodynamik in künstlichen Organen auf der Basis rheologischer Größen für die Hauptforschungsrichtung „Künstliche Organe und Biomaterialien“ bereitgestellt werden.

Weiterhin werden Fragen der Bedeutung rheologischer Bluteigenschaften für die Entstehung der ischämischen Herzkrankheit bearbeitet.

Wissenschaftliche Veröffentlichungen 1981:

Dr. Josef Michel: Grundlagen, Methodik und Ergebnisse eines multivariablen dynamischen Untersuchungsverfahrens mit psychischer Belastung zur quantitativen Erfassung und Differenzierung von Systemeigenschaften des menschlichen Organismus. (Diss. B)

Dorit Rösler: Ein Vergleich verschiedener Meßgrößen zur Beurteilung der körperlichen Leistungsfähigkeit. (Diss. A)

Zahl der sonstigen Publikationen: 8.

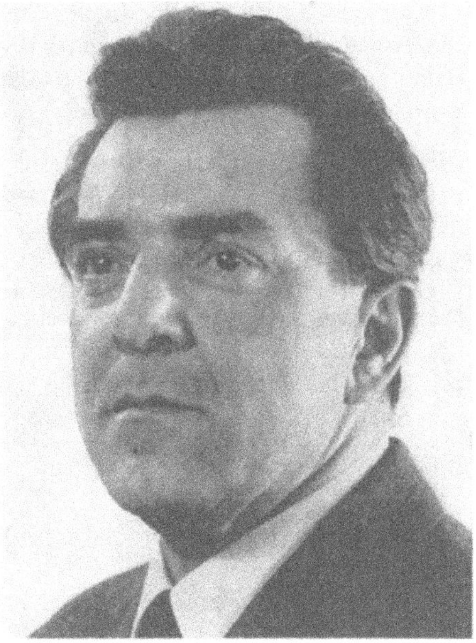

Abteilung Allgemeine Biologie

Leiter:
o. Prof. Dr. rer. nat. habil. Heinz FISCHER

Stellvertreter:
Dr. rer. nat. Hartmut ROTHGÄNGER

Die Abteilung Allgemeine Biologie wurde gleichzeitig mit der Errichtung eines Lehrstuhls im Jahre 1975 gegründet. Sie hat die Aufgabe, durch eine höhere Integration biologischen Grundwissens in die Ausbildungsprogramme der Studenten der Medizin, der Stomatologie und der Medizinpädagogik einen Beitrag zur naturwissenschaftlichen Fundierung des Studiums zu leisten und durch die Interpretation philosophisch-ideologischer Sachverhalte die kommunistische Erziehung der Studenten zu unterstützen.

Die Aufgaben im *Ausbildungs- und Erziehungsprozeß* ergeben sich aus dem für die Bereiche Medizin der Universitäten verbindlichen Lehrprogramm. In 64 Vorlesungs- und 25 Seminar- bzw. Übungsstunden werden die Gebiete „Phylogenese der Organismen und Besonderheiten der Anthropogenese", „Gesetzmäßigkeiten der Ökologie und die gesellschaftlich determinierten Folgen der Einwirkung des Menschen auf Ökosysteme", „Grundlagen des Parasitismus" und „Grundlagen der allgemeinen Genetik und ihre Bedeutung für die Humangenetik" abgehandelt.

Der Hochschullehrer und die 4 wissenschaftlichen Assistenten der Abteilung haben vorrangig Lehrverpflichtungen zu erfüllen und sind als Seminarberater tätig. Der Schwerpunkt der Ausbildung wird durch die wöchentliche, zweistündige Vorlesung bestimmt, die für Mediziner und Stomatologen getrennt gehalten wird. Sie wird durch Seminare und Übungen vertieft, die auch von Biologen aus anderen Einrichtungen des Bereiches Medizin durchgeführt werden.

Neben der wesentlichen Wirkung im Ausbildungssystem der Vorklinik ist die Abteilung Allgemeine Biologie an der Gestaltung des interdisziplinären Komplexes „Arzt und Gesellschaft" im 5. Studienjahr beteiligt. Der Lehrstuhlinhaber nimmt darüber hinaus Lehrverpflichtungen zur Ausbildung von Biophysikern der Sektion Biologie auf dem Gebiet der Strahlenbiologie wahr.

Die *Forschungsarbeit* ist auf genetische Aspekte der frühkindlichen Entwicklung orientiert. Sie befaßt sich derzeit mit der frühdiagnostischen Relevanz möglicher

Bioindikatoren im Säuglingsalter. Die Thematik „Strukturanalytische Untersuchungen am Säuglingsschrei unter besonderer Berücksichtigung neurologischer Symptome und die Bedeutung der Säuglingsphonation in der Mutter-Kind-Interaktion“ ist Teil des Forschungsprojektes „Schwangerschaft und frühkindliche Entwicklung — Perinatologie“.

Die wichtigsten bisher erzielten Resultate der Untersuchungen sind:

— Mit sonographischer Methodik können wenigstens 16 Signalparameter des Säuglingsschreies metrisch erfaßt werden.

— Der invariante oder individuelle Charakter spezifischer Signalparameter des Säuglingsschreies konnte bestimmt werden.

— Akustische Signalparameter können neben anderen Methoden zur Frühdiagnostik von Störungen im Zentralnervensystem verwendet werden.

— Mütter erkennen ihre eigenen Neugeborenen akustisch bereits nach kurzzeitigem phonetischen Kontakt.

Zahl der Publikationen 1981: 3.

Klinische Institute/Abteilungen

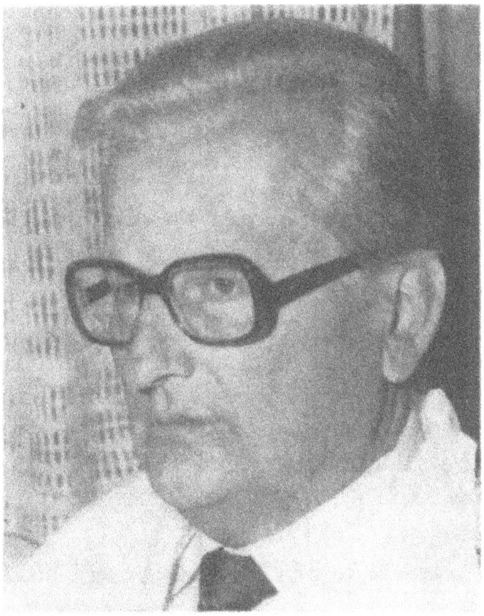

Pathologisches Institut (Rudolf Virchow-Haus)

Direktor:
o. Prof. Dr. sc. med. Heinz SIMON, Nationalpreisträger, Verdienter Arzt des Volkes

Stellvertreter:
o. Prof. Dr. sc. med. Heinz DAVID, Nationalpreisträger, Ordentliches Mitglied der Akademie der Wissenschaften der DDR, Dekan der Medizinischen Fakultät

Weitere Hochschullehrer:
o. Prof. Dr. sc. med. Kurt LUNZENAUER
Doz. Dr. sc. med. Gerhard DITSCHERLEIN
Doz. Dr. sc. med. Dieter KRANZ
Doz. Dr. sc. med. Jochen KUNZ
Doz. Dr. sc. med. Rudolf MEYER
Doz. Dr. sc. med. Wolfgang WERNER

Honorarprofessor:
Prof. Dr. sc. med. Dr. hc. Werner JÄNISCH, Nationalpreisträger

Leitende med.-techn. Fachassistentin:
Inge BIESTER

Das Pathologische Institut, 1896–1906 erbaut, verfügt über 95 Mitarbeiter, darunter 30 Wissenschaftler und 55 mittlere medizinische Kader. Es gliedert sich in

Spezialabteilungen und -labore, die von dafür qualifizierten Ärzten geleitet werden.

Im Rahmen der *Erziehung und Ausbildung* werden zukünftige Ärzte, Stomatologen und Medizinpädagogen in getrennten Vorlesungen, Seminaren, histologischen Übungen und Organdemonstrationskursen in allgemeiner und spezieller Pathologie unterrichtet. Die Vorlesungen werden ergänzt durch Lehrsektionen und reichlich Anschauungsmaterial (u. a. 60 Schauvitrinen mit Organpräparaten). 51 Diplomanden und Promovenden werden von Wissenschaftlern des Hauses betreut.

In der *Weiterbildung* erfolgen die Qualifizierung von Fachärzten auf Spezialgebieten und die Fortbildung der med.-techn. Fachassistentinnen. Prof. Dr. sc. med. H. DAVID ist Mitglied im Koordinierungsrat der medizinisch-wissenschaftlichen Gesellschaften der DDR. Regelmäßig suchen Hospitanten das Institut zur Einarbeitung in Spezialmethoden auf. Die Pathologen der Republik treffen sich zweimal im Jahr zum Histologischen Kolloquium. Die wissenschaftliche Anerkennung im Ausland spiegelt sich in zahlreichen Arbeitsaufenthalten von Gästen wider.

Die *Forschung* nimmt breiten Raum in der täglichen Institutsarbeit ein; an ihr beteiligen sich 53 Mitarbeiter im Rahmen von 6 Forschungsaufgaben. Die Wissenschaftsarbeit des Instituts wird geleistet von den Abteilungen Elektronenmikroskopie, Immunpathologie, Automatisierte Mikroskopbildanalyse, Zell- und Gewebezüchtung und Histoautoradiographie. Ferner werden Fragen der Histochemie, Fluoreszenzmikroskopie und allgemeinen Histologie bearbeitet. Dieses wissenschaftliche Potential erlaubt es, an folgenden zentralen Forschungsvorhaben des Gesundheitswesens mitzuarbeiten: Hauptforschungsrichtungen „Ischämische Herzkrankheit und Hypertonie", „Stoffwechselregulation", „Wirkstofforschung" und „Organ- und Gewebetransplantation" sowie an den Forschungsprojekten „Automatische Mikroskopbildanalyse" und „Chronische Niereninsuffizienz".

In der *medizinischen Betreuung* sind Ärzte und med.-techn. Fachassistentinnen für Histologie bestrebt, den steigenden Anforderungen von Kliniken der Charité, der Hauptstadt und der Bezirke der DDR nachzukommen sowie das Methodenspektrum ständig zu erweitern. Die Prosektur führt Sektionen und histologische Befundungen der in der Charité verstorbenen Patienten durch. Zusätzlich erfolgen Obduktionen in Krankenhäusern des Berliner Stadt- und Randgebietes. Der enge Kontakt mit den Kliniken der Charité und außerhalb derselben wird durch Organdemonstrationen und Falldiskussionen sowie in regelmäßigen Klinikbesprechungen ausgewählter Fälle gesichert.

Als überregionale Einrichtungen wurden ein Nieren- und ein Leberreferenzzentrum geschaffen. Außerdem steht für besondere neuropathologische Fälle ein Speziallabor für Neurohistopathologie zur Verfügung. Eine Kinderpathologische Abteilung befindet sich im Aufbau.

Das Pathologische Museum verfügt über die umfangreichste pathologisch-anatomische Präparatesammlung unseres Landes (8500 Objekte); ein kleiner Teil der Sammlung kann wieder besichtigt werden.

Wissenschaftliche Veröffentlichungen 1981:

Herwig BÖTTICHER: Vergleichende histoautoradiographische und morphometrische Untersuchungen der Muskelzellen, Bindegewebszellen und Kapillaren des Myokards und der Skelettmuskulatur der Ratte nach experimentellem Schwimmtraining. (Diss. A)

Joachim GOTTSCHALK: Histoautoradiographische Untersuchungen über den Einbau von ^{3}H-Prolin und ^{3}H-Leuzin bei hypertonen und normotonen Versuchstieren. (Diss. A)

Lothar JOECKS: Zur Eignung der Raster-Elektronenmikroskopie bei der Darstel-

lung von Grenzflächen zwischen bioaktiven keramischen Implantatmaterialien und Knochen. (Diss. A)
Dieter KLAUSNITZER: Morphologische und morphometrische Untersuchungen an Koronararterien und Myokard von Ratten nach lokaler Salzsäurebetüpfelung der Arteria coronaria sinistra. (Diss. A)
Karin ZUCHANKE: Vergleichende histologische Untersuchungen der geweblichen Reaktion nach der Implantation verschiedener Materialien im Subcutangewebe bei Ratten. (Diss. A)

DAVID, H.: Pre- and Postnatal Development and Ageing of the Heart (Ultrastructural Results and Quantitative Data). Experimental Pathology, Suppl. 7. VEB Gustav Fischer, Jena 1981
Zahl der sonstigen Publikationen: 73.

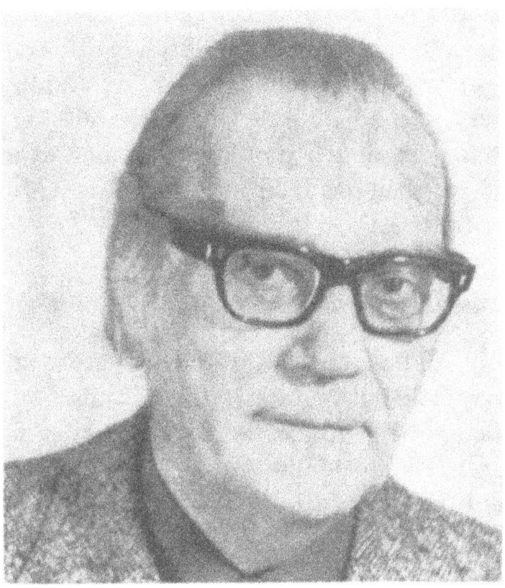

Institut für Pharmakologie und Toxikologie

Direktor:
OMR o. Prof. Dr. sc. med. Wolfgang OELSSNER, Verdienter Arzt des Volkes

Stellvertreter:
OA Dr. sc. med. Rüdiger BLUTH

Leitende med.-techn. Fachassistentin:
Waltraud FISCHER

Entsprechend den Aufgaben in der Erziehung, Aus- und Weiterbildung und in der Forschung gliedert sich das Institut in eine Abteilung für experimentelle Pharmakologie und eine Abteilung für Toxikologie. Die Aufgaben beider Abteilungen werden von 40 Mitarbeitern wahrgenommen, davon 18 Wissenschaftler und 20 Fachschulkader.
Die *Lehrverpflichtungen* in allgemeiner und spezieller Pharmakologie umfassen 115 Stunden, davon 24 Stunden Seminare, für Studierende der Medizin, 51 Stunden, davon 11 Stunden Seminare, für Studierende der Stomatologie und 72 Stunden, davon 21 Stunden Seminare, für Studierende der Medizinpädagogik. Ziel dieser nach präzisierten Programmen durchgeführten Lehrveranstaltungen ist die Befähigung des Studenten zu einer kritischen, gesellschaftlich verantwortungsvollen Einschätzung seiner späteren pharmakotherapeutischen Maßnahmen als sozialistischer Arzt oder Zahnarzt bzw. die praxisbezogene Vermittlung fachlicher Grundkenntnisse für die spätere Tätigkeit als Medizinpädagoge.

Die Aufgaben in der *Weiterbildung* umfassen die Ausbildung von Fachärzten für Pharmakologie und Toxikologie bzw. die Teilausbildung delegierter Facharztkandidaten klinischer Fachgebiete sowie die Entwicklung fachlich und politisch qualifizierter Nachwuchskader für das eigene Fachgebiet. Am Institut können Hospitationen im Rahmen der Facharztweiterbildung insbesondere auf den Gebieten Verhaltenspharmakologie, Neurochemie und Rezeptorbindung absolviert werden.

Auf dem Gebiet der *Forschung* fungiert das Institut als Leiteinrichtung der Forschungsrichtung „Neurowissenschaftliche Grundlagen endogener Psychosen" in der Hauptforschungsrichtung „Neurobiologie und Hirnforschung". Forschungsschwerpunkt ist die Entwicklung potentiell psychoserelevanter Tiermodelle und deren verhaltenspharmakologische und neurochemische Charakterisierung mit dem Ziel, tierexperimentelle Strategien zur Findung und Charakterisierung neuartiger Antipsychotika zu entwickeln. Zur Lösung dieser Aufgaben wurden Mikroinjektionstechniken in extrem kleine und tiefliegende Hirnstrukturen der wachen Ratte sowie eine Kombination dieser Technik mit neuartigen neurochemischen Methoden zur Erfassung des funktionellen Zustandes serotonerger, dopaminerger und cholinerger Transmissionssysteme sowie mit der Radioligandenbindung ebenfalls in definierten Hirnstrukturen entwickelt. Eine Arbeitsgruppe der Abteilung für Toxikologie nutzt diese Methoden zur Charakterisierung veränderter Interaktionen dieser Transmissionssysteme bei Schwermetallintoxikationen. Eine weitere Arbeitsgruppe bearbeitet toxikologische Probleme nichtkonventionell gewonnener Eiweiße.

Für die *medizinische Betreuung* liefert das Institut seinen fachspezifischen Beitrag in Form des Toxikologischen Auskunftsdienstes rund um die Uhr. Mit weit über 1000 Beratungen pro Jahr entfallen etwa 40% aller in der DDR erteilten Auskünfte auf das Berliner Institut.

Wissenschaftliche Veröffentlichungen 1981:

Ralf KÜNDIGER und Reinhard MÜLLER: Enzymaktivitäten im Blutplasma von Ratten bei chronischer Leberschädigung durch Thioacetamid. (Diss. A)

Zahl der sonstigen Publikationen: 13.

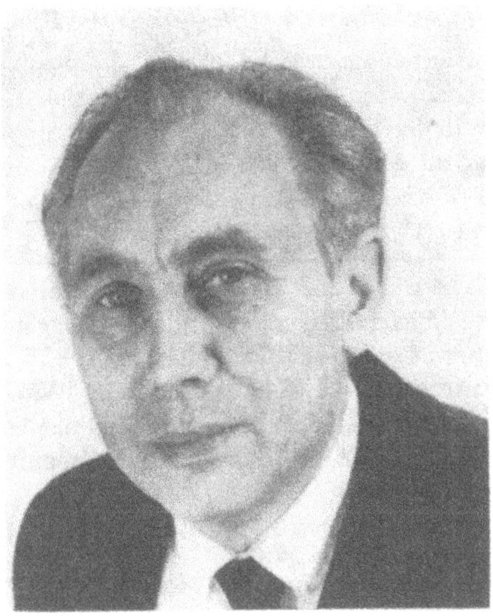

Institut für Klinische Pharmakologie

Direktor:
OMR o. Prof. Dr. sc. med. Hansgeorg Hüller

Stellvertreter:
OA Dr. sc. med. Rainer Preiss

Leitende med.-techn. Fachassistentin:
Ruth Schmidt

Am 1. 2. 1981 wurde die selbständige Abteilung Klinische Pharmakologie in ein Institut mit derzeit 25 Mitarbeitern, davon 14 Wissenschaftler und 9 Fachschulkader, umgewandelt.
In der *Erziehung und Ausbildung* realisiert das Institut mit Vorlesungen, Seminaren und Übungen das Lehrprogramm des Wissenschaftsgebietes für Studierende der Medizin und Stomatologie. Beide Lehrprogramme wurden unter Leitung des Institutsdirektors für die DDR erarbeitet und 1981 präzisiert. Außerdem wurde das Lehrprogramm „Klinische Pharmakologie“ für die Grundstudienrichtung Diplomkrankenpflege erarbeitet.
Ein Schwerpunkt des Instituts ist die *Weiterbildung* von Hoch- und Fachschulkadern. Neben der vollständigen Durchführung der Subspezialisierung zum Klinischen Pharmakologen auf der Basis einer theoretischen oder klinischen Facharztausbildung werden anteilig Aufgaben der Weiterbildung zum Facharzt für Pharmakologie und Toxikologie übernommen. Facharztkandidaten klinischer Disziplinen und andere Delegierte erweitern ihre klinisch-pharmakologischen Kenntnisse, meistens in Kombination mit der Promotion A. Daneben hospitieren ausländische Kollegen an unserer Einrichtung. In der Weiterbildung zur techn. Fachassistentin für experimentelle Medizin erfolgt durch das Institut die Fortbildung im Fach Pharmakologie.
Die *Forschung* des Instituts ist auf zwei Themenkomplexe orientiert: Untersuchungen zur Wirkungsentfaltung von Arzneimitteln bei der Therapie ausgewählter Erkrankungen (Geschwulstkrankheiten, Immunkrankheiten) und die Optimierung der Therapie von Herz-Kreislauf-Erkrankungen (chronisch ischämische Herzkrankheit, Lipidstoffwechselstörungen). Diese Themen sind eingebunden in die Hauptforschungsrichtung „Wirkstofforschung“. Der Aufbau des Therapieservice für ausgewählte Antiepileptika im Rahmen eines Drug-Monitoring-Systems erfolgt als Rektorforschung.
Beiträge des Instituts zur *medizinischen Betreuung*, insbesondere der Optimierung

der Arzneimitteltherapie, werden durch den Therapieservice erbracht. Weitere Beiträge zur wissenschaftlichen Pharmakotherapie resultieren aus der Forschung, aus Konsultationen und aus der Bearbeitung soziologischer und ethisch-moralischer Aspekte der Arzneimittelanwendung. In diesem Sinne erfolgt auch die Arbeit der Kommission Klinische Erprobung von Arzneimitteln, der Arbeitsgruppe Therapieoptimierung der Charité und der Bezirkstherapiekommission. Alle diese Kommissionen werden von Mitarbeitern des Instituts geleitet. Des weiteren nehmen Mitarbeiter des Instituts aktiv am toxikologischen Beratungsdienst teil.

Wissenschaftliche Veröffentlichungen 1981:

Dr. Rainer Preiss: Na- und Ca-Transportmechanismen und ihre Wechselbeziehungen in der Extraktion-Kontraktion-Kupplung an der arteriellen Muskelzelle und in der Pathogenese der essentiellen Hypertonie. (Diss. B)

Hüller, H. und H. Kötzschke: Klinische Pharmakologie für Stomatologen. Johann Ambrosius Barth, Leipzig 1981

Feller, K., H. Hüller und H. Walther: Spezielle Klinische Pharmakologie. 2. Auflage, VEB Verlag Volk und Gesundheit, Berlin 1981

Zahl der sonstigen Publikationen: 11.

Institut für Experimentelle Endokrinologie

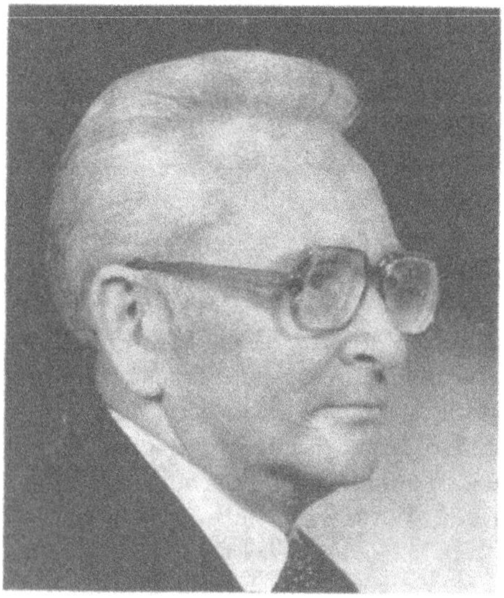

Direktor:
o. Prof. Dr. sc. med. Günter Dörner
Nationalpreisträger, Mitglied der Akademie der Naturforscher, LEOPOLDINA und der International Academy of Sex Research

Stellvertreter:
Dr. rer. nat. habil. Fritz Stahl

Weiterer Hochschullehrer:
Doz. Dr. med. vet. habil. Friedemann Döcke

Leitende med.-techn. Fachassistentin:
Rita Zillmann

Das Institut wurde im Jahre 1951 durch Initiative von Prof. Dr. Theodor Brugsch unter der Leitung von Prof. Dr. Walter Hohlweg gegründet. Es entwickelte sich aus den Hormonlaboratorien der Universitätsfrauenklinik der Charité, in denen Selmar Aschheim seit 1912 — später gemeinsam mit Bernhard Zondek — Hormonforschung betrieb.

Von Beginn an wurde das Institut als interdisziplinäre Forschungsstätte konzipiert, die mit zahlreichen Kliniken und Instituten der Charité eng kooperiert. Es besteht aus 4 Abteilungen: Neuroendokrinologie, Steroidchemie, Immunologie und Biologie, in denen z. Z. insgesamt 9 Wissenschaftler und 17 technische Assistentinnen tätig sind.

In der *Lehre* wird der vorklinische Unterricht über die Physiologie der endokrinen Drüsen für Studenten der Medizin und Stomatologie durchgeführt. Außerdem sind der Direktor und Mitarbeiter des Instituts an der Vorlesung über die klinische Endokrinologie beteiligt. Einen weiteren Schwerpunkt in der Erziehung und Ausbildung stellt die sehr intensive Arbeit mit den Diplomanden und Doktoranden dar, deren Diplomarbeiten und Dissertationen zu einem relativ großen Teil mit dem Humboldt- oder Robert-Koch-Preis ausgezeichnet werden konnten.

Im Rahmen der *Weiterbildung* beteiligen sich die Mitarbeiter aktiv an der Gestaltung von Fortbildungstagungen und führen laufend in- und ausländische Hospitanten in die im Institut erarbeiteten Methoden ein. Durch regelmäßige Zusammenkünfte der Arbeitsgemeinschaft für klinische und experimentelle Endokrinologie der Charité, die vom Institutsdirektor geleitet wird, erfolgt eine kontinuierliche Weiterbildung der in medizinischen Einrichtungen innerhalb und außerhalb der Charité auf endokrinologischem Gebiet tätigen Kollegen.

Die *Forschung* des Instituts konzentriert sich auf 3 Schwerpunktthemen: 1. Hormone und Gehirnentwicklung. Hier wurden zahlreiche tierexperimentelle Befunde erhalten, die dafür sprechen, daß unphysiologische Konzentrationen von Systemhormonen und Neurotransmittern während kritischer Entwicklungsphasen des Gehirns zu permanenten strukturellen und biochemischen Veränderungen des Gehirns führen können, die mit permanenten physiologischen und psychologischen Funktionsstörungen einhergehen. Durch rechtzeitige Korrektur derartiger unphysiologischer Hormonkonzentrationen können teratogene Effekte verhindert werden. In diesem Zusammenhang wurden auch Methoden entwickelt, um Diskrepanzen zwischen dem genetischen Geschlecht und dem geschlechtsspezifischen Sexualhormonstatus bereits pränatal zu diagnostizieren.

2. Zur Verbesserung der endokrinologischen Funktionsdiagnostik und Hormontherapie wurden durch Mitarbeiter des Instituts zahlreiche chemische, radioimmunologische und auch radioenzymatische Bestimmungsmethoden für Hormone eingeführt. Die hierfür erforderlichen Antiseren wurden größtenteils selbst hergestellt.

3. Entwicklung von Hormonpräparaten. In Zusammenarbeit mit der pharmazeutischen Industrie der DDR konnten mehrere Hormonpräparate entwickelt werden und in der Klinik zum Einsatz kommen (z. B. Sotropin H, Anthrogon, Folistiman, Oral-Turinabol, Turisteron).

In der *medizinischen Betreuung* besteht eine enge Kooperation mit zahlreichen Kliniken der Charité, für die Bestimmungen von Eiweiß- und Steroidhormonen in großem Umfang durchgeführt werden. Es gelang auf diese Weise, die endokrinologische Funktionsdiagnostik und Hormontherapie entscheidend zu verbessern. Darüber hinaus erfolgen Hormonbestimmungen in Einzelfällen auch für Einrichtungen im Berliner Territorium sowie in anderen Bezirken der DDR.

Wissenschaftliche Veröffentlichungen 1981:

Ute Moldenhauer: Tierexperimentelle Untersuchungen zum Einfluß der mediokortikalen Amygdala auf die weibliche Sexualreifung. (Diss. A)

F. Döcke (Hrsg.): Veterinärmedizinische Endokrinologie. 2. Auflage, VEB Gustav Fischer Verlag, Jena 1981

Zahl der sonstigen Publikationen: 29.

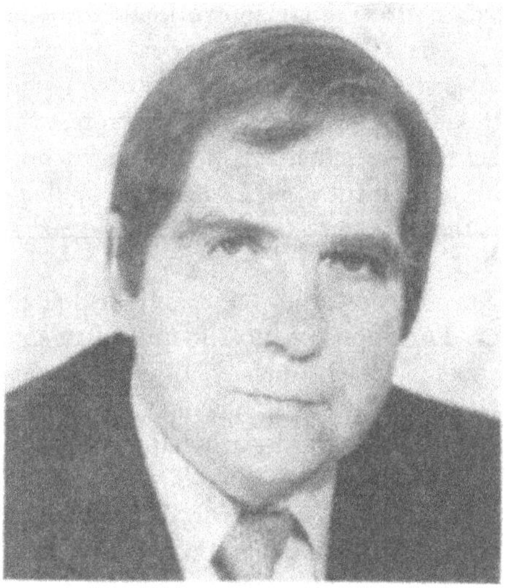

Institut für Medizinische und Allgemeine Mikrobiologie, Virologie und Epidemiologie

Direktor:
OMR o. Prof. Dr. sc. med. Gerhard SCHMIDT

Stellvertreter:
o. Prof. Dr. sc. med. Günter RICHTER

Weitere Hochschullehrer:
OMR o. Prof. Dr. sc. med. Konstatin SPIES a. o. Prof. Dr. sc. nat. Hans-Alfred ROSENTHAL
Doz. Dr. med. Aloisie LANGE

Leitende med.-techn. Fachassistentinnen:
Evamarie GÜNTHER (Mikrobiologie)
Rita KOTSCHATE (Virologie)
Karin ADRIAN (Biochemie)

Das Institut für Medizinische und Allgemeine Mikrobiologie, Virologie und Epidemiologie wurde 1966 als Komplexinstitut geschaffen.

Es gliedert sich in

- den Lehrstuhl für Medizinische Mikrobiologie und Epidemiologie (Leiter: OMR Prof. Dr. sc. med. Gerhard SCHMIDT)
- den Lehrstuhl für Virologie (Leiter: OMR Prof. Dr. sc. med. K. SPIES)
- die Abteilung für Biochemie der Viren und Mikroorganismen (Leiter: Prof. Dr. sc. med. Günter RICHTER)

In diesen 3 Bereichen sind 91 Mitarbeiter tätig, darin enthalten 39 Hochschul- und 34 Fachschulkader.

In der *Erziehung und Ausbildung* von Studenten der Fachrichtungen Medizin und Stomatologie sowie in der Heranbildung von Medizinpädagogen und medizinischen Fachkadern leisten die Mitarbeiter des Instituts eine verantwortungsvolle und leistungsorientierte Arbeit. Die Erziehung und Ausbildung von Studenten und med.-techn. Fachassistentinnen in der Mikrobiologie umfaßt 80 Stunden Vorlesungen, Seminare und Praktika für Studenten der Medizin, 60 Stunden für Studenten der Stomatologie, 30 bzw. 24 Stunden für Direkt- und Fernstudenten der Medizinpädagogik und 27 Stunden an der Medizinischen Fachschule.

Für die intensive Erschließung des Lehrgebietes und die Vervollkommnung des Lehrprozesses wurden vorlesungsbegleitendes Studienmaterial, Praktikumshinweise, das Lehrkabinett Mikrobiologie und einheitliche Konzeptionen für die Führung der Seminare geschaffen. Im Institut ist die Mehrzahl der wissenschaftlichen Mitarbeiter in den Erziehungs- und Ausbildungsprozeß einbezogen; am Lehrstuhl für Mikrobiologie und Epidemiologie sind es 85% der Oberärzte, Assistenten und in Ausbildung befindlichen Fachärzte.

Inhaltliche Schwerpunkte der Ausbildung im Lehrgebiet Mikrobiologie umfassen die Grundlagen der medizinischen Mikrobiologie und Epidemiologie, die wissenschaftlichen Erkenntnisse der modernen Virologie und die für jeden Arzt erforderlichen spezialfachlichen Kenntnisse, Fähigkeiten und Fertigkeiten zur Ermittlung der Ätiologie und Pathogenese, Erkennung, Chemotherapie, Epidemiologie, Verhütung und Bekämpfung der wichtigsten erregerbedingten Krankheiten bei besonderer Berücksichtigung der nosokomialen Infektionen und der in der DDR noch auftretenden infektiösen und parasitären Krankheiten.

Fakultative Lehrveranstaltungen tragen dazu bei, den wissenschaftlichen Nachwuchs für die vom Institut vertretenen Fachgebiete zu gewinnen und frühzeitig zu qualifizieren.

Das Institut entwickelt sich in immer stärkerem Maße zu einem Zentrum der territorialen und überterritorialen *Weiterbildung* von Mikrobiologen, Epidemiologen und Virologen und zu einer ständigen Stätte des wissenschaftlichen Meinungsstreits.

Im Institut für Medizinische und Allgemeine Mikrobiologie, Virologie und Epidemiologie ist ein bedeutsames *Forschungspotential* konzentriert, das wesentlich zur Bewältigung der Forschungsaufgaben innerhalb der Hauptforschungsrichtungen „Genexpression" sowie „Grippe und andere ausgewählte Infektionskrankheiten" beiträgt. Langzeitige und bewährte Kooperationsbeziehungen zu Instituten der AdW und der AdL der DDR wie auch zu Instituten in sozialistischen Bruderländern erhöhen die Effektivität der Forschungsarbeit.

Am Lehrstuhl für Mikrobiologie und Epidemiologie stehen u. a. folgende Aufgaben im Vordergrund:

- Untersuchungen zur Ätiologie, Pathogenese und Epidemiologie der Infektionen durch zellwandfreie Mikroorganismen bei besonderer Berücksichtigung von Infektionen des Respirationstraktes und des Urogenitalsystems sowie Erkrankungen des rheumatischen Formenkreises;
- Untersuchungen zur Ätiologie, Pathogenese und Epidemiologie von Infektionen, die vornehmlich unter den Bedingungen der Anwendung moderner diagnostischer und therapeutischer Mittel und Methoden auftreten und die Erfolge der modernen Medizin gefährden.

Die Forschungstätigkeit des Lehrstuhls für Virologie konzentriert sich auf

- die Entwicklung von Züchtungs- und Nachweismethoden für Hepatitisviren
- die molekularbiologische Charakterisierung von Hepatitisviren mit dem Ziel der Entwicklung neuartiger Bekämpfungsmethoden
- die Mitarbeit an der Entwicklung neuartiger Chemotherapeutika gegen Influenza-Viren, Herpesviren und andere ausgewählte Viren
- die Erforschung von Modifikations- und Restriktionsmechanismen bei Viren mit dem Ziel der Nutzung für den experimentellen Gentransfer sowie
- die genetische Erkundung eines RNA-Tumorvirus, das als Modell für virusinduzierte Leukämien Bedeutung hat.

Eine spezielle Forschungsaufgabe der Abteilung für Biochemie der Viren und Mikroorganismen ist die genetische Manipulierung des Influenza-Virus als wichtige Voraussetzung zur Entwicklung neuer molekularbiologischer Methoden für die Erfassung und Charakterisierung von Influenza-Epidemie-Stämmen und die Klärung der molekularen Grundlagen der Variabilität, Pathogenität, Wirtsspezifität und Virulenz von Influenza-Stämmen.

Die Aufgaben in der *medizinischen Betreuung* betreffen die mikrobiologische Diagnostik erregerbedingter Krankheiten mit ausgewählten bakteriologischen und serologischen Methoden, die in Zusammenarbeit mit der Apotheke der Charité bei der qualitätsgerechten Herstellung z. B. von Blutersatzmitteln zu lösen sind. Am

Lehrstuhl Virologie besteht seit 1981 das DDR-Referenzlabor für Hepatitisviren, das für die Entwicklung und Handhabung von epidemiologischen Kontroll- und diagnostischen Maßnahmen auf dem Gebiet der infektiösen Hepatitis verantwortlich ist und für den Bereich der Charité den Nachweis von HB_S-Antigen durchführt.

Wissenschaftliche Veröffentlichungen 1981:

Dr. Detlev KRÜGER: Virus-Zell-Wechselbeziehungen der Bakteriophagen T 3 und T 7 unter besonderer Berücksichtigung der Prozesse der DNA-Modifikation und Restriktion. (Diss. B)

Dr. Siegbert MICHEL: Untersuchungen zur Transkription der DNA des Bakteriophagen T 3 und zur Hemmung der T 3-RNA-Polymerase durch Oligoribonukleotide. (Diss. B)

Andreas OCKLITZ: Dünnschichtchromatographische Charakterisierung der Lipide von Mykoplasma-Stämmen. (Diss. A)

Zahl der sonstigen Publikationen: 27.

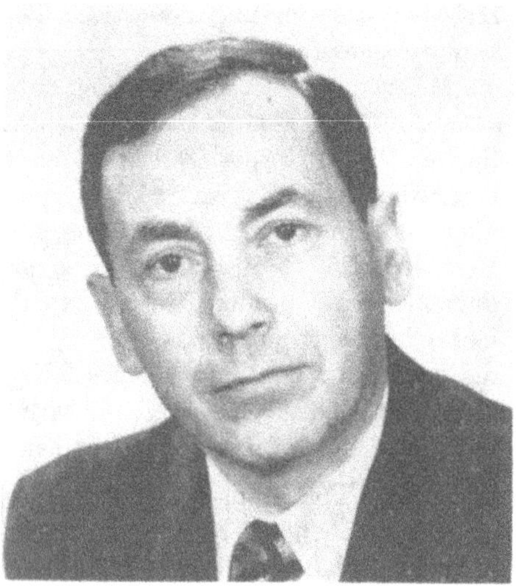

Hygiene-Institut

Direktor:
OMR o. Prof. Dr. sc. med. Karlwilhelm HORN, Verdienter Arzt des Volkes

Stellvertreter:
o. Prof. Dr. sc. med. Ingeborg DAHM

Weitere Hochschullehrer:
OMR o. Prof. Dr. sc. med. Peter-Jürgen GROSSER
OMR o. Prof. Dr. sc. med. Reimer SCHORR
Doz. Dr. sc. nat. Klaus WETTIG

Honorarprofessoren:
OMR Prof. Dr. sc. med. Fritz OBERDOERSTER
OMR Prof. Dr. sc. med. Anneliese SÄLZLER

Honorardozenten:
OMR Doz. Dr. sc. med. Sieghart DITTMANN
MR Doz. Dr. sc. med. Renate WALTER

Das Institut besteht aus den Abteilungen Allgemeine und Kommunale Hygiene, Angewandte Hygiene, Arbeitshygiene und Sozialhygiene, deren Leiter zugleich Inhaber der entsprechenden Lehrstühle sind. Die Leitung der Abteilung Arbeitshygiene nimmt gegenwärtig nebenamtlich Herr OMR Dr. sc. med. Christoph BRÜCKNER, o. Prof. an der Friedrich-Schiller-Universität, wahr. Unter den insgesamt 60 Mitarbeitern sind 38 Hochschulkader und 20 Fachschulabsolventen.

Lehrverpflichtungen des Instituts in den verschiedenen Teilgebieten der Hygiene bestehen für Studenten der Medizin, Stomatologie, Medizinpädagogik, Architektur, Landwirtschaft und Diplom-Gartenbaupädagogik sowie für Krankenpflege und in Zukunft auch für Diplomkrankenpflege. Daneben ist das Institut an der Ausbildung der Medizin- und Stomatologiestudenten in der Mikrobiologie, Statistik und Kybernetik und am interdisziplinären Komplex „Arzt und Gesellschaft" beteiligt.

Ein Schwerpunkt der *Weiterbildung* ist die Krankenhaushygiene, wo differenzierte Fortbildungsveranstaltungen für hygienebeauftragte Ärzte, Facharztkandidaten, Mitarbeiter für Sterilisation und Desinfektion, OP-Personal, Techniker, Reinigungs- und Hilfskräfte durchgeführt werden. Ferner werden besonders Betriebsärzte auf dem Gebiet der Arbeitshygiene weitergebildet. Hospitanten und Aspiranten aus dem In- und Ausland werden ständig am Institut betreut.

Die *Forschungstätigkeit* der Abteilung Allgemeine und Kommunale Hygiene konzentriert sich auf medizinische Aspekte des Umweltschutzes, insbesondere auf Untersuchungen zu lufthygienischen Problemstellungen. Neben der Schaffung methodischer Grundlagen für eine wirksame Überwachung von Luftverunreinigungen im Territorium wurden wesentliche Ergebnisse bei der Einführung moderner, medizinisch begründeter Grenzwerte erzielt. Die Umsetzung der Forschungsergebnisse erfolgt u. a. über gesetzliche Regelungen auf dem Gebiet der Hygiene und des Umweltschutzes.

Die Forschung der Abteilung Angewandte Hygiene hat zwei Schwerpunkte. Im Rahmen der Spezialabteilung Sanitäre Mikrobiologie werden wissenschaftliche und wissenschaftlich-technische Voraussetzungen zur Erfassung, Bewertung und Bekämpfung nosokomialer Infektionen erarbeitet. Die Arbeitsgruppe Spurenelemente führt im Rahmen des Forschungsprojektes „Medizinische Aspekte des Umweltschutzes" ein langfristiges Forschungsprogramm zur hygienischen Bewertung anorganischer Spurenelemente durch.

In der Forschung der Abteilung Arbeitshygiene werden vor allem professiographische Studien an Frauenarbeitsplätzen in Betrieben der Elektrotechnik/Elektronik durchgeführt.

Forschungsschwerpunkte der Abteilung Sozialhygiene sind die Erarbeitung von Grundlagen der Analyse und Prognose der Gesundheitslage der Bevölkerung, Entwicklung von Kriterien zur Beurteilung von Qualität und Effektivität des Gesundheitsschutzes sowie die Analyse des Krankenstandes mit neuen Methoden und Kennziffern.

Im Rahmen der *medizinischen Betreuung* werden alle Einrichtungen der Charité durch wissenschaftliche Beratung und Durchführung spezieller hygienisch-mikrobiologischer Untersuchungen bei der Lösung krankenhaushygienischer Probleme unterstützt. Dies gilt in besonderem Maße für den Neubau des Klinikzentrums für die operativen Disziplinen und die Rekonstruktion der vorhandenen Klinikgebäude. Daneben besteht eine enge Kooperation mit Großbetrieben der Hauptstadt und deren Betriebs-Gesundheitseinrichtungen sowie mit den Arbeitshygieneinspektionen.

Wissenschaftliche Veröffentlichungen 1981:

Gabriele Heinemann: Stickoxidemissionen — Hygienische Bedeutung und analytische Bestimmung. (Diss. A)

Evelin Hilgetag: Arbeitseinsatz, Gesundheit und soziales Milieu als Ansatzpunkte der Vorbereitung werktätiger Frauen im Vorrentenalter auf ein aktives Alter. (Diss. A)

Stefan Kleinert: Zur bezirklichen Differenziertheit der stationären Belastungs-

und Behandlungsmorbidität wegen infektiöser Krankheiten der Niere (590) IKK in der DDR. (Diss. A)
Helgrid KREMER und Ursula KERNCHEN: Zum Einfluß ausgewählter Merkmale der Lebens- und Arbeitsbedingungen auf die Betreuungsbedürftigkeit von Feierabendheimbewohnern. (Diss. A)
Sabine QUIST: Ermittlung von Planungsrichtwerten für die ambulante urologische Betreuung auf der Grundlage einer im Stadtbezirk Berlin-Köpenick durchgeführten Erhebung (II. Quartal 1977). (Diss. A)
Elke VIETH, Carmen UHLIG und Heide NEUMANN: Untersuchungen zum Keimgehalt der Luft in stomatologischen Ambulanzen in Abhängigkeit vom Arbeitsregime und vom Gesundheitszustand der Patienten. (Diss. A)

HORN, K.: Kommunalhygiene. 3. Auflage, VEB Verlag Volk und Gesundheit, Berlin 1981
Zahl der sonstigen Publikationen: 27.

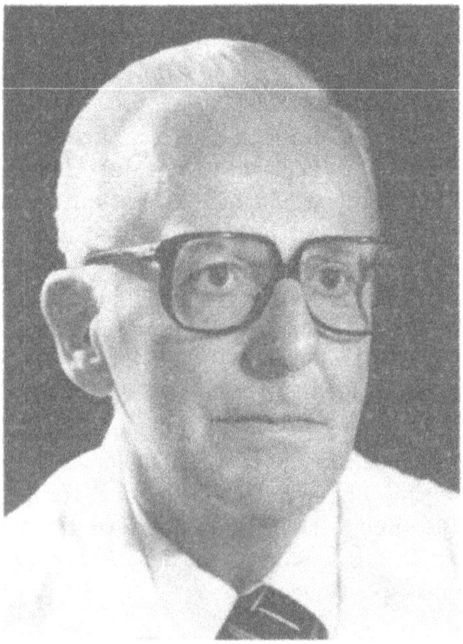

Institut für Röntgendiagnostik

Direktor:
OMR o. Prof. Dr. sc. med. Günter LIESS, Verdienter Arzt des Volkes

Stellvertreter:
o. Prof. Dr. sc. med. Meinhard LÜNING

Weitere Hochschullehrer:
o. Prof. Dr. sc. med. Inge GROSSMANN
a. o. Doz. Dr. sc. med. Brigitte KUNZ

Honorardozent:
Doz. Dr. sc. med. Helga GÜNTHER

Leitende med.-techn. Fachassistentin:
Barbara MELZER

Das Institut ist das röntgendiagnostische Zentrum der Charité und gewährleistet mit 120 Mitarbeitern — darunter 29 Hochschulkader sowie 71 med.-techn. Röntgenassistentinnen und Schwestern — an 28 Arbeitsplätzen die Röntgen- und Ultraschalldiagnostik für die chirurgisch orientierten Kliniken und Polikliniken sowie für die Klinik und Poliklinik für Innere Medizin.

Die zur Zeit noch teilweise vorhandene räumliche Dezentralisierung mit Institutsabteilungen in der Frauenklinik, der HNO-Klinik, der Orthopädie und der Unfallklinik wird nach Abschluß des Neubaus und der Rekonstruktionsmaßnahmen überwunden sein, so daß das Institut dann nur noch aus den in spezielle Arbeitsbereiche untergliederten Abteilungen im neuen Klinikum für die chirurgisch tätigen Disziplinen, in der Klinik für Innere Medizin, in der zentralen Poliklinik und aus der strahlenphysikalischen Abteilung besteht.

In der *Erziehung und Ausbildung* ist das Institut verantwortlich für die Konzeption und Organisation der Lehrveranstaltungen und Prüfungen im Fachgebiet Radiologie. Ihm obliegt die Durchführung der Lehrveranstaltungen im Teilgebiet Röntgendiagnostik. Auf diesem Gebiet konnten wesentliche Fortschritte erzielt werden durch die Schaffung einer Reihe von Lehrfilmen, die zur Erhöhung der Anschaulichkeit und der Einprägung des vermittelten Lehrstoffes beitragen, sowie durch neuzeitliche Gestaltung des seminaristischen Unterrichtes, bei dem kleine Studentengruppen (10—12 Studenten) anhand von typischen Röntgenoriginalfilmen mit dem Seminarlehrer in Dialogform den Wissensstoff erarbeiten. Besonders zukunftsträchtige Wissensgebiete wie Ultraschalldiagnostik und Computertomographie werden als fakultative Lehrveranstaltungen dargeboten.

Darüber hinaus ist das Institut wesentlich an der berufspraktischen Ausbildung der MTRA-Schülerinnen und der Weiterbildung zu Fachassistentinnen beteiligt.

In der *Weiterbildung* bestehen die Hauptaufgaben in der Weiterbildung von Absolventen zum Facharzt für Radiologie, in der röntgendiagnostischen Teilausbildung von Weiterbildungskadern anderer Fachrichtungen sowie in der Weiterbildung von Hospitanten auf Spezialgebieten wie Ultraschalldiagnostik und Computertomographie.

Schwerpunkte der *Forschung* des Institutes sind die Optimierung bildgebender Untersuchungsverfahren, die Entwicklung von Diagnosestrategien für ausgewählte wichtige Krankheitsbilder sowie der Einsatz von Computertomographie und Ultraschalltomographie im Rahmen der Forschungsaufgaben der Hauptforschungsrichtungen „Gastroenterologie" und „Organ- und Gewebetransplantation".

Weitere Forschungsarbeiten betreffen die röntgenologische Interventionsdiagnostik, die Röntgendiagnostik der Autoimmun-Erkrankungen, kombinierte endoskopisch-radiologische Untersuchungen wie ERCP und endoskopische Papillotomie.

In der *medizinischen Betreuung* werden ca. 80% aller röntgendiagnostischen Leistungen der Charité durch die Abteilungen und Arbeitsbereiche des Instituts erbracht. Diese Leistungen erstrecken sich über alle Gebiete der röntgendiagnostischen Grundbetreuung. Als hochspezialisierte Arbeitsgebiete sind insbesondere die Computertomographie und die Ultraschalldiagnostik, die Interventionsdiagnostik und die endoskopisch-röntgenologische Komplexdiagnostik zu nennen. Die CT-gestützte Feinnadelbiopsie hat sich dank ihrer hohen Treffsicherheit bei der Dignitätsbestimmung zu einem unentbehrlichen diagnostischen Verfahren insbesondere in der Leber- und Pankreaschirurgie entwickelt.

Wissenschaftliche Veröffentlichungen 1981:

Dieter Gläser: EDV-gestützte Studie zur Häufigkeitsverteilung röntgendiagnostischer Untersuchungen des I. Röntgen-Instituts Berlin-Buch im Jahre 1976. (Diss. A)

Renate Kursawe: Rationalisierungsmöglichkeiten auf dem Gebiet der lymphographischen Diagnostik. (Diss. A)

Horst Schilling: Metrisch-topographische Bestimmungen der vena vermiana superior unter normalen und raumfordernden Bedingungen. (Diss. A)

Margrit Schüller: Wert der Ultraschalltomographie für die Lymphomdiagnostik. (Diss. A)

LÜNING, M. (Hrsg.): Computertomographie-Symposium. Radiologica diagnostica 22, H. 3 (1981)

LÜNING, M. (Hrsg.): Lymphographische Arbeitstagung. Radiologica diagnostica 22, H. 4 (1981)

Zahl der sonstigen Publikationen: 28.

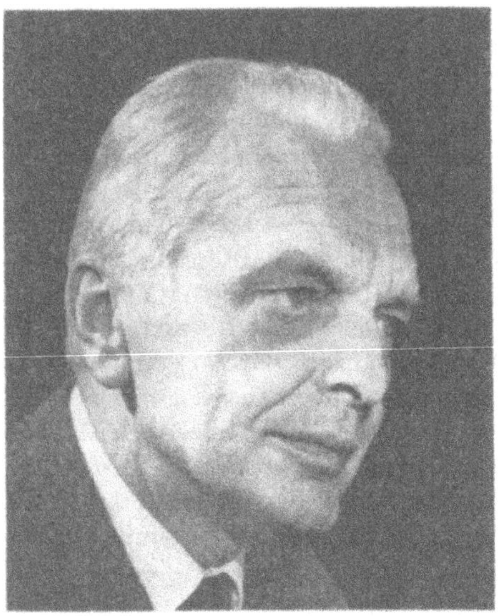

Institut für Kardio-Vaskuläre Diagnostik

Direktor:
o. Prof. Dr. sc. med. Werner PORSTMANN, Nationalpreisträger (1969, 1979), Korrespondierendes Mitglied der Akademie der Wissenschaften der DDR, Mitglied der Deutschen Akademie der Naturforscher, LEOPOLDINA

Stellvertreter:
a. o. Prof. Dr. sc. med. Wolfgang MÜNSTER, Nationalpreisträger

Weitere Hochschullehrer:
Dozent Dr. sc. med. Paul ROMANIUK

Leitende Schwester:
Renate THOMAS

Leitende med.-techn. Fachassistentin:
Ing. Gerlinde BUNK

Das Institut hat 35 Mitarbeiter, davon 9 Hochschulkader und 25 Angehörige mittlerer medizinischer Berufe. Es werden alle invasiven herz- und gefäßdiagnostischen Maßnahmen in allen Altersklassen durchgeführt. Die Untersuchungen erfolgen meist in Kooperation mit den überweisenden Kliniken. In zunehmendem Maße werden von den Mitarbeitern des Instituts neue kathetertherapeutische Maßnahmen angewendet, die in geeigneten Fällen in der Lage sind, chirurgische Eingriffe zu ersetzen.
Die Aufgaben in der *Erziehung und Ausbildung* sind in das Lehrprogramm „Radiologie" eingebunden. Sie umfassen die Beteiligung an der Hauptvorlesung sowie an Seminaren und interdisziplinären Komplexen.
Die *Weiterbildung* von in- und ausländischen Ärzten und Fachärzten auf dem Gebiete der kardio-vaskulären Diagnostik wird von qualifizierten ärztlichen Mitarbeitern des Instituts seit Jahren und mit steigender Tendenz durchgeführt. Sie umfaßt die Einführung in die operative Untersuchungstechnik, die diagnostische Aus-

wertung der Untersuchungsergebnisse und die Handhabung der komplizierten röntgen- und registriertechnischen Apparaturen.
Im Sinne der Weiterbildung auf internationaler Ebene ist auch der Aufenthalt einer Arbeitsgruppe unseres Instituts in der Pulmologischen Klinik des II. Medizinischen Instituts in Leningrad im September 1981 zu sehen. Ziel des Aufenthaltes war die Einführung des von uns entwickelten nichtchirurgischen Verschlusses des Ductus arteriosus Botallo in der Sowjetunion. Neben der methodischen Schulung der Gastgeber wurden 2 Patienten erfolgreich behandelt.
An den Fachschulen für Schwestern und med.-techn. Röntgenassistentinnen (MTRA) werden regelmäßig nach abgestimmtem Lehrplan fachbezogene Vorlesungen gehalten. Die Weiterbildung von Fach-MTRA und Schwestern auf dem Gebiete der kardio-vaskulären Diagnostik für Interessenten des In- und Auslandes erfolgt im Rahmen von Delegierungsverträgen. Für die Schwestern, bei denen es sich vorzugsweise um ausgebildete Op.-Schwestern handelt, liegt der Schwerpunkt in der Einführung in das Instrumentieren bei allen katheterdiagnostischen und -therapeutischen Eingriffen. Die MTRA werden mit den kinematografischen und seriografischen Bildgebungssystemen vertraut gemacht, wobei besonderer Wert auf die Einarbeitung in Gerätetypen des VEB TuR gelegt wird.
In zunehmendem Maße erfolgen Hospitationen von Ärzten und mittleren Fachkräften zur Erlernung der Selbstherstellung von Herz- und Gefäßkathetern.
In der *Forschung* werden Aufgaben bearbeitet, die sich aus den neuen kathetertherapeutischen Maßnahmen ableiten. Hierbei geht es einmal um die Neu- und Weiterentwicklung derartiger Eingriffe, zum anderen um deren Effektivitätskontrolle. In Zusammenarbeit mit der volkseigenen Industrie werden die Herstellung von Fertigkathetern und die Erweiterung des Sortiments von Katheterzubehör bearbeitet, um den DDR-Bedarf zu decken und Exportmöglichkeiten zu erschließen. Eine der vordringlich zu lösenden Forschungsaufgaben aus dem Komplex „Kathetertherapie" stellt die perkutane transfemorale Koronarangioplastik dar, die in geeigneten Fällen eine Bypass-Operation ersetzen kann.
In der *medizinischen Betreuung*, die zu 30% auch für Patienten aus der gesamten DDR und dem Territorium wirksam wird, werden alle Formen der Herz- und Gefäßdiagnostik, die die Angiografie bzw. Angiokardiografie zur Grundlage haben, eingesetzt. Der Anteil der therapeutischen Eingriffe beträgt z. Z. 10%.

Wissenschaftliche Veröffentlichungen 1981:

Wolfdietrich SCHÖPKE: Die perkutane Verödungstherapie von Nierenzysten. (Diss. A)

Zahl der sonstigen Publikationen: 8.

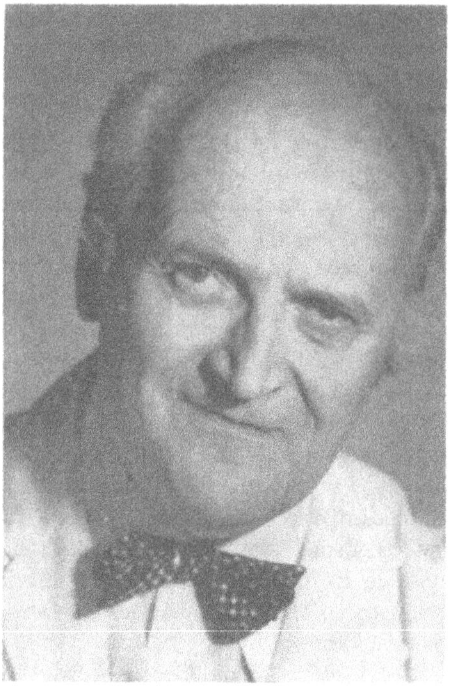

Institut für Gerichtliche Medizin

Direktor:
o. Prof. Dr. sc. med. Otto Prokop, Nationalpreisträger (1960, 1981), Ordentliches Mitglied der Akademie der Wissenschaften der DDR und der Akademie der Naturforscher, LEOPOLDINA

Stellvertreter:
Doz. Dr. sc. med. Gunther Geserick

Weiterer Hochschullehrer:
Doz. Dr. sc. med. Georg Radam

Leitende med.-techn. Fachassistentin:
Annerose Rackwitz

Das Institut gliedert sich in 3 Abteilungen: Sektionsabteilung, chemisch-toxikologische Abteilung und Laborabteilung. Im Hause arbeiten 65 Institutsangehörige, davon 25 Wissenschaftler und 35 Fachschulkader. In der speziellen Form der gerichtsmedizinischen Betreuung versorgt das Institut die Hauptstadt der DDR sowie die Bezirke Potsdam und Frankfurt/Oder. Auf Grund der speziellen diagnostischen Kapazitäten in der Toxikologie, Serologie und Zytogenetik werden auch Aufgaben in der Gesundheitsbetreuung der Bevölkerung sowie für den sportmedizinischen Dienst übernommen.
Die Aufgaben in der *Erziehung und Ausbildung* umfassen 70 Stunden Vorlesung im IV. und V. Studienjahr für die Studenten der Humanmedizin und 12 Stunden für die Studenten des V. Studienjahres der Stomatologie. Ferner werden 125 Stunden für Studenten und Fernstudenten der Sektion Kriminalistik sowie 18 Stunden für Studenten der Sektion Rechtswissenschaft gelesen.
Im Rahmen der *Weiterbildung* werden vom Institutsdirektor und seinen Mitarbeitern Veranstaltungen für klinisch und/oder in der Dringlichen Medizinischen Hilfe tätige Ärzte, für Richter, Schöffen, Angehörige der Ermittlungsorgane sowie interessierte Studenten der Humanmedizin, Jura und Kriminalistik bzw. im Rahmen von „Urania"- und Kulturbundveranstaltungen und Sonntagsvorlesungen durchgeführt, deren Anzahl pro Jahr bei ca. 50 liegt. Ständig hospitieren im Institut Kollegen während der Facharztausbildung Pathologie sowie Wissenschaftler aus dem Ausland zur Einarbeitung in die unterschiedlichen Methoden.
Die *Forschungsarbeiten* des Instituts stüt-

zen sich im wesentlichen auf die Arbeitsgruppen der Laborabteilung, die im „Sonderforschungsvorhaben Blutgruppenforschung“ des Ministeriums für Gesundheitswesen im Planzeitraum 1981–1985 verankert sind, sowie auf weitere im Rahmen der Initiativforschung arbeitende Gruppen bzw. Einzelwissenschaftler.
Die Forschungsthemen sind im einzelnen:

Zum Sonderforschungsvorhaben Blutgruppenforschung:

1. Weiterführung der Untersuchungen zu der bedeutsamen Entdeckung der Haptoglobin-Streptokokken-Relation: Beziehungen des Hp zum Immunsystem und zur Immunpathogenese verschiedener Erkrankungen;
2. Erforschung eines alpha-Globulin-Polymorphismus beim Pferd mit Studium des Erbganges;
3. Verstärkter Einsatz der PAGIF (Elektrofokussierung) zum Studium der Mikroheterogenitäten der Serumproteine, Verteilungs- und Vererbungsstudium von Tf, beginnend auch Pi, Gc.

Contre-Coup-Zeichen beim Menschen (Schädel);
Testung der Brauchbarkeit des Tegmentympani-Zeichens;
Untersuchungen zur Verbesserung der Todeszeitbestimmung;
Ausbau der Röntgenidentifikation;
Fortführung der Entwicklung einer elektronischen Vorrichtung für orientierende Schnelluntersuchungen an Blut bei bestimmten Intoxikationen;
Vereinfachung und Verbesserung der fotografischen Bilddokumentation in Gerichtsmedizin und Kriminalistik an Hand technischer Verbesserungen in vorhandenen Elektronenblitzgeräten mittels moderner elektronischer Bauelemente;
Bau einer schnellen elektronischen Lichtschranke für Schußstudien, in erster Linie für Lehrzwecke.

Die Vielfalt der Aufgaben in der *medizinischen Betreuung* soll nur an einigen wenigen Beispielen aufgezeigt werden:

— Leichenöffnungen nicht natürlicher und nicht aufgeklärter Todesfälle
— gerichtsärztliche Untersuchungen von Personen im Zusammenhang mit strafbaren Handlungen
— Gutachtertätigkeit in Fällen strittiger Vaterschaft
— Sachverständigentätigkeit vor Gericht
— serologische Spezialuntersuchungen für die Charité und andere Kliniken des Einzugsbereiches
— chemisch-toxikologische Untersuchungen sowohl im Auftrag der Rechtspflegeorgane und Amtsärzte als auch der Dringlichen Medizinischen Hilfe
— Blutalkoholbestimmungen.

Wissenschaftliche Veröffentlichungen 1981:

Monika ZACHARIAS: Das Klinefelter-Syndrom bei Straftätern. (Diss. A)
Zahl der sonstigen Publikationen: 69.

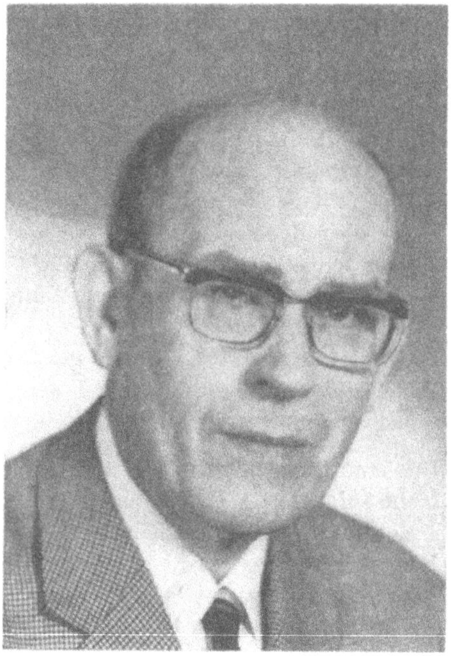

Institut für Geschichte der Medizin

Direktor:
o. Prof. Dr. sc. med. Dietrich TUTZKE

Stellvertreter:
Doz. Dr. phil. Irina WINTER

Weiterer Hochschullehrer:
Doz. Dr. sc. med. Georg HARIG

Das Institut mit 12 Mitarbeitern, davon 11 Wissenschaftler, gliedert sich in je einen Lehrstuhl für Allgemeine Geschichte der Medizin und für Medizinische Zeitgeschichte. Letzterer ist seit 1979 unbesetzt.
In der *Erziehung und Ausbildung* werden die Lehrveranstaltung „Geschichte der Medizin“ für das IV. Studienjahr der Grundstudienrichtung Medizin und die Vorlesung „Geschichte der Medizin unter besonderer Berücksichtigung stomatologiegeschichtlicher Aspekte“ für das V. Studienjahr der Grundstudienrichtung Stomatologie vom Institut durchgeführt. Es ist außerdem am Interdisziplinären Komplex „Arzt und Gesellschaft“ für das V. Studienjahr der Grundstudienrichtungen Medizin und Stomatologie beteiligt.
Im Rahmen der Gesellschaft für Geschichte der Medizin in der DDR sind reiche Möglichkeiten zur Förderung der *Weiterbildung* vor allem auf dem Gebiet der Traditionspflege gegeben, in deren Mittelpunkt z. Z. die Errichtung eines Museums für Geschichte der Medizin und der Pharmazie in Wismar steht.
Die *Forschung* des Instituts konzentriert sich auf die griechisch-römische Medizin in der Sklavereigesellschaft, auf die arabisch-islamische Medizin in der Feudalgesellschaft sowie auf die Medizin in der Epoche des Übergangs vom Kapitalismus zum Sozialismus. Ein Handbuch zur Geschichte der antiken Medizin befindet sich in Vorbereitung. Besondere Aufmerksamkeit erfährt im Hinblick auf das 1985 anstehende 275. Jubiläum der Charité die Erforschung der Geschichte dieser traditionsreichen Lehr- und Forschungsstätte. Im Rahmen der Arbeitsgruppe Imperialismus/Gesundheitspolitik an der Akademie für Ärztliche Fortbildung der DDR laufen umfangreiche Untersuchungen zur Entwicklung der Gesundheitspolitik imperialistischer Länder, besonders der BRD, im Prozeß der Verschärfung der allgemeinen Krise des Kapitalismus.

Wissenschaftliche Veröffentlichungen 1981:

Andrea FISCHER: Zur Inanspruchnahme stomatologischer Betreuung in einem Mischwohngebiet. (Diss. A)
Ingeborg HANDSCHUG und Werner HANDSCHUG: Die Bedeutung Georg Axhausens für die Entwicklung der Kieferchirurgie in Deutschland. (Diss. A)
Kurt-Achim HINZE: Emil Grunmachs (1849—1919) Beitrag zur Röntgenologie. (Diss. A)
Sabine KUNZ: Zur Publikationstätigkeit der Klinik und Poliklinik für Zahn-, Mund- und Kieferkrankheiten der Humboldt-Universität (1951—1973) als Ausdruck der Herausbildung ihres wissenschaftlichen Profils im Vergleich zu den anderen stomatologischen Einrichtungen der DDR. (Diss. A)
Silvia STAHLSCHMIDT: Prof. Dr. med. habil. Fritz Gietzelt — Arzt — Wissenschaftler — Kommunist (Ein Lebensbild). (Diss. A)
Hans WAGNER: Die Beiträge Franz Kuhns zur Entwicklung der modernen Anästhesie. (Diss. A)

TUTZKE, D.: Zur gesellschaftlichen Bedingtheit der Medizin in der Geschichte. Medizin und Gesellschaft, Bd. 10, Jena 1981

Zahl der sonstigen Publikationen: 38.

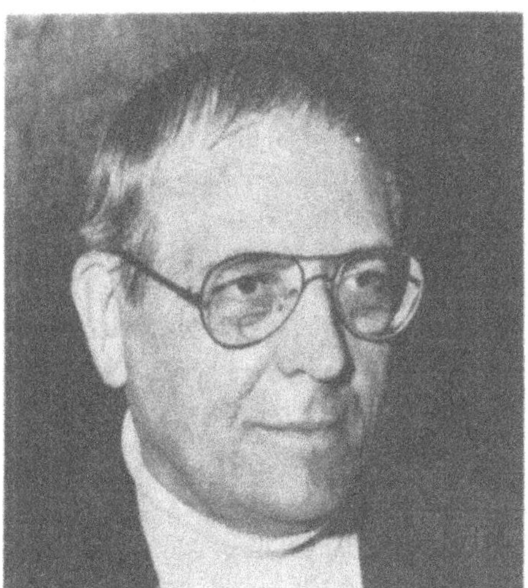

Institut für Transfusiologie und Transplantologie

Direktor:
a. o. Prof. Dr. sc. med. Hans Alois HACKENSELLNER

Stellvertreter:
Dr. med. Gerd MATTHES

Weiterer Hochschullehrer:
Doz. Dr. med. habil. Gerhard BUNDSCHUH

Leitende Schwester:
Ellen SCHMADTKE

Leitende med.-techn. Fachassistentin:
Rosemarie KUHNERT

Das Institut besteht aus 3 Abteilungen (Transfusionsmedizin, Zentrale Gewebebank, Experimentelle Kryokonservierung) sowie einer experimentell-transplantologischen Arbeitsgruppe mit insgesamt 30 Mitarbeitern (9 Hochschul- und 20 Fachschulkader).
An der *Erziehung und Ausbildung* von Medizinstudenten ist das Institut mit einer Vorlesung über Grundlagen der

Transfusion und Transplantation sowie einem vortransfusionsserologischen Praktikum beteiligt. Es betreut einen speziellen Zirkel von etwa 10 Studenten und jungen Wissenschaftlern, in dem Probleme der Kryoprotektion und -konservierung experimentell bearbeitet werden. Schließlich ist es auch in die theoretische und praktische Ausbildung von med.-techn. Assistentinnen einbezogen.

Ein Schwerpunkt der Institutsarbeit ist auf die *Weiterbildung* von Hoch- und Fachschulkadern gerichtet. Junge Ärzte werden zur Facharztanerkennung für Blutspende- und Transfusionswesen geführt, anteilige Aufgaben der Facharztweiterbildung von Hochschulkadern anderer Einrichtungen des Gesundheitswesens und auch anderer Fachrichtungen wahrgenommen sowie Transfusionsärzte, transfundierende Ärzte und Schwestern der Kliniken und transfusionsserologisch tätige Fachschulkader beraten, angeleitet und fortgebildet.

Die *Forschung* des Instituts ist auf zwei Themenkomplexe konzentriert: einmal auf die Bearbeitung grundlegender kryobiologischer Fragestellungen (Gefrier-Tau-Schädigung und Kryoprotektion) sowie die Überführung der dabei gewonnenen Erkenntnisse in die Praxis der Kryokonservierung (besonders von Blutzellen), eingebunden in die Hauptforschungsrichtung „Organ- und Gewebetransplantation", zum anderen auf transfusionsmedizinische Probleme, die gemeinsam mit der hämatologischen Abteilung der Medizinischen Klinik bearbeitet werden und derzeit speziell auf das Schicksal kryokonservierter Blutzellen (Erythrozyten, Thrombozyten, Stammzellen aus dem peripheren Blut und Knochenmark) nach autologer Transfusion sowie die klinische und paraklinische Auswertung der Transfusionsergebnisse ausgerichtet sind. Darüber hinaus werden von der Arbeitsgruppe Transplantologie experimentelle Untersuchungen zu einem theoretischen Toleranzkonzept durchgeführt.

Die Beiträge des Instituts zur *medizinischen Betreuung* dienen vor allem der Versorgung der Charité mit Blut- und Blutbestandteilkonserven und der serologischen Absicherung der Transfusionen (etwa 20000 Transfusionseinheiten pro Jahr). Dazu gehören die Haltung eines zentralen Depots von Präparaten, die vom Transfusionsdienst der DDR zugeliefert werden, die Gewinnung von Frischblut, die Tieftemperaturkonservierung von Erythrozyten, Thrombozyten, Stammzellen aus dem peripheren Blut und (auch für andere Einrichtungen des Berliner Territoriums) von Knochenmarkzellen für die autologe Transfusion bzw. Transplantation, aber auch therapeutische Plasmapheresen sowie die Blutgruppenserologie, die Vortransfusionsserologie im engeren Sinne sowie Antikörper-Screening und -diagnostik.

Eine spezielle Aufgabe liegt in der Gewebekonservierung. Die Zentrale Gewebebank ist die drittälteste Gewebebank der Welt und die zweitälteste Europas. Hinsichtlich der Zahl der an Kliniken abgegebenen Konserven ist sie mit über 60000 Präparaten die größte Einrichtung dieser Art in Europa. Neben der avitalen Konservierung von Stützgewebepräparaten für die verschiedensten chirurgischen Fachdisziplinen und alle transplantierenden Einrichtungen der DDR gewinnt die vitale Konservierung von Zellen und Geweben zunehmend an Bedeutung.

Wissenschaftliche Veröffentlichungen 1981:

Ekkehard Richter: Einfluß der Elektrolytzusammensetzung und des pH-Wertes der Konservierungslösung auf das Überleben von Herzmuskelfragmenten nach Kryokonservierung in LN_2. (Diss. A)

Zahl der sonstigen Publikationen: 26.

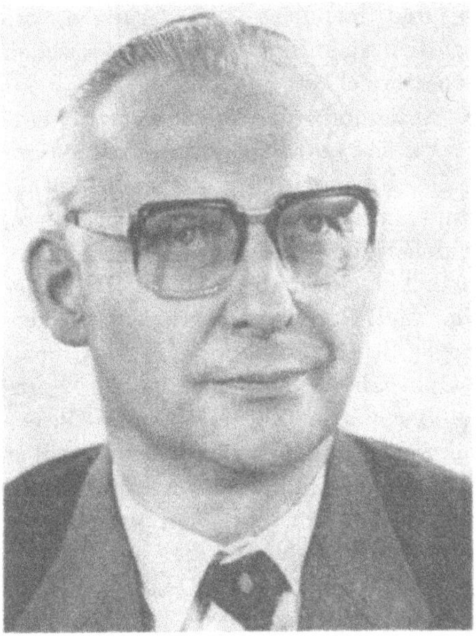

Abteilung für Militärmedizin

Leiter:
OMR o. Prof. Dr. sc. med. Gerhard SCHMEISSER, Verdienter Arzt des Volkes

Stellvertreter:
OA Dr. med. Karl LAZUSCH

Honorarprofessor:
OMR Generalleutnant Prof. Dr. sc. med. Gerhard REHWALD

Honorardozent:
MR Doz. Dr. sc. med. Manfred MOHRDIECK

Der Abteilung für Militärmedizin obliegen folgende Hauptaufgaben:

1. Integration der Probleme der medizinischen Sicherstellung der Landesverteidigung in den Lehr- und Lernprozeß auf der Grundlage des neuen Studienprogramms, Aufnahme militärmedizinischer Spezialgebiete in Lehre und Forschung nach Fachrichtungen sowie deren Koordinierung.
2. Gewährleistung der militärmedizinischen Weiterbildung des Lehrkörpers einschließlich der in der medizinischen Betreuung eingesetzten Hochschulkader, der mittleren medizinischen Fachkräfte sowie der Ärzte in Weiterbildung zum Facharzt auf der Grundlage der einheitlichen Diagnostik- und Behandlungsrichtlinien sowie der allgemeinen und fachspezifischen militärmedizinischen Bildungsanforderungen, die fest integrierter Bestandteil der neu gefaßten Dokumente für die Weiterbildung zum Facharzt aller Fachrichtungen sind.
3. Beteiligung an der Erarbeitung und Präzisierung der Ausbildungsdokumente für die Studenten der Medizin, Stomatologie und Pharmazie; Erarbeitung methodischer Lehrunterlagen und Wahrnehmung von Lehraufgaben, die sich aus den Ausbildungsdokumenten für die Abteilung ergeben.
4. Nutzung von Diplom-, Beleg- und Abschlußarbeiten sowie Dissertationsschriften zur Schaffung wissenschaftlicher Grundlagen für die Militärmedizin und den medizinischen Schutz der Bevölkerung.

Die Ergebnisse der militärmedizinischen Lehre und der praktischen Ausbildung legen Zeugnis ab über die Bereitschaft und Befähigung der Studenten der Medizin und Stomatologie, Aufgaben der medizinischen Sicherstellung der Landesverteidigung mit hohem persönlichen Einsatz zu lösen. Im medizinischen Zivilverteidigungspraktikum werden die weiblichen Studenten und ihre ungedienten bzw. dienstuntauglichen männlichen Kollegen auf die Lösung spezifischer Aufgaben des medizinischen Schutzes der Bevölkerung im Rahmen der Zivilverteidigung vorbereitet. Sie werden befähigt, als ärztliche Führungskader bei Massenanfall von Geschädigten unterschiedlicher Genese (Einsatz gegnerischer Vernichtungsmittel, Natur- und Industriekatastrophen) zielgerichtet zu wirken.

Die wehrdiensttauglichen gedienten Reservisten aus dem Kreis der männlichen Studenten erhalten die Möglichkeit, sich im gleichen Zeitraum gründliche praktische Fertigkeiten und Kenntnisse auf dem Gebiet der medizinischen Sicherstellung der Nationalen Volksarmee anzueignen.

Die Ausbildung im Lehrgebiet Militärmedizin stellt an die künftigen Ärzte und Zahnärzte hohe politisch-ideologische, menschliche und fachliche Anforderungen, die wesentlich das Bild einer sozialistischen Arztpersönlichkeit mit formen.

Die Abteilung für Militärmedizin entwickelte sich zum Konsultationszentrum für die Integration militärmedizinischer Grundkenntnisse in andere Lehrgebiete, von denen die Chirurgie, Innere Medizin, Pharmakologie und Toxikologie, Allgemeine und Kommunale Hygiene, Mikrobiologie, Strahlenheilkunde, Nuklearmedizin, Ophthalmologie, Dermatologie, Neurologie/Psychiatrie und Hals-Nasen-Ohren-Heilkunde genannt werden sollen. Darüber hinaus gibt es eine Reihe weiterer Disziplinen, mit denen die Abteilung eng und kooperativ zusammenwirkt.

Im Studienjahr 1981/1982 wird den Problemen der koordinierten Vermittlung militärmedizinischer Bildungsanteile an Ärzte und Zahnärzte in Weiterbildung zum Facharzt durch die Abteilung für Militärmedizin besonderes Augenmerk gewidmet.

Zahl der Publikationeu 1981: 2.

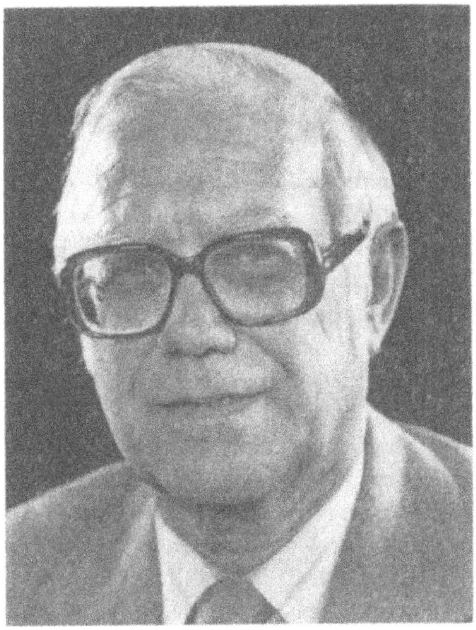

Abteilung Klinische Biochemie

Leiter:
o. Prof. Dr. med. habil. Erwin Egger

Stellvertreter:
MR Doz. Dr. sc. med. Dietrich Kunze

Leitende med.-techn. Laborassistentin:
Monika Renner

Die Abteilung Klinische Biochemie (AKB) wurde 1971 aus den wichtigsten Kliniklaboratorien als zentrale Laborabteilung des Bereiches Medizin gebildet. Sie hat heute 136 Mitarbeiter, davon 85 Angehörige des mittleren medizinischen Personals und 23 Hochschulkader. Die Abteilung ist in 7 Funktionsbereiche gegliedert. Diese umfassen im wesentlichen ein Laboratorium für die Basis-Analytik mit dem Großautomaten Prisma, Laboratorien für Proteine, Enzyme, Lipide, Aminosäuren, Hämatologie, Hämostaseologie, Blutgas- und Säure-Basen-Analytik, Spurenelemente, Gas- und Hochdruckflüssigchromatographie sowie einen Arbeitsbereich Rechentechnik und Geräteservice.
In der *Lehre* werden zusammen mit der Abteilung Pathobiochemie des Biochemischen Instituts und der Abteilung Neonatologie der Kinderklinik die Vorlesungen und Seminare für Medizin- und Stomatologiestudenten im Fach Pathobiochemie/Klinische Chemie (III. Studienjahr) gehalten.
Lehrverpflichtungen werden außerdem mit Vorlesungen und Seminaren in statistischen Methoden und Informatik/EDV in der Ausbildung der Pharmaziestudenten, in Ernährungslehre bei den Studenten der Medizinpädagogik sowie zu verschiedenen Themen an der Medizinischen Fachschule und bei der Ausbildung der Fachärzte und Fachwissenschaftler wahrgenommen. Die Mitarbeiter der Abteilung sind jährlich mehr als 500 Stunden direkt in der Lehre tätig.
In der *Forschung* werden in der klinischen Chemie vor allem grundsätzliche konzeptionelle Probleme der Laboratoriumsdiagnostik (u. a. Qualitätskontrolle, Informationsgewinnung aus Analysendaten, Laborganisation) sowie die Neu- und Weiterentwicklung von Methoden im Rahmen der Standardisierung bearbeitet. Der größere Forschungsanteil ist pathobiochemisch orientiert und umfaßt sowohl eigene Themen wie gemeinsame Fragestellungen mit klinischen Einrichtungen. Dieser Teil wird überwiegend in drei Hauptforschungsrichtungen abgerechnet:

- „Schwangerschaft und frühkindliche Entwicklung“ (pathogenetische Forschung zur progressiven Muskeldystrophie);
- „Organ- und Gewebetransplantation“ (schwangerschaftsassoziierte Proteine, Australia-Antigen und Anti-HBsAg bei Organtransplantation);
- „Ischämische Herzerkrankungen und Hypertonie“ (Lipidstoffwechsel des Myokards).

In der *medizinischen Betreuung* versorgt die Abteilung alle Einrichtungen des Bereiches Medizin mit klinisch-chemischen und blutgasanalytischen Untersuchungen sowie den größten Teil der Charité mit hämatologischen und hämostaseologischen Untersuchungen. Insgesamt werden für die Betreuung der Patienten ca. 300 einzelne Parameter angeboten.

Die Gründung der AKB fiel zeitlich etwa mit der Durchsetzung der Standardisierung der labordiagnostischen Methoden in der DDR zusammen. Sie trug den gestiegenen Anforderungen an die Labordiagnostik an der Charité Rechnung und machte eine sinnvolle und ökonomische Automatisierung der wichtigsten Methoden möglich.

Außer der täglichen Normalversorgung der Einrichtungen realisiert die Abteilung Klinische Biochemie auch die Versorgung der Charité mit Laboruntersuchungen rund um die Uhr. Das betrifft die Cito-Untersuchungen auf den Gebieten der klinischen Chemie, Blutgasanalytik, Hämatologie und Hämostaseologie an Werktagen sowie die organisatorische Betreuung des Nacht-, Sonnabend- und Sonntagsdienstes.

Außer für die Einrichtungen des Bereiches Medizin führt die Abteilung im Rahmen der Kooperation mit dem Magistratsbereich auch zahlreiche Untersuchungen für die Krankenhäuser und Polikliniken der verschiedenen Stadtbezirke durch. Des weiteren existieren Vereinbarungen mit einzelnen Laboreinrichtungen der Hauptstadt über gegenseitige Zusammenarbeit und Hilfe.

Die Abteilung zieht mit fast allen — bis dahin dezentral in 8 Gebäuden lokalisierten Labors — 1981 in den Charité-Neubau. Dort konnte eine in Organisation und Ausrüstung moderne Konzeption realisiert werden, die sowohl der Lösung der analytischen Aufgaben für die Charité als auch der Forschung zugute kommt und die Möglichkeiten in Lehre, Aus- und Weiterbildung weiter verbessert.

Wissenschaftliche Veröffentlichungen 1981:

Brigitte Jacob und Dietmar Mildner: Untersuchungen zur Pyridoxal-5α-Phosphat-Stimulierung der katalytischen Aktivität der Aspartataminotransferase im Serum und in den Erythrozyten von Gesunden und Patienten mit verschiedenen Erkrankungen. (Diss. A)

Zahl der sonstigen Publikationen: 18.

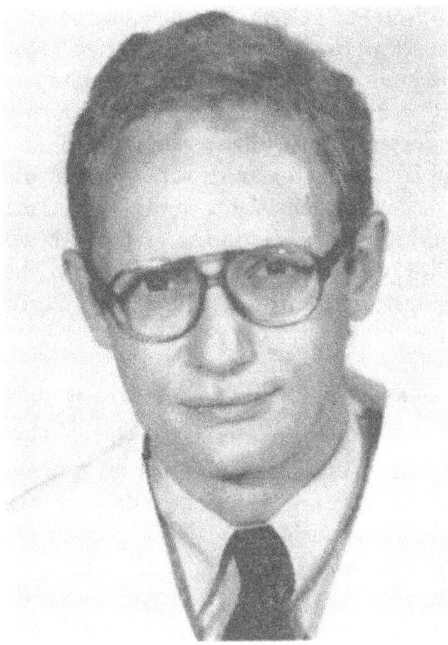

Abteilung Klinische Immunologie

Leiter:
Doz. Dr. sc. med. Stephan Schnitzler

Stellvertreter:
Dr. med. Gretel-Maria Müller

Leitende med.-techn. Fachassistentin:
Sigrid Kiowski

Die Abt. Klinische Immunologie wurde 1973 als Abteilung des Instituts für Medizinische und Allgemeine Mikrobiologie gegründet. Seit Februar 1981 hat sie den Status einer selbständigen Abteilung am Bereich Medizin. Gegenwärtig arbeiten in ihr 13 Hochschulkader und 11 technische Kräfte.

Seit 1974 ist die Immunologie als eigenständiges *Lehrfach* im Ausbildungsplan des III. Studienjahres im Medizinstudium verankert. Es werden zunächst moderne Ergebnisse über Struktur und Funktion des Immunsystems und danach die Auswirkungen immunologischer Fehlregulationen, Diagnostikverfahren zur Einschätzung der Funktion des Immunsystems und Möglichkeiten und gegenwärtiger Stand einer Immuntherapie erörtert. Die 21stündige Vorlesung wird durch 6 Seminarkomplexe ergänzt.

Mitarbeiter der Abteilung sind an der Aus- und *Weiterbildung* der med.-techn. Assistentinnen in Berlin beteiligt. Im Rahmen der Facharztausbildung in anderen Fachgebieten, z. B. Chirurgie und Innere Medizin, sind Hospitationen in der Abteilung vereinbart. Bisher führten zwei Ärzte sowie ein vietnamesischer Kollege eine mehrmonatige Hospitation mit eigenem Arbeitsprogramm durch.

Die *Forschungsaufgaben* der Abteilung sind im Forschungsprojekt „Immunologie" und in der Hauptforschungsrichtung „Organ- und Gewebetransplantation" verankert. Forschungsschwerpunkte sind experimentelle Untersuchungen zur Antigenität von Transplantaten sowie zu deren Antigenitätsverminderung durch verschiedene In-vitro-Behandlungen, die Erfassung und Stimulation von Suppressionsleistungen durch das Immunsystem und die Auswirkung von biogenen Aminen bei der zellvermittelten Immunabwehr im Rahmen von Untersuchungen zur Transplantationsimmunologie.

Schwerpunkt der klinisch angewandten Forschung ist die Überprüfung der Aussagekraft verschiedener immunologischer

Parameter bei der Verlaufskontrolle nach Transplantation zur frühzeitigen Erfassung von Abstoßungskrisen, zur Beurteilung der Wirksamkeit immunsuppressiver therapeutischer Maßnahmen sowie zur Prognoseeinschätzung. An neuen Methoden, die sich bereits an einem ausgewählten Krankengut in der klinischen Erprobung befinden, wurden erarbeitet:

- Differenzierung und Quantifizierung von T-Lymphozyten mit Fc-Rezeptoren für IgG und IgM;
- Enzymimmunoassays zur quantitativen Bestimmung verschiedener Serumproteine;
- Nachweis von Immunzellaktivierung durch Chemolumineszenz.

In der *medizinischen Betreuung* werden die verfügbaren Methoden entsprechend der Konzeption der Abteilung vorrangig für die Betreuung von transplantierten Patienten eingesetzt. Dabei wird besonderes Gewicht auf eine Verkürzung der Bearbeitungszeit vor allem bei der quantitativen Bestimmung diagnostisch relevanter Serumproteine gelegt. Ein neu erarbeiteter Test zum Nachweis sensibilisierter Lymphozyten bei Transplantatempfängern wird voraussichtlich 1982 in das Routineprogramm überführt werden können. Der Lymphozytentransformationstest, die T/B Zelldifferenzierung und die Quantifizierung von T-Suppressorzellen werden weiter vervollkommnet und stehen bei strenger Indikationsstellung zur Verfügung.

Wissenschaftliche Veröffentlichungen 1981:

Winfried Breustedt: Untersuchungen über den Einfluß des Nikotins auf Abwehr- und Immunfunktionen und das schwangerschaftsassoziierte α_2-Glykoprotein (α_2-PAG). (Diss. A)

Dietrich Metzenthin: Bestimmung der Pregnancy-associated alpha-2-Glykoprotein (PAG)- und Haptoglobin (Hp)-Konzentrationen sowie der Hp-Typen an Familienseren zum Ausschluß einer mutmaßlichen Korrelation zwischen beiden Merkmalen. (Diss. A)

Zahl der sonstigen Publikationen: 18.

Kliniken/Polikliniken

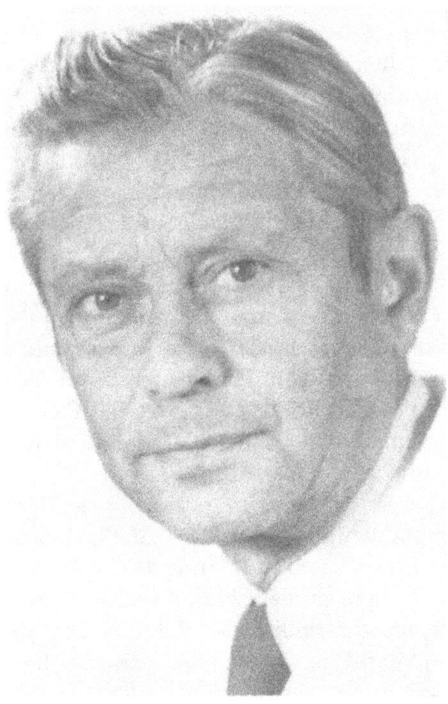

Universitätsklinik für Innere Medizin „Theodor Brugsch“

Direktor:
OMR o. Prof. Dr. sc. med. Friedrich RENGER, Verdienter Arzt des Volkes

Stellvertreter:
OMR o. Prof. Dr. sc. med. Joachim HAASE

Weitere Hochschullehrer:
o. Prof. Dr. sc. med. Gerhard ANDERS
o. Prof. Dr. sc. med. Gerhard BRÜSCHKE
o. Prof. Dr. sc. med. Wolfgang GEISSLER
MR o. Prof. Dr. sc. med. Horst STOBBE
a. o. Prof. Dr. sc. med. Emil APOSTOLOFF
a. o. Prof. Dr. med. habil. Heinrich GÜNTHER
a. o. Prof. Dr. med. habil. Ilse HAGEMANN
a. o. Prof. Dr. med. habil. Rassouli-Akhawan PARSI

a. o. Prof. Dr. sc. med. Klaus PRECHT, Nationalpreisträger

MR a. o. Prof. Dr. sc. med. Udo-Jürgen SCHMIDT

MR Doz. Dr. sc. med. Friedhelm DIETZE

Doz. Dr. med. Horst HERRMANN

MR Doz. Dr. sc. med. Bernd HEUBLEIN

Doz. Dr. med. habil. Günter KNAPPE

Doz. Dr. sc. med. Rudolf NATUSCH

Doz. Dr. sc. med. Wolfgang SCHIMMELPFENNIG

Doz. Dr. sc. med. Heiner SCHMIDT

Doz. Dr. sc. nat. Hartmut WOLF

Honorarprofessor:
Prof. Dr. sc. med. Günter LINSS

Honorardozent:
Doz. Dr. med. habil. Günter WOLFF

Oberschwester:
Ingeborg GRASSE

Leitende med.-techn. Fachassistentin:
Helga MACH

Mit der Bildung der Universitätsklinik für Innere Medizin „Theodor Brugsch" aus der I. und II. Medizinischen Klinik am 27. 6. 1980 wurden zunächst folgende Abteilungen geschaffen:

- Abteilung für Allgemeine Innere Medizin
- Abteilung für Kardiologie
- Abteilung für Nephrologie
- Abteilung für Gastroenterologie und Hepatologie
- Abteilung für Hämatologie
- Abteilung für Endokrinologie
- Poliklinische Abteilung (mit 14 Dispensaires sowie einer Blutspende- und Chemotherapie-Einrichtung).

Außerdem wurde eine Forschungsabteilung Biomaterialien eingerichtet. Im Aufbau befindet sich eine Abteilung für Experimentelle Innere Medizin, die auf der Grundlage des bisherigen Arbeitsbereiches Experimentelle Nephrologie entsteht. Darüber hinaus gibt es in der Klinik Laboratorien und funktionsdiagnostische Einrichtungen, die Querschnittscharakter tragen bzw. den Abteilungen zugeordnet sind. Die Gesamtzahl der Mitarbeiter beträgt 370, davon sind 106 Hochschulkader und 220 mittlere medizinische Kräfte.

Die Innere Medizin wird im neuen Klinikum für die operativ tätigen Disziplinen durch den kardiologischen Intensivbereich sowie die Akutstation, kardiologisch-pulmologische Funktionsdiagnostik, Akutdialyse und die Notfallendoskopie vertreten sein.

Die Innere Medizin realisiert etwa 30% aller *Lehrveranstaltungen* des Medizinstudiums (einschließlich der vorklinischen Fächer). In diesem Sinne nimmt die Klinik umfangreiche Lehrverpflichtungen für die Fachgebiete Humanmedizin (3.–6. Studienjahr), Zahnmedizin (4. und 5. Studienjahr), Medizinpädagogik sowie für die Medizinische Fachschule wahr (Vorlesungen, Praktika, Seminare). Außerdem werden seit Jahren mehrere Lehrassistenten für die Pathophysiologie und Pathobiochemie zur Verfügung gestellt.

Durch Patenschaftsverträge zwischen Stationskollektiven und Seminargruppen wird eine gesellschaftliche und fachliche Kooperation von Mitarbeitern und Studenten erreicht. Z. Zt. werden über 80 Diplomarbeiten und 100 Promotionen A betreut.

Mit wesentlicher Unterstützung der Universitätsklinik für Innere Medizin wird gegenwärtig unter Leitung von MR Doz. Dr. DIETZE an der Charité die Einführung der neuen Grundstudienrichtung Diplomkrankenpflege vorbereitet. Dieses neue Fernstudium für erfahrene mittlere medizinische Kader beginnt im September 1982.

Zahlreiche regionale und zentrale *Weiterbildungsveranstaltungen* werden hinsichtlich Organisation, Leitung und Durchführung regelmäßig realisiert: Berliner Herzkonferenz, Lehrgänge über Screening und Prävention von Herz-Kreislauf-Erkrankungen, Dialyseärzte-Fortbildungstagung, Berliner Lebertag, Gerontologische Fortbildungsveranstaltungen, Veteranen-Universität, Lehrgänge für die Akademie für Ärztliche Fortbildung der DDR. Die Weiterbildung wird zunehmend integrativ mit der Berliner Gesellschaft für Innere Medizin durchgeführt.

Die gesamte *Forschungskapazität* der Klinik ist langfristig in die Hauptforschungsrichtungen Ischämische Herzkrankheit und Hypertonie; Gastroenterologie; Organ- und Gewebetransplantation; Künstlicher Organersatz und Biomaterialien; Geschwulstkrankheiten; Grippe und andere Infektionskrankheiten sowie in die Forschungsprojekte Chronische Niereninsuffizienz und Soziale Gerontologie eingebunden. Für das Forschungsprojekt Soziale Gerontologie und die Forschungsrichtung Ischämische Herzkrankheit ist die Klinik Trägereinrichtung. Die Forschungsvorhaben werden interdisziplinär sowie auf nationaler und internationaler Ebene koordiniert. Ausländische Partner sind: Allunionszentrum für Kardiologie/Moskau, IKEM/Prag, Institut für Experimentelle Gewebe- und Organtransplantation/Moskau, Zentralinstitut für Hämatologie und Bluttransfusion/Moskau.

Die Jahre 1981 bis 1983 sind in der Inneren Medizin durch die Schaffung einer einheitlichen Universitätsklinik gekennzeichnet. Damit steht ein Potential von 350 Krankenhausbetten und 22 poliklinischen Arbeitsplätzen zur Verfügung. Die Struktur der Klinik wird weiter vervollkommnet mit dem Ziel, eine höhere Qualität und Effektivität der *medizinischen Betreuung* zu erreichen. Als Schwerpunktaufgaben stellen sich dabei dar:

- Schaffung der einheitlichen Kardiologischen Abteilung mit Anteilen im neuen Klinikum für die operativen Disziplinen und dem dort angesiedelten modernen funktionsdiagnostischen Trakt,
- Entwicklung einer stationären Abteilung für internistische Intensivmedizin mit enger Beziehung zur Rettungsstelle im Neubau und zu anderen Fachabteilungen der Klinik,
- Konzentration der Nephrologischen Abteilung einschließlich der Dialyse mit dem Ziel einer erheblichen Steigerung der chronischen und Akut-Dialysen,
- Reorganisation der Poliklinik einschließlich der Dispensaires, Einrichtung einer Blutspende- sowie einer ambulanten Chemotherapie-Stelle.

Unter leichter Steigerung quantitativer Kennzahlen wird die Verbesserung der Qualität der medizinischen Betreuung in der Inneren Medizin als vordergründige Aufgabe angesehen. Eine wichtige Voraussetzung hierfür ist die Entwicklung der interdisziplinären Konsultationen unter Einbeziehung der ambulanten Bereiche. Die psycho-physische Betreuung der Patienten im stationären Bereich wird durch die schrittweise Durchsetzung der in der neuen Rahmenkrankenhausordnung vorgegebenen Grundsätze (z. B. Gruppenpflege) realisiert.

Eine Reihe von neuen Methoden der Diagnostik und Therapie werden gegenwärtig in die Praxis überführt:

- Perkutane transvasale Koronarangioplastik (in Zusammenarbeit mit dem Institut für Kardio-vaskuläre Diagnostik), Herzmuskelbiopsie, Herzschrittmacher zweiter Generation aus der DDR-Produktion.
- Endoskopische Papillotomie, Polypektomie und Ösophaguswandsklerosierung, perkutane transhepatische Ösophagusvarizenokklusion.
- Hepatitis C-Antigen- und -Antikörper-Nachweis.
- Detoxikation mittels Hämodialyse bei neuro-psychiatrischen Krankheitsbildern.

Wissenschaftliche Veröffentlichungen 1981:

Hans-Dieter Bachmann: Beeinflussung des Risikos für Myokardinfarkt in der Stadt Neuruppin aus dem Blickwinkel eines Facharztes für Allgemeinmedizin. (Diss. A)

Victor BOEWER: Über den Nutzen präzisierter Befunderhebungen des Herzens und der großen Gefäße bei der Auswertung von Thoraxröntgenaufnahmen in einem Kreiskrankenhaus. (Diss. A)

Peter DORNBERGER: Probleme der Früherkennung diabetischer und prädiabetischer Stoffwechselstörungen. (Diss. A)

Siglinde EDELMANN und Steffen HEYNE: Pilotstudie zur Erfassung weiblicher Hypertoniker im Alter zwischen 20 und 60 Jahren im Rahmen der gynäkologischen Vorsorgeuntersuchung eines Stadtbezirkes von Karl-Marx-Stadt. (Diss. A)

Irmgard GERLACH: Arbeitsmedizinische Dispensairebetreuung und Anpassung der Arbeitsplätze nach gerohygienischen Forderungen als wichtigste betriebliche Maßnahme, um einem großen Teil unserer älteren Werktätigen die weitere Teilnahme am Arbeitsprozeß zu ermöglichen. (Diss. A)

Horst GRAN: Untersuchungen zur Abhängigkeit der Eisenresorption vom exokrinen Pankreas. (Diss. A)

Christa HOFMANN: Der Effekt einer komplexen Kurorttherapie bei Patienten mit chronisch arterieller Gefäßkrankheit. (Diss. A)

Wolf-Hago HOFMANN und Ulrike EMRICH: Inzidenz und Letalität des akuten Myokardinfarktes in einer Industriegroßstadt (Ergebnisse des Herzinfarktregisters K.-M.-Stadt 1977). (Diss. A)

Monika KAUL: Verlaufsbeobachtungen bei Patienten mit chronisch ischämischer Herzkrankheit — Analyse erfaßter Risikofaktoren und ihre Beeinflussung unter den Bedingungen der Dispensairebetreuung. (Diss. A)

Jürgen KUHN: Die Prognose von Patienten nach akutem Herzinfarkt unter den Bedingungen einer vorher nachgewiesenen arteriellen Hypertonie oder einer röntgenologisch veränderten Herzfigur. (Diss. A)

Birgit LARISCH: Qualität und Komplikationen einer Antikoagulantien-Langzeittherapie bei Patienten mit arteriellen Durchblutungsstörungen. (Diss. A)

Hong Ung Mo: Einfluß der Peritonealdialyse mit unterschiedlichen Spüllösungen auf den Elektrolyt- und Wassergehalt des intra- und extrazellulären Raumes. (Diss. A)

Antje MOHNIKE: Bedeutung der Immunhistologie für Verlauf und Prognose der chronischen Glomerulonephritis. (Diss. A)

Günter NÄHRIG: Die Bedeutung der dorsoventralen Röntgenthoraxaufnahme für die Diagnostik von Herz-Kreislauf-Krankheiten im Rahmen des Betriebsgesundheitswesens. (Diss. A)

Monika RÖSLER: Die altersmäßige, berufliche und politische Zusammensetzung der Hörerschaft, ihre Teilnahmegründe, Wünsche und Vorschläge im 1. Lehrgang der „Universität der Veteranen der Arbeit" an der Humboldt-Universität zu Berlin. (Diss. A)

Sigrid SCHADOW: Darstellung des Langzeitverlaufes unbehandelter Glomerulonephritiden. (Diss. A)

Brigitte SCHLAAK: HLA-Antigene und ihre Beziehungen zu der klinischen Symptomatik sowie zu zellulären und humoralen Immunvorgängen bei Autoaggressionskrankheiten unter besonderer Berücksichtigung des Lev. (Diss. A)

Roland SCHMIDT: Die Therapie des Morbus Paget — heutige Anschauung unter besonderer Berücksichtigung der Calcitoninbehandlung. (Diss. A)

Dagmar STARKE: Versuch einer Aussage zur Wissenschaftlichkeit und Wirtschaftlichkeit der Arzneimitteltherapie entzündlicher Erkrankungen der Harnwege anhand des allgemeinmedizinischen Krankengutes eines Industriekreises. (Diss. A)

Heidy STOLZE: Klinische Verlaufsstudie über Patienten mit histologisch gesicherter Doppelerkrankung einer chronischen Glomerulonephritis mit einer chronischen Pyelonephritis. (Diss. A)

Beate WILLOMITZER: Endoskopische Polypektomie des Magens am Krankengut von

196 Patienten im Zeitraum von 1975 bis 1980 unter besonderer Berücksichtigung der sowjetischen Fachliteratur. (Diss. A)

Bat-Ölsijn ZERENDASCH: Untersuchungen zur Verteilung der Azetylierungsphänotypen in der MVR sowie bei Gesunden und Leberkranken in der DDR. (Diss. A)

GÜNTHER, K. H. und Mitarbeiter: Herzkreislauffunktionsdiagnostik für mittlere medizinische Fachkräfte, Teil I und II. Institut für Weiterbildung mittlerer medizinischer Fachkräfte, Potsdam 1981

PARSI, R. A., A. HECHT, W. PORSTMANN, H. WARNKE und H. KLEITKE: Die ischämische Herzkrankheit. Akademie-Verlag, Berlin 1981

SCHMIDT, U. J., G. BRÜSCHKE, S. EITNER, W. RIES, W. RÜHLAND und F. H. SCHULZ (Hrsg.): Studie zum Altern in der sozialistischen Gesellschaft — Beiträge aus gesellschafts- und naturwissenschaftlicher Sicht. Schriftenreihe „Gerontologie heute", Bd. 19, Berlin 1981

SCHMIDT, U. J., G. BRÜSCHKE, S. EITNER, W. RIES, W. RÜHLAND und F. H. SCHULZ (Hrsg.): Soziale Aspekte der Vorbereitung auf ein aktives Alter. Schriftenreihe „Gerontologie heute", Bd. 20, Berlin 1981

SCHMIDT, U. J., G. BRÜSCHKE, S. EITNER, W. RIES, W. RÜHLAND und F. H. SCHULZ (Hrsg.): Ausgewählte Beiträge zur medizinischen und sozialen Betreuung von Bürgern im Rentenalter aus medizinischer und sozialhygienischer Sicht. Schriftenreihe „Gerontologie heute", Bd. 21, Berlin 1981

SCHMIDT, U. J., G. BRÜSCHKE, S. EITNER, W. RIES, W. RÜHLAND und F. H. SCHULZ (Hrsg.): Ergebnisse des Fortbildungslehrganges Geriatrie der DDR 1980. Berlin 1981

SCHMIDT, U. J., G. BRÜSCHKE, S. EITNER, W. RIES, W. RÜHLAND und F. H. SCHULZ (Hrsg.): Kongreßband des VIII. Kongresses der Gesellschaft für Gerontologie der DDR 1979 in Berlin. Berlin 1981

Zahl der sonstigen Publikationen: 215.

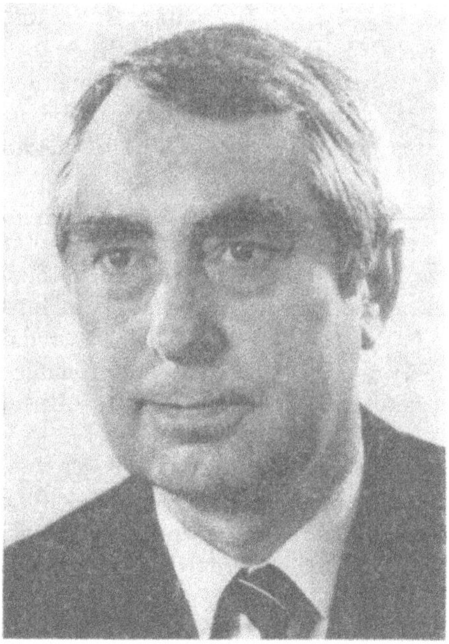

Chirurgische Klinik

Direktor:
o. Prof. Dr. sc. med. Helmut Wolff, Nationalpreisträger

Stellvertreter:
o. Prof. Dr. sc. med. Reinhold-Rudolf Unger

Weitere Hochschullehrer:
o. Prof. Dr. sc. med. Harry Warnke
Doz. Dr. sc. med. Klaus Bürger
Doz. Dr. sc. med. Gerhard Evers
Doz. Dr. sc. med. Günter Hildebrandt
Doz. Dr. sc. med. Karl-Friedrich Lindenau
Doz. Dr. sc. med. Dietmar Lorenz
Doz. Dr. sc. med. Hans-Henning Otto

Honorarprofessor:
Prof. Dr. sc. med. Ernst Taubert

Oberschwester:
Ilse de Maiziére

Von den 320 Mitarbeitern der Klinik sind 74 Ärzte und andere Hochschulkader und 225 Angehörige mittlerer medizinischer Berufe.

Die Entwicklung in der Chirurgie bedingt ein ständiges Fortschreiten der Spezialisierung, ohne daß jedoch das Zusammenwirken der einzelnen Subspezialisten verloren gehen darf. Durch die Struktur der Chirurgischen Klinik wird diese Forderung erfüllt, wobei weitere integrative Bestandteile die chirurgische Intensivtherapie und die experimentelle chirurgische Forschung sind.

In der *Lehre* werden die Hauptvorlesungen über die Grundlagen der Chirurgie und die Spezielle Chirurgie durch Vorlesungen in Poliklinischer Chirurgie, Kinderchirurgie sowie Gefäß-, Herz-, und Neurochirurgie ergänzt. Gesonderte Hauptvorlesungen und Unterrichtsstunden werden für Studierende der Stomatologie, für Medizinpädagogen, Physiotherapeuten und Fachschulstudenten gehalten. Ein Operationskurs, an dem 16 Mitarbeiter der Klinik mitwirken, dient der Vermittlung von praktischen Fähigkeiten. An der Klinik bestehen 3 Studentenzirkel für Chirurgische Forschung, die es ermöglichen, daß Studenten in die Forschungsvorhaben einbezogen werden.

Die Klinik veranstaltet jährlich *Weiterbildungsveranstaltungen* für Chef- und Fachärzte der Chirurgie. Hospitanten aus dem In- und Ausland besuchen die Klinik im Rahmen der Facharztweiterbildung und um spezielle Probleme der medizinischen Betreuung und Forschung zu studieren. Der Klinikdirektor ist Vizepräsident des Rates für medizinische Wissenschaften beim Minister für Gesundheitswesen.

An der vertraglich gebundenen *Forschung* und weiteren Forschungsvorhaben sind nahezu alle Mitarbeiter beteiligt. Die Klinik ist Leiteinrichtung der Hauptforschungsrichtung „Organ- und Gewebetransplantation". Schwerpunkte in der Forschung sind:

- die verschiedenen Möglichkeiten der Lebertransplantation
- die Inselzell- und Pankreastransplantation
- die Herztransplantation
- die Myokardprotektion
- kinder- und gefäßchirurgische Probleme
- die neurochirurgische Forschung
- die Laserchirurgie sowie
- verschiedene technische Testungen und klinische Studien.

Ein jährlich durchgeführtes Chirurgisches Charité-Symposium hat das Ziel, den derzeitigen Weltstand jeweils einer chirurgischen Erkrankung zu erarbeiten.

Die spezialisierte *medizinische Betreuung* umfaßt die gesamte Breite der Chirurgie. Im Bereich der speziellen Abdominalchirurgie erfolgt darüber hinaus die Versorgung von Patienten mit schweren Leber- und Pankreaserkrankungen bis hin zur Transplantation als letzter therapeutischer Maßnahme. Einen breiten Raum nimmt auch die Geschwulstchirurgie aller Organe und Gewebe ein. Ferner werden die Rekonstruktion von schweren Gallenwegsstörungen, die Behandlung von Oesophagus-Magen-Darm-Erkrankungen und der portalen Hypertension sowie sämtliche Eingriffe an endokrinen Organen mit der Möglichkeit der Replantation vorgenommen. Neben anderen thoraxchirurgischen Eingriffen erfolgt auch die Thymuschirurgie. Eine eigene Wachstation garantiert die intensive Nachsorge.

Für die einzelnen Fachgebiete ergeben sich zusätzliche Schwerpunkte:

In der Traumatologie werden alle Formen der intra- und extramedullären Synthesen, Gelenkkonstruktionen und Gelenkersatz, Replantation von Gliedmaßen und Gliedmaßenanteilen einschließlich notwendiger mikrochirurgischer Technik an Gefäßen und Nerven, Eingriffe an der Wirbelsäule, Bandplastiken an den Gelenken, handchirurgische Operationen mit Einsatz von Fingergelenkprothesen, mikrochirurgische Versorgung von Plexus brachialis-Verletzungen und Nerventransplantationen durchgeführt.

Die neurochirurgische Abteilung versorgt Patienten mit Hirntumoren unter Verwendung von mikrochirurgischen Methoden sowie des Laser-Skalpells. Weiterhin gehören Hirngefäßmißbildungen, Rückenmarkserkrankungen, cerebro-vasculäre Störungen, Verletzungen des Schädel-Hirn-Rückenmark-Plexus und Nervenverletzungen sowie Bandscheibenvorfälle zum Operationsspektrum.

In der herzchirurgischen Abteilung werden Patienten mit Koronarerkrankungen auch in akuten Stadien operiert. Der Herzklappenersatz auch als Mehrfachklappenersatz wird durchgeführt, und angeborene Herzfehler im Säuglingsalter unter Verwendung der Herz-Lungen-Maschine sowie alle Formen der Vorhof- und Kammerscheidewanddefekte werden behandelt. Transpositionen der großen Gefäße, die Therapie sonstiger Formen komplizierter Herzmißbildungen und auch die Implantation verschiedenster Herzschrittmacher sind Bestandteil des Routineoperationsprogramms.

Die Abteilung für Gefäßchirurgie führt supraaortale und aortale Rekonstruktionen, Gefäßoperationen an den Abdominal-, Becken- und peripheren Gefäßen, den alloplastischen Gefäßersatz und die Lymphgefäßchirurgie sowie die thorakale und lumbale Sympathektomie durch.

Die kinderchirurgische Abteilung versorgt angeborene Fehlbildungen mit besonderer Berücksichtigung der Leber- und Thoraxchirurgie und von Erkrankungen des Harntraktes einschließlich neurogener Blasenentleerungsstörungen. Sie ist in der Lage, die gesamte Neugeborenenchirurgie durchzuführen.

In der Abteilung für experimentelle Chirurgie werden vor allem Tierversuche zur Problematik der Leber-, Pankreas- und Herztransplantation vorgenommen. Mikrochirurgisches Training, Erprobung neuer Geräte, die Präparation von Geweben und Zellen und die Absicherung aller notwendigen laborchemischen Untersuchungen sind weitere Aufgaben dieser Abteilung.

Wissenschaftliche Veröffentlichungen 1981:

Dr. Gerd OTTO: Biochemische und ultrastrukturelle Untersuchungen bei Leberkonservierung. (Diss. B)

Ulrich ENGELMANN: Untersuchungen über Veränderungen der Leber bei Cholelithiasis. (Diss. A)

Monika MECKLENBURG: Verlaufsbeobachtung an ausschließlich medikamentös behandelten Hypertonikern mit Nierenarterienstenose und Vergleich der Ergebnisse mit denen von operierten Patienten. (Diss. A)

Christov PILZ: Der Wert der perkutanen transhepatischen Choleangiografie für die Chirurgie der Gallengangsverschlüsse. (Diss. A)

Monika SCHULZ: Die prä- und postoperative Kontrolle der gastringesteuerten Magensekretion bei Ulkuspatienten. (Diss. A)

Ulrike SCHWARK: Gefäßrekonstruktionen bei Stenosen und Verschlußprozessen im Bereich der extracraniellen Hirngefäße. (Diss. A)

Irma SKUJAT: Aussagen über Diagnostik, Therapie und Behandlungsergebnisse bei 208 operierten Patienten mit raumfordernden spinalen Prozessen. (Diss. A)

Ute STRIENITZ: Gerinnungsanalytische Untersuchungen bei Kindern mit zyanotischen Herzfehlern vor und nach Shunt-Operation. (Diss. A)

Horst ZÜHLSDORFF und Thomas HARNISCH: Das klinische Bild des Hirntumors bei Patienten jenseits des 50. Lebensjahres und seine Bedeutung im Vorfeld der Diagnostik unter Berücksichtigung dispositioneller Kriterien. (Diss. A)

Zahl der sonstigen Publikationen: 36.

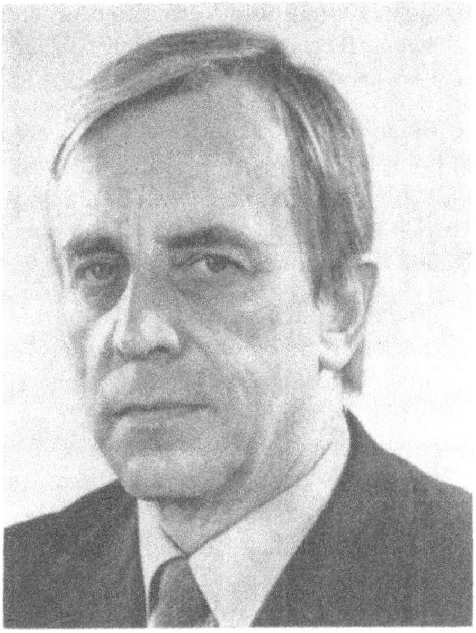

Klinik für Anaesthesiologie und Intensivtherapie

Direktor:
OMR o. Prof. Dr. sc. med. Manfred SCHÄDLICH

Stellvertreter:
Doz. Dr. sc. med. Erich FRIIS

Weitere Hochschullehrer:
o. Prof. Dr. sc. med. Derk OLTHOFF

Oberpfleger:
Helmut HORNIG

Leitende med.-techn. Fachassistentin:
Magda BÖTTCHER

Die moderne Anaesthesiologie und Intensivtherapie entwickelte sich nach dem II. Weltkrieg in der DDR rasch und progressiv. Dem modernen Entwicklungstrend entsprechend stellt sie heute, vorwiegend aus der Chirurgie hervorgegangen, eine Fachrichtung dar, die charakterisiert ist durch starke Verbindungen zur Chirurgie, Inneren Medizin, Dringlichen Medizinischen Hilfe, Pharmakologie, Physiologie und Pathophysiologie. Die Gründung des ersten Lehrstuhles für Anaesthesiologie und Intensivtherapie in der DDR erfolgte am Bereich Medizin (Charité) der Humboldt-Universität zu Berlin. Die Konzeption konnte sich im Verband der traditionellen medizinischen Disziplinen überzeugend bewähren, so daß der ehemaligen selbständigen Abteilung mit Wirkung vom 1. 1. 1981 durch den Minister für Hoch- und Fachschulwesen der Status „Klinik für Anaesthesiologie und Intensivtherapie" zuerkannt wurde. Die Klinik hat jetzt 130 Mitarbeiter. Davon sind 51 Hochschulkader und 75 Angehörige mittlerer medizinischer Berufe.
Die Struktur der Klinik basiert auf 3 Säulen, die Abteilungscharakter tragen und als Lehrstühle vorgesehen sind:

- Klinische Anaesthesiologie, einschließlich Abteilung zur Therapie chronischer Schmerzzustände
- Interdisziplinäre Intensivtherapie und Rettungsstelle
- Fachgebietsbezogene Forschung.

In der *Erziehung und Ausbildung* werden vor Beginn des Studiums die Kandidaten für das Studium der Medizin und Stomatologie im Rahmen des DRK durch Dozenten unserer Klinik auf dem Gebiet der Ersten Hilfe am Unfallort vorbereitet. Im Anschluß daran folgen im 1. Studienjahr Vorlesungen über die Grundlagen der ärztlichen Hilfe. Nach Erlangung adäquater theoretisch-wissenschaftlicher und praktisch-klinischer Erfahrungen wird diese Thematik im 4. bzw. 5. Studienjahr abgerundet. Die Hauptvorlesung über Anaesthesiologie findet im 3. Studienjahr (Stomatologie) bzw. 4. Studienjahr (Medizin) statt und wird durch Praktika und Seminare vervollständigt. Die dazu für die gesamte DDR verbindlichen Lehrinhalte wurden von den Mitarbeitern der Klinik erarbeitet.

Eine differenzierte *Weiterbildung* erfolgt für Ärzte und Schwestern innerhalb der Klinik. Darüber hinaus stellt diese erfahrene Lehrkräfte für Vorlesungen im Rahmen der zentralen Facharztweiterbildung im DDR-Maßstab zur Verfügung und ist verantwortlich für die Organisation und Durchführung der regionalen Facharztweiterbildung des Bezirkes der Hauptstadt der DDR. Schließlich werden jährlich 45—50 Hospitanten aus Kliniken der gesamten DDR betreut und laufend Ärzte aus den befreundeten Ländern zu Fachärzten qualifiziert.

Die *Forschungsvorhaben* der Klinik sind eng verknüpft mit den Aufgabenstellungen der Hauptforschungsrichtungen bzw. Forschungsprojekte. Zur Sicherung des fachspezifisch-anaesthesiologischen Teils wird maßgebend an folgenden Komplexen mitgearbeitet:

- Organtransplantation
- chronisch-ischämische Herzkrankheiten und Hypertonie
- Objektivierung der Belastungen durch operative Eingriffe (Streß) und deren Beeinflussung durch Anaesthesiemittel und Pharmakakombinationen
- Untersuchungen zur Charakterisierung und selektiven Therapie des Schmerzphänomens
- Möglichkeiten der Elektroenzephalographie zur prognostischen Beurteilung von Folgen schwerer Schädel-Hirn-Verletzungen
- Objektivierung und Verminderung von Schadstoffbelastungen durch chronische Narkosemittelexposition.

Zur Behandlung des äußerst komplexen und komplizierten Krankenguts fallen der Klinik für Anaesthesiologie und Intensivtherapie in der *medizinischen Betreuung* folgende Aufgaben zu:

1. — Sicherstellung sämtlicher Routinenarkosen und Lokalanaesthesien für alle Altersklassen in allen chirurgischen Disziplinen der Charité.
   — Gewährleistung der verschiedenen speziellen Anästhesieverfahren im Rahmen der hochspezialisierten medizinischen bzw. chirurgischen Betreuung.
2. Im Rahmen der interdisziplinären Intensivtherapie Behandlung aller schwerstkranken, elementar- bzw. vitalgefährdeten Patienten mit Ausfall diverser Organe oder Organsysteme durch vorübergehenden Einsatz von Assist-Systemen sowie Therapie schwerster Schädel-Hirn-Verletzungen bzw. von Zuständen tiefer Bewußtlosigkeit und von Schockzuständen jeder Genese. Hinzu kommen die parenterale Ernährung bzw. Energiebilanzierung, Blut- und Volumensubstitutionen, die Behandlung von schweren Stoffwechselentgleisungen u. a.
3. Behandlung von Patienten mit massiven Schmerzen, die resistent sind gegen operative Maßnahmen und spezielle medikamentöse Therapie.
4. Elektroenzephalographische und elektrokardiographische Untersuchungen und Druckmessungen zur Vorbereitung der Patienten auf spezielle operative Eingriffe sowie zur intraoperativen und postoperativen Kontrolle.

Wissenschaftliche Veröffentlichungen 1981:

Dr. Isolde FLEMMING: Die Wertigkeit von elektroenzephalographischen Mustern hinsichtlich der Überlebensprognose von

komatösen Patienten einer Intensivtherapiestation. (Diss. B)
Dr. Renate MÜNCHOW: Einfluß der Neuroleptanalgesie auf das Herz-Kreislaufsystem bei arteriosklerotischen Veränderungen der großen Gefäße. (Diss. B)
Dr. Eberhard SCHÖNTUBE: Methodische und praktische Beiträge zum Nachweis überschüssigen Halothans in Operationssälen mit betonter Berücksichtigung der Aerosolionisationsgasanalyse. Luftmeßtechnische Ergebnisse und Aspekte für arbeitshygienische Konsequenzen. (Diss. B)
Ingeborg DORNBERGER: Bestimmung von Distickstoffoxid (N_2O) in der Arbeitsplatzatmosphäre des Anästhesiologen und Operateurs mit einer gaschromatographischen Methode. (Diss. A)
Rainer HÜBNER: Über die Anwendbarkeit äthylalkoholhaltiger Infusionslösungen in der Intensivtherapie. (Diss. A)
Christoph KENSICKI: Beziehungen zwischen metabolischen, elektrokardiographischen und morphologischen Veränderungen des Myokards unter den Bedingungen des experimentellen Infarktes und der Reperfusion am Hund. (Diss. A)
Reinhard ROSSMANNEK: Anästhesieprobleme bei der Niereninsuffizienz einschließlich der Nierentransplantation. (Diss. A)

BENAD, G. und M. SCHÄDLICH: Grundriß der Anästhesiologie. 2. Auflage, VEB Verlag Volk und Gesundheit, Berlin 1981

Zahl der sonstigen Publikationen: 23.

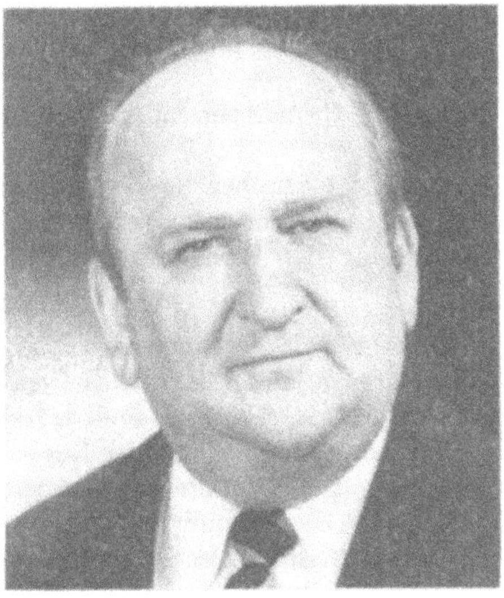

Psychiatrische und Nervenklinik

Direktor:
o. Prof. Dr. sc. med. Heinz A. F. SCHULZE

Stellvertreter:
o. Prof. Dr. sc. med. Klaus-Jürgen NEUMÄRKER

Weitere Hochschullehrer:
MR o. Prof. Dr. sc. med. Klaus ERNST
o. Prof. Dr. sc. med. Dr. Hans SZEWCZYK
o. Prof. Dr. sc. med. Karl HECHT
o. Prof. Dr. sc. med. Karl SEIDEL
Doz. Dr. sc. med. Helmut KULAWIK
Doz. Dr. sc. med. Rüdiger LEHMANN
Doz. Dr. rer. nat. habil. Regine WITKOWSKI

Honorarprofessor:
OMR Prof. Dr. sc. med. Peter HAGEMANN

Oberschwester:
Ingrid GRUNDMANN

Leitende med.-techn. Fachassistentin:
Elisabeth NEUBERT

An der Nervenklinik bestehen gegenwärtig 4 Lehrstühle für Neurologie, Psychiatrie, Kinderneuropsychiatrie und forensische Psychiatrie. Sie werden durch ordentliche Professoren vertreten, die gleichzeitig Leiter entsprechender Abteilungen sind. Das Profil der Klinik wurde außerdem durch Abteilungen, Arbeitsrichtungen bzw. Laboratorien erweitert, die neu geschaffen (Arbeitsgruppe Neurobiologie, Computer-Tomographie, klinische Psychologie und Psychodiagnostik, Rheoenzephalographie), in die Klinik integriert (Neuropathophysiologie) oder vorübergehend an die Klinik angeschlossen wurden (medizinische Genetik). Diese vielfältigen Aufgaben werden von 260 Mitarbeitern erfüllt, darunter 86 Hochschulkader und 160 Angehörige mittlerer medizinischer Berufe bzw. Fachschulkader.
In der *Lehre* werden außer den Hauptvorlesungen für Neurologie, Psychiatrie und Kinderneuropsychiatrie interdisziplinäre Komplexvorlesungen sowie Vorlesungen über medizinische Psychologie und medizinische Genetik durchgeführt. Ferner erfolgt eine Mitwirkung im radiologischen Unterricht. In besonderen Lehrveranstaltungen werden Studierende der Stomatologie, Medizinpädagogik, Rehabilitationspädagogik und Kommunikationswissenschaft, klinischen Psychologie, Rechtswissenschaft und der medizinischen Fachschulen ausgebildet. An der Klinik bestehen 3 Studentenzirkel für forensische Psychiatrie und medizinische Psychologie, für Neurologie und Neuropathophysiologie.
Die Klinik ist an der *Weiterbildung* von Oberschwestern und Oberinnen beteiligt. Delegierte und Hospitanten aus medizinischen Einrichtungen der Hauptstadt und Bezirken der DDR sowie ausländische Studiengäste absolvieren an der Klinik Ausbildungsabschnitte im Rahmen der Facharztweiterbildung, der Subspezialisierung für Kinderneuropsychiatrie oder im Rahmen der Kooperation in der Forschung oder medizinischen Betreuung.
Mitarbeiter aller Abteilungen sind an der Bearbeitung von vertraglich gebundenen *Forschungsaufgaben* beteiligt. Trotz der differenzierten Struktur der Klinik erfolgt eine Konzentration auf das Forschungsprojekt „Psychonervale Störungen" und die Hauptforschungsrichtung „Neurobiologie" des Forschungsprogramms Biowissenschaften. Als Schwerpunktthemen werden u. a. behandelt:

- Pathogenese schwerster zerebraler Schädigungen
- Neurobiologische Mechanismen psychiatrischer Erkrankungen
- Entwicklungsbedingungen und Diagnostik normabweichenden Verhaltens
- Chronogenität und peptiderge Regulation
- Biologische Grundlagen endogener Psychosen
- Analyse biologischer und sozialer Grundlagen der Entwicklung und Fehlentwicklung des Verhaltens bei Kindern.

Eine internationale Zusammenarbeit erfolgt im Rahmen wissenschaftlicher Organisationen wie Interkosmos und Intermosg sowie auf Grund bilateraler Kooperation u. a. mit dem Institut für normale Physiologie „P. K. Anochin" der Akademie der Wissenschaften der UdSSR in Moskau, dem Medizinischen Hochschulinstitut „Victoria de Giron", Havanna, Kuba und den neurologischen Kliniken des II. Moskauer Medizinischen Instituts.
Folgende diagnostische Methoden sind wesentlich in die Forschung einbezogen bzw. werden weiter entwickelt: Computertomographie, evozierte Hirnstammpotentiale, automatische Schlafstadienanalyse, Polygraphie, standardisierte Liquordiagnostik, histologische Untersuchungen bei

neuromuskulären Erkrankungen, Intelligenz- und Leistungsdiagnostik, Verhaltensparameter und tierexperimentelle Streßmethoden.

Die spezialisierte und hochspezialisierte *medizinische Betreuung* in der Poliklinik und auf den Stationen der klinischen Abteilungen erfolgt in voller Breite des Fachgebietes, jedoch unter besonderer Berücksichtigung der Bedürfnisse aus Erziehung und Ausbildung sowie aus der Forschung.

Für die einzelnen Abteilungen ergeben sich folgende zusätzliche Schwerpunkte:

Poliklinische Dispensaire-Sprechstunden: Anfallskrankheiten, Migräne, Tetanie, Psychosen.

Neurologische Abteilung: Fachbezogene Intensivbetreuung auf einer Intensivüberwachungsstation mit 6 Betten. Weiterentwicklung zur Intensivtherapieeinheit.

Psychiatrische Abteilung: Akute endogene Psychosen, Anorexia nervosa, konzeptionelle Weiterentwicklung der Psychotherapie, besonders der Gruppentherapie.

Kinderneuropsychiatrie: Hirntumoren im Kindesalter und subakute sklerosierende Panenzephalitis.

Wesentliche Leistungen für die medizinische Betreuung werden außerdem von den paraklinischen Abteilungen Neuroradiologie, Computertomographie, Neuroelektrodiagnostik, Neurochemie und Liquordiagnostik und Neuroanatomie erbracht.

Wissenschaftliche Veröffentlichungen 1981:

Dr. Marianne POPPEI: Chronischer Streß in Abhängigkeit von Zuständen des Organismus und von Umweltkonstellationen (tierexperimentelle Studien). (Diss. B)

Dr. Jürgen VESPER: Möglichkeiten der mehrdimensionalen Schlafdiagnostik zur Bestimmung funktioneller Störungen im „Limbisch-retikulären Komplex" im Kindesalter. Experimentelle Untersuchungen am Modell der psychomotorischen Epilepsie. (Diss. B)

Hartwig BARTHEL: Methoden zur metrischen Lagebestimmung der sylvischen Gefäßgruppe im zerebralen Angiogramm. (Diss. A)

Dietmar FAUK: Bisherige Erfahrungen mit der zerebralen Computertomographie zur Indikationsabgrenzung im Rahmen der komplexen neuroradiologischen Diagnostik. (Diss. A)

Renate GRÜNDLER: Diagnostischer Wert von Alpha-2-Makroglobulin, Haptoglobin und Transferrin im Liquor cerebrospinalis bei verschiedenen Bezugsgrößen. (Diss. A)

Joachim KESSLER: Die Psychopharmakabehandlung als Bestandteil der Komplextherapie endogener Psychosen. (Diss. A)

Manfred SCHULZ: Dr. John Rittmeister — Nervenarzt und Widerstandskämpfer. (Diss. A)

Alexander SCHULZE: Zur Erfassung neurosenpsychologisch relevanter Variabler aus Vorgeschichte und Befunden Neurosekranker. (Diss. A)

HECHT, K., M. POPPEI, W. RÜDIGER, K. SEIDEL: ZNS: Entwicklung — Störung — Lernen. VEB Deutscher Verlag der Wissenschaften, Berlin 1981

HÖCK, K., J. OTT, M. VORWERG (Hrsg.): Theoretische Probleme der Gruppenpsychotherapie. Schriftenreihe Psychotherapie und Grenzgebiete, Band 1. Barth-Verlag, Leipzig 1981

LEONHARD, K.: Individualtherapie der Neurosen. 3. Auflage, Thieme-Verlag, Leipzig 1981

MIELKE, U.: Rheoenzephalographie des Kindes- und Erwachsenenalters. Hirzel-Verlag, Leipzig 1981

NEUMANN, J., J. GREGER, E. LITTMANN, J. OTT: Psychiatrischer Untersuchungskurs. Thieme-Verlag, Leipzig 1981

SCHUH, J., K. HECHT, J. A. ROMANOW (Hrsg.): Chronobiologie und Chronomedizin. Akademie-Verlag, Berlin 1981

Zahl der sonstigen Publikationen: 97.

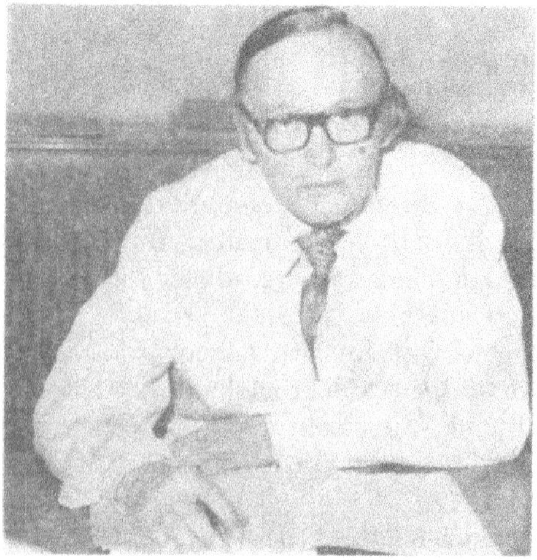

Dermatologische Klinik

Direktor:
o. Prof. Dr. sc. med. Niels Sönnichsen, Nationalpreisträger, Korrespondierendes Mitglied der Akademie der Wissenschaften der DDR

Stellvertreter:
MR o. Prof. Dr. sc. med. Helga Albrecht-Nebe

Weitere Hochschullehrer:
a. o. Prof. Dr. sc. med. Rosi Zabel
Doz. Dr. sc. med. Hans Meffert
Doz. Dr. sc. med. Wolfgang Diezel

Oberpfleger:
Günter Gerber

Leitende med.-techn. Fachassistentin:
Rosemarie Bitta

Die Hautklinik gliedert sich in den stationären Bereich (6 Stationen mit 150 Betten), in den poliklinischen Bereich mit der allgemeinen Dermatologie sowie zahlreichen Spezialsprechstunden, in spezialisierte diagnostische und therapeutische Arbeitsbereiche sowie die fachspezifischen Laboratorien mit insgesamt 165 Mitarbeitern (39 Hochschulkader, 95 Angehörige mittlerer medizinischer Berufe).
Die *Erziehung und Ausbildung* der Studenten der Medizin und Stomatologie erfolgt nach den hierfür bestätigten Lehrprogrammen. Der Hauptinhalt der Seminare sind Patientendemonstrationen, um die richtige diagnostische Einordnung von Hautveränderungen zu erlernen und wichtige Fertigkeiten zu vermitteln. Darüber hinaus wird den Studenten Gelegenheit gegeben, an klinischen und poliklinischen Visiten teilzunehmen. Als fakultative Lehrveranstaltung wird ein Kolleg über die Differentialdiagnose und Topographie von Hautkrankheiten durchgeführt.
Wichtigste Veranstaltungen zur *Weiterbildung* sind jährlich zwei Regionaltagungen, auf denen aktuelle diagnostische und therapeutische Fragen besprochen werden, und an denen nahezu alle Berliner Dermatologen teilnehmen. Darüber hinaus sind Hautärzte aus allen Bezirken der DDR Gäste dieser Tagungen.
Ständig hospitieren ambulant tätige Dermatologen in der Klinik. Es kann davon ausgegangen werden, daß nahezu alle Berliner Dermatologen in größeren Abständen in der Hautklinik der Charité ihr Wissen auffrischen und neue Fertigkeiten erlernen. In den spezialisierten Arbeitsbereichen erfolgen darüber hinaus gezielte Hospitationen besonders zur wissenschaftlichen Qualifikation. Diese Möglichkeiten nutzen nicht nur Dermatologen, sondern auch Vertreter anderer Disziplinen, darunter auch ausländische Kollegen. 1981 wurden Kollegen aus der Koreanischen Volksdemokratischen Republik, aus Peru und Jordanien ausgebildet.
Die Hautklinik hat den VII. Kongreß der Gesellschaft für Dermatologie der DDR mit internationaler Beteiligung vom 4. bis

6. November 1981 in Berlin ausgerichtet, an dem Kollegen aus 16 europäischen und außereuropäischen Ländern teilgenommen haben.

Die *Forschungstätigkeit* der Hautklinik hat sich 1981 auf folgende Schwerpunkte konzentriert:

- Pathogenese und Therapie der Autoimmunkrankheiten;
- Ausgewählte andrologische Fragen;
- Asymptomatische Gonorrhoe und Biologie von *Treponema pallidum*;
- Immunologische Mechanismen bei mykotischen Infektionen.

Bei den Autoimmunkrankheiten konnten entscheidende Faktoren der Pathogenese geklärt werden, insbesondere hinsichtlich der Regulation des Immunsystems beim Lupus erythematodes. Davon ausgehend werden gegenwärtig Untersuchungen für ein neues therapeutisches Konzept durchgeführt, das unmittelbar in die gestörte T-Zellen-Funktion eingreift. Gleichzeitig werden die immunologischen Mechanismen der Psoriasis bearbeitet, wobei die Wirkung der therapeutischen Verfahren auf die Zellmembran herausgearbeitet werden konnte.

Die Arbeitsgruppe Andrologie untersucht den Einfluß von Radikalkettenreaktionen auf die Spermatozoenmotilität und damit auf die Fertilität des Mannes.

Die Arbeitsgruppe Mykologie untersucht Nachweismöglichkeiten, diagnostische Wertigkeiten und Einflüsse von Immunreaktionen auf Manifestation, Erscheinungsbild und Verlauf von Mykosen.

Die Arbeitsgruppe Venerologie erarbeitet verbesserte Grundlagen der Diagnostik sowie die Optimierung der Therapie venerologischer Erkrankungen.

In der *medizinischen Betreuung* versorgt der stationäre Bereich der Hautklinik etwa 50% des Bettenbedarfs für Dermatologie in Berlin. Im ambulanten Bereich werden etwa 30% Grundbetreuung durchgeführt, während 70% der spezialisierten und hochspezialisierten Betreuung vorbehalten sind. Dabei stehen folgende Krankheitsgruppen im Vordergrund:

Autoimmunkrankheiten, Psoriasis, ausgewählte venerologische, mykologische und andrologische Krankheitsbilder, Hauttumoren, insbesondere das Melanom, und Venenerkrankungen. Über die Betreuung der erwähnten Krankheitsbilder hinaus führt die Hautklinik auf besonderen Gebieten diagnostische und therapeutische Leistungen durch; dazu gehören u. a. Allergie-Diagnostik, histologische Diagnostik, Immundiagnostik und mykologische Diagnostik. Eine hochspezialisierte Therapie erfolgt besonders auf dem Gebiet der chirurgischen Dermatologie, der UV-Strahlentherapie und der Physiotherapie.

Auf Grund wissenschaftlicher Arbeiten wurden folgende Verfahren neu in die Routine-Behandlung eingeführt: Photochemotherapie und Phototherapie der Psoriasis und verwandter Erkrankungen, photodynamische Therapie von Virosen, komplexe Melanom-Behandlung, Plasmapherese und Peritonealdialyse bei ausgewählten Krankheitsbildern.

Wissenschaftliche Veröffentlichungen 1981:

Dr. Gunther Müller: Untersuchungen über aktuelle diagnostisch-therapeutische und experimentell-theoretische Probleme der Gonorrhoe unter besonderer Berücksichtigung der asymptomatischen Gonokokkeninfektion. (Diss. B)

Dr. Irene Tausch: Untersuchungen zur Reaktivität des Immunsystems von Patienten mit Epidermophytien. (Diss. B)

Heide-Rose Engels und Christa Schmaler: Zum Vorkommen und Aussagewert von antinukleären Faktoren und DNS-Antikörpern bei Patienten mit Arzneimittelexanthemen. (Diss. A)

Helga Graetz: Untersuchungen zur nosologischen Stellung der Psoriasis arthropathica. (Diss. A)

Doris Heckemann: Präparation und Charakterisierung verschiedener Antigene aus

humanpathogenen Pilzen und Prüfung der immunologischen Wirksamkeit im Tierversuch und an Patientenseren. (Diss. A)
Sabine TSCHERBNER: Der quantitative Cardiolipin-Mikro-Flockungs-Test als therapeutischer Parameter bei Syphilis. (Diss. A)
Wolfgang WALDAU: Analyse dermatologischer Rezepturen aus dem Territorium des Bezirkes Cottbus vom Abrechnungszeitraum Januar 1978 unter besonderer Berücksichtigung individueller Rezepturen. (Diss. A)

SPITZBART, H., J. HOLTORFF und S. ENGEL: Vulvitis — Kolpitis. Johann Ambrosius Barth, Leipzig 1981
Zahl der sonstigen Publikationen: 68.

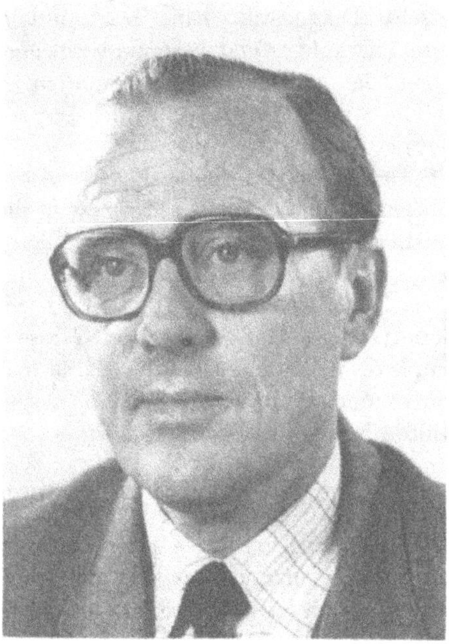

Kinderklinik

Direktor:
o. Prof. Dr. sc. med. Peter GROSSMANN, Korrespondierendes Mitglied der Akademie der Pädagogischen Wissenschaften der DDR

Stellvertreter:
o. Prof. Dr. sc. med. Klaus ZOELLNER

Weitere Hochschullehrer:
o. Prof. Dr. sc. med. Joachim BARTEL
o. Prof. Dr. sc. med. Ludwig GRAUEL
o. Prof. Dr. sc. med. Johann GROSS
Doz. Dr. sc. med. Peter AMENDT
Doz. Dr. sc. med. Siegmar DEVAUX

Honorardozenten:
Doz. Dr. med. George GÖHRING
Doz. Dr. sc. med. Christa GROSCH
MR Doz. Dr. sc. med. Günther GUDOWSKI

Oberschwester:
Waltraut RUSCH

Leitende med.-techn. Fachassistentin:
Gudrun DEGEN

Die Kinderklinik umfaßt 10 Stationen, den diagnostischen Bereich (Röntgenologie, EKG, EEG, Bakteriologie-Serologie, Hämatologie-Hämostaseologie, nuklearmedizinische Funktionsdiagnostik) und die Poliklinik. Wichtige Bereiche sind die Abteilungen für Nephrologie, Neonatologie und Kardiologie. Die Klinik hat ins-

gesamt 250 Mitarbeiter. In dieser Zahl sind 48 Hochschulkader und 177 Angehörige mittlerer medizinischer Berufe enthalten.
In der *Lehre* ist die Klinik für die Ausbildung der Studenten der Medizin, Stomatologie, Medizinpädagogik, Rehabilitationspädagogik und für die Fachschulstudenten im Fachgebiet Kinderheilkunde verantwortlich. Der Unterricht für Medizinstudenten umfaßt ca. 150 Stunden, davon 26 Stunden seminaristische Tätigkeit am Krankenbett. Die patientennahe Ausbildung erfolgt zum Teil in Zusammenarbeit mit den Städtischen Krankenanstalten in Berlin-Buch und Friedrichshain. Die an der Klinik tätigen Diplomanden sind in einem wissenschaftlichen Studentenzirkel zusammengefaßt.
Die *Weiterbildung* zum Facharzt wird durch monatliche Facharztseminare unterstützt. Hospitationen in- und ausländischer Kollegen erfolgen vor allem auf den Gebieten Nephrologie, Neonatologie und Kardiologie, darüber hinaus aber auch in anderen Spezialgebieten unseres Faches.
Die *Forschung* konzentriert sich auf die Forschungsrichtung Perinatologie in den Hauptforschungsrichtungen „Schwangerschaft und frühkindliche Entwicklung" und „Organ- und Gewebetransplantation" sowie auf das Forschungsprojekt „Chronische Niereninsuffizienz". Darüber hinaus wird vor allem auf den Gebieten der Kinderkardiologie, der Gastroenterologie und der Endokrinologie wissenschaftlich gearbeitet.
In der *medizinischen Betreuung* stehen in den drei allgemeinpädiatrischen Stationen Probleme der Säuglingsernährung, des Stoffwechsels, der Gastroenterologie und der Endokrinologie im Mittelpunkt. Die Kinderpoliklinik dient sowohl der spezialisierten und hochspezialisierten pädiatrischen Betreuung als auch der Dispensairebetreuung in unseren Schwerpunktgebieten. In der Dispensairebetreuung gilt das Hauptaugenmerk der Nachbetreuung von Risikopatienten und der Langzeitbetreuung von Kindern mit chronischer Niereninsuffizienz, nach Herzoperationen und mit Endokrinopathien.
Die Abteilung Neonatologie widmet sich der Erforschung und Eliminierung von Faktoren, die die Morbidität und Mortalität in der perinatalen Periode beeinflussen, und konzentriert sich auf den weiteren qualitativen Ausbau der Intensivbeobachtung und Intensivtherapie im Neugeborenenalter.
Die Abteilung Nephrologie betreut in einer Dialyseabteilung Kinder im chronischen Hämodialyseprogramm und sorgt für die Transplantationsvorbereitung und -nachbetreuung. Die Diagnostik und Therapie nephrologischer Erkrankungen konzentriert sich auf angeborene Nephropathien und auf glomeruläre Erkrankungen.
Die Abteilung Kardiologie dient der Früherfassung und Diagnostik angeborener und erworbener Herzfehler sowie von Herz-Kreislauf-Erkrankungen, der Vorbereitung auf kardiochirurgische Operationen und deren Nachsorge und der Entwicklung und Einführung hochspezialisierter nichtinvasiver diagnostischer Methoden (Szintigraphie, Echokardiographie).
Mit der Eröffnung des Neubaus für die operativen Disziplinen ist die Universitätskinderklinik für die Kinderbetten in der HNO-, Augen-, Kiefer- und Urologischen Klinik, die in einer interdisziplinären Kinderabteilung zusammengefaßt sind, sowie für die Akutmedizin des Kindesalters (Neonatologie, Kardiologie, Nephrologie) verantwortlich.

Wissenschaftliche Veröffentlichungen 1981:

Dr. Wolf-Rainer CARIO: Auswirkungen porto-systemischer Anastomosen im Kindesalter. (Diss. B)
Dr. Adelheid MICHEL: Untersuchungen von erythrozytären Kriterien in der Perinatal- und Säuglingsperiode unter den Bedingungen der Hypoxie. (Diss. B)
Rudolf KLEEMANN: Die Bedeutung von

angeborenen Herz- und Gefäßfehlern für die Säuglingssterblichkeit. (Diss. A)
Sigrid Perschke: Leitwertmessungen des Urins bei Kindern mit chronischer Pyelonephritis. (Diss. A)
Elvira Pilz: Die renale Osteopathie im Kindesalter — Langzeituntersuchungen während konservativer Therapie, chronischer Hämodialyse und nach erfolgreicher Nierentransplantation. (Diss. A)
Ortrud Sammler: Entwicklung der Mortalität im Säuglings- und Kindesalter für einen Zeitraum von 20 Jahren (1959 bis 1978) im Kreis Waren (Müritz). (Diss. A)

Bartel, J. und D. Mücke (Hrsg.): Pädiatrische Elektrokardiographie. VEB Georg Thieme Verlag, Leipzig 1981
Braun, W., P. Grossmann und H. Patzer (Hrsg.): Pädiatrie. Ein Lehrbuch für Studenten. 2. Auflage, VEB Verlag Volk und Gesundheit, Berlin 1981

Zahl der sonstigen Publikationen: 48.

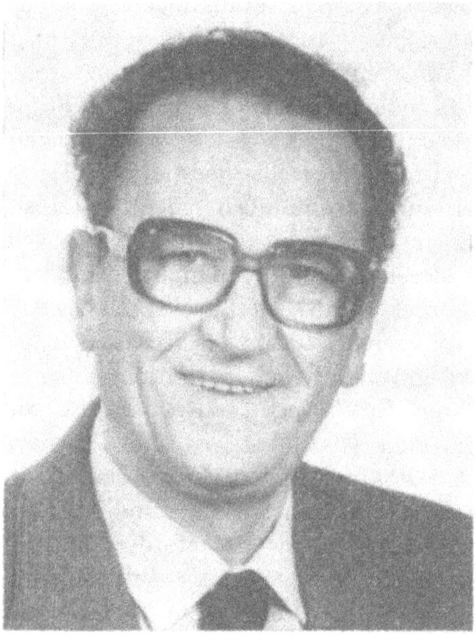

Universitäts-Frauenklinik

Direktor:
OMR o. Prof. Dr. med. habil. Hans Bayer

Stellvertreter:
o. Prof. Dr. med. habil. Hans-Ulrich Lau

Weitere Hochschullehrer:
o. Prof. Dr. sc. med. Anita Weissbach-Rieger
a. o. Prof. Dr. sc. med. Wolfgang Fischer
Doz. Dr. sc. med. Peter Hengst

Honorarprofessoren:
OMR Prof. Dr. med. habil. Wolfgang Mosler
OMR Prof. Dr. med. habil. Heinz Pockrandt

Oberschwester:
Irene Hofer

Leitende med.-techn. Fachassistentin:
Brunhilde Schäfer

Die Klinik gliedert sich in die Fachbereiche Gynäkologie, Geburtshilfe und Soziale Gynäkologie.
Im Fachbereich Gynäkologie gibt es 2

Abteilungen für allgemeine Gynäkologie, zu denen auch der Operationstrakt gehört, und 3 Spezialabteilungen für gynäkologische Endokrinologie und Sterilität, für Urogynäkologie und für Onkogynäkologie. Zu diesem Fachbereich gehört auch die gynäkologische Poliklinik mit Allgemein- und Spezialsprechstunden.

Der geburtshilfliche Bereich gliedert sich in eine Abteilung für stationäre und ambulante Schwangerenbetreuung und eine Abteilung für Geburts- und Wochenbettüberwachung, zu der auch der Funktionsbereich des Kreißsaales gehört.

Im Fachbereich Soziale Gynäkologie arbeiten neben der Gynäkologin ein Sozialhygieniker (Demograph), eine Psychologin und eine Fürsorgerin.

Den 3 Fachbereichen stehen 210 Mitarbeiter zur Verfügung. In dieser Zahl enthalten sind 53 Hochschulkader und 132 Angehörige mittlerer medizinischer Berufe.

In der *Erziehung und Ausbildung* wurden die von Walter Stoeckel und Helmut Kraatz aufgestellten Grundsätze bei der Durchführung von Lehrveranstaltungen ständig weiterentwickelt: Die Studenten haben Zugang zu allen Arbeitsbereichen; Vorlesungen und Patienten-Demonstrationen bilden eine Einheit; große Bedeutung kommt dem geburtshilflichen Internat zu. Das Hauptkolleg ist die zentrale Lehrveranstaltung.

Im Rahmen der *Weiterbildung* sind an der Klinik ständig 2—3 Hospitanten tätig. Sie kommen aus Einrichtungen des Gesundheitswesens zur Vervollkommnung der Facharztausbildung, aber auch aus der ganzen DDR und dem Ausland zur Erwerbung bestimmter Spezialkenntnisse und Einarbeitung in Spezialmethoden, insbesondere auf dem Gebiet der Ultraschalldiagnostik und Genetik. In den letzten Jahren waren mehr als 20 kurz- oder längerfristige Hospitanten aus den sozialistischen Ländern an der Klinik, darunter 9 Kollegen aus Kuba, welche teilweise bis zu 2 Jahren ausgebildet wurden.

Einen besonderen Platz in der Weiterbildung nimmt die Ultraschalldiagnostik ein. Es wurden Lehrgänge über Ultraschalldiagnostik mit insgesamt über 100 Teilnehmern durchgeführt. Mehr als 60 Fachgynäkologen wurden in der Handhabung der Ultraschallgeräte in Einzelhospitationen ausgebildet. Dadurch wurde eine wichtige Vorbedingung zur Routine-Anwendung dieser Methode in der Schwangerenbetreuung der DDR geschaffen.

In der *Forschung* hat sich die Klinik auf Schwerpunkte konzentriert und etwa 70% der Forschungskapazität in der Hauptforschungsrichtung „Schwangerschaft und frühkindliche Entwicklung" gebunden.

Im Fachbereich Gynäkologie ist die komplizierte operative Allgemeingynäkologie unter Einbeziehung der Mikrochirurgie und der Kryochirurgie Gegenstand der Forschung. Weitere Themen sind

- Induktion und Hemmung der Ovulation, darunter — in Kooperation mit der Akademie der Wissenschaften der DDR und dem Institut für experimentelle Pathologie in Suchumi (UdSSR) — die Erforschung von Möglichkeiten der postkoitalen Kontrazeption;
- die Erforschung von Methoden zur Erkennung und Behandlung der weiblichen Sterilität einschließlich der homologen und heterologen Insemination. Schwerpunkt sind dabei Untersuchungen zur extrakorporalen Befruchtung und Reimplantation des befruchteten Eies;
- Weiterentwicklung urodynamischer Messungen und deren Einbeziehung in die Diagnose und Therapie der Harninkontinenz;
- Erforschung ausgewählter Tumormarker zur Erkennung der biologischen Wertigkeit von Präkanzerosen, zur Einschätzung des Therapieeffektes und zur Früherkennung von Metastasen und Rezidiven.

Im Fachbereich Geburtshilfe werden die Methoden der Ultraschalldiagnostik und der Fetoskopie weiterentwickelt mit dem

Ziel der frühzeitigen Erkennung einer Plazentainsuffizienz. Weitere Themen sind

- Infektionsgefährdung während der Schwangerschaft und unter der Geburt;
- Prüfung von Möglichkeiten zur medikamentösen Förderung der fetalen Lungenreifung (in Kooperation mit der Abteilung Neonatologie der Kinderklinik);
- Prostaglandinforschung einerseits zur Verbesserung der Weheninduktion und der Zervixreifung, andererseits zur Wehenhemmung mit Prostaglandin-Inhibitoren.

Hauptthemen des Fachbereichs Soziale Gynäkologie sind das interdisziplinäre Forschungsprojekt „Reproduktionsprobleme in der DDR" und das interdisziplinäre Forschungsprojekt „Partnerschaft, Ehe und Familie im Sozialismus".

Die *medizinische Betreuung* konzentriert sich neben der umfangreichen Grundbetreuung zunehmend auf spezialisierte und hochspezialisierte Methoden. Die hochspezialisierte Diagnostik und Therapie von Genitalmißbildungen, Hormonstörungen und Sterilitäten gehören ebenso zum Arbeitsprogramm wie Fistelbehandlungen und die komplexe Diagnostik und Mehrschritt-Therapie der funktionellen Harninkontinenz unter Einbeziehung urometrischer Untersuchungsverfahren. Aus der Klinik kamen u. a. Beiträge zur weiteren Bekämpfung von Harnwegsinfektionen, zur Übernahme der Isotopennephrographie in die Frauenheilkunde und zur Einführung neuer Operationsmethoden bei der Harninkontinenz.

Die operative Therapie des Zervixkarzinoms, welche durch Einführung und Weiterentwicklung der vaginalen Radikaloperation eng mit den Namen Walter Stoeckel und Helmut Kraatz verknüpft ist, wird systematisch auf dem neuesten Stand der Kenntnisse betrieben. Es gehört zu den Aufgaben der Klinik, diese und andere Operationsmethoden unter Berücksichtigung moderner prä-, intra- und postoperativer Betreuungsverfahren zu qualifizieren und zu profilieren. Kliniken der DDR und des Auslands haben die Behandlungsgrundsätze der Klinik übernommen. Organisatorische Maßnahmen für die Prävention des Zervixkarzinoms und standardisierte Verfahren in der Nachsorge Krebskranker, ganz besonders für deren Rehabilitation, wurden erarbeitet.

Auf dem Gebiet der Geburtshilfe ist die Klinik maßgeblich an der Entwicklung der perinatalen Medizin beteiligt. Daneben werden alle modernen Überwachungs- und Behandlungsmethoden einschließlich der Ultraschalldiagnostik angewandt, die in der Berliner Klinik erstmals in der DDR planmäßig für die Geburtshilfe eingesetzt wurde.

Die Klinik wurde als Zentrum für Risikoschwangerschaften im Berliner Raum entwickelt. Seit 2 Jahren erfolgt eine 100%ige apparative Intensivüberwachung aller Entbindungen, wodurch eine wesentliche Senkung der kindlichen Mortalität und Morbidität erreicht werden konnte. In der genetischen Spezialabteilung der Klinik werden planmäßig Fruchtwasseruntersuchungen zur Erkennung genetischer Defekte in der Frühschwangerschaft durchgeführt.

Der Fachbereich Soziale Gynäkologie hat sehr enge Wechselbeziehungen zu allen Abteilungen der Klinik. Ein Betreuungskatalog für sozialgynäkologische Fragen wurde für die Frauenklinik und die interdisziplinäre Arbeit erstellt, und neue Erkenntnisse auf den Gebieten Sexualerziehung, Kindergynäkologie, Probleme der Berufstätigkeit, des Sexuallebens und des Alterns, Rehabilitation und Begutachtung wurden in die Patientenbetreuung eingearbeitet. Für Mammakarzinom-Kranke werden Psychotherapiekurse durchgeführt.

Wissenschaftliche Veröffentlichungen 1981:

Dr. Peter Prenzlau: Methodik, Aussage und Grenzen der Fetometrie mittels Ultraschall (B-Scan) für die Gestationsüberwachung. (Diss. B)

Henning GIEST: Schwangerschaftsverlauf und Zustand der Neugeborenen anhand ausgewählter Parameter nach einer vorangegangenen oralen Kontrazeption. (Diss. A)

Elisabeth KUNZE: Familienstand und Reproduktion, eine Tafelanalyse der DDR im Zeitraum von 1964 bis 1974. (Diss. A)

Zahl der sonstigen Publikationen: 17.

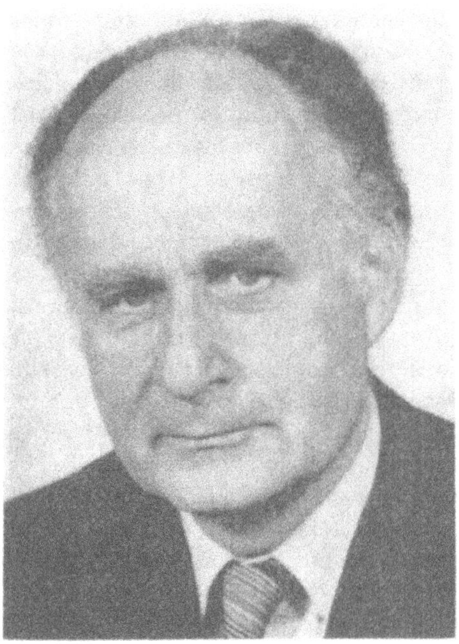

Klinik für Hals-Nasen-Ohren-Erkrankungen, Gesichts- und Halschirurgie

Direktor:
OMR o. Prof. Dr. sc. med. Hans-Jürgen GERHARDT, Nationalpreisträger

Stellvertreter:
MR Doz. Dr. sc. med. Jürgen WENDLER

Honorarprofessor:
Prof. Dr. sc. med. Günther LOEWE

Oberschwester:
Rita BEHNE

Neben der allgemeinen Poliklinik des Fachgebietes gehören zur Klinik 4 Stationen (aseptische Station, septische Station, Tumorstation und Kinderstation) mit insgesamt 110 Betten. In der Klinik und Poliklinik sind 115 Mitarbeiter tätig, davon 38 Hochschulkader und 70 Angehörige mittlerer medizinischer Berufe.

Die Aufgaben der Klinik in der *Erziehung und Ausbildung* umfassen die Hauptvorlesung für das Fach Hals-Nasen-Ohren-Heilkunde für Mediziner und Zahnmediziner sowie den dazugehörigen HNO-Spiegelkurs und Seminare. Mitarbeiter der Klinik wirken ferner mit an der Ausbildung der Studenten der Sektion Rehabilitationspädagogik sowie an der Ausbildung von Schwestern der Medizinischen Fachschule.
Im Studienjahr 1980/81 wurden 19 Diplomanden, 13 Doktoranden A und 6 Doktoranden B betreut. Ein Jugendobjekt auf dem Gebiet der Phoniatrie konnte erfolgreich abgeschlossen werden. Eine Folge von Spezialseminaren auf dem Gebiet der

Audiologie für Studenten wurde als fakultative Veranstaltungsreihe abgehalten.

Im Rahmen der *Weiterbildung* wurden 3 Gruppenhospitationen mit je etwa 4—6 Teilnehmern betreut. 49 Einzelhospitanten hatten Gelegenheit, sich in 1- bis 4-wöchigen Hospitationen weiterzubilden, davon 10 in der Audiologischen Abteilung, 10 in der Abteilung Phoniatrie, 9 in der Allergologischen Abteilung, 4 in der Vestibularis-Abteilung und 16 auf den verschiedenen Stationen und in der Ambulanz der Klinik.

Für die Facharztkandidaten kleinerer Fachabteilungen in der DDR wurde im November 1981 in Zusammenarbeit mit der Akademie für Ärztliche Fortbildung ein 3tägiger Lehrgang mit der Hauptthematik „Otologie“ abgehalten.

Darüber hinaus waren die Mitarbeiter der Klinik beteiligt an der Ausbildung von Funktionsschwestern auf den Gebieten Allergologie, Audiologie und Neurootologie.

Entsprechend der Vielfalt der Aufgaben der Klinik ist auch das *Forschungsprofil* breit angelegt. Unter Einsatz von elektrophysiologischer, biochemischer und morphologischer Methodik werden vor allem Probleme der Pathophysiologie des Innenohres, der objektiven Stimmdiagnostik und der rhinologischen Funktionsdiagnostik bearbeitet. Ferner werden neue Systemlösungen durch Einsatz der Mikroelektronik auf dem Gebiet des Organ- und Funktionsersatzes erprobt.

Weitere erfolgreich bearbeitete Forschungsgebiete sind die angewandte Embryopathologie, Untersuchungen zur Anwendung der Kryochirurgie im Kopf-Hals-Bereich und klinisch-immunologische Untersuchungen bei Patienten mit allergischen Erkrankungen der oberen Luftwege.

In der *medizinischen Betreuung* werden eine hochspezialisierte Diagnostik, Therapie und Dispensairebetreuung in den Abteilungen Klinische Audiologie, Phoniatrie, Allergologie, Neurootologie und Rhinologische Funktionsdiagnostik realisiert. In enger Zusammenarbeit mit den Forschungsabteilungen Elektrophysiologie und Akustik und Biochemie werden Spezialaufgaben gelöst wie die objektive Funktionsdiagnostik der Hörbahn, die Ultramikroanalyse kleinster Flüssigkeitsmengen, die Funktionsdiagnostik des Nervus facialis und des Nervus recurrens sowie des Geruchs- und Geschmackssinnes. Der Trend geht hier unter zunehmendem Einsatz der Computertechnik zur Umstellung vom subjektiven zum objektiven Funktionstest.

Neben der ambulanten und stationären Grundbetreuung und der hochspezialisierten Funktionsdiagnostik des Fachgebietes nimmt die chirurgische Arbeit in diesem chirurgischen Fachgebiet eine dominierende Rolle ein. Schwerpunkte der Chirurgie der Klinik sind die Tumorchirurgie, die Traumachirurgie, die Mißbildungschirurgie, insbesondere bei Mißbildungen des Ohres, die immer vielseitiger werdende Mikrochirurgie der Schädelbasis und die ästhetische Chirurgie. Insbesondere die Tumorchirurgie und traumatisierte Patienten erfordern darüber hinaus ein hohes Niveau der rekonstruktiven Chirurgie, die zunehmend unter Einsatz mikrochirurgischer Technik (Mikronervenchirurgie, Mikrogefäßchirurgie) weiter qualifiziert wird. Der Einsatz der Kryochirurgie ist in den letzten Jahren ständig ausgebaut worden, der der Mikrolaserchirurgie ist geplant.

Ein chirurgisches Gebiet mit zunehmender Bedeutung ist die Chirurgie der Larynx-Tracheastenosen, insbesondere als Folge von Traumen und Tumorleiden, aber auch als Folge der Intensivtherapie.

Wissenschaftliche Veröffentlichungen 1981:

Dr. Hartmut BERNDT: Der lärmbedingte Innenohrschaden und seine Beeinflußbarkeit im Tierexperiment. (Diss. B)

Dr. Horst-Dietrich OTTO: Zwei bisher unbekannte Verlagerungsbewegungen in der Branchialregion des menschlichen Keimlings — dargestellt an der Ontogenese des

äußeren und des Mittelohres einschließlich der periaurikulären Region sowie an der Pathogenese ihrer Mißbildungen (Der Irrtum der Reichert-Gauppschen Theorie). (Diss. B)
Dr. Susanne WITTBRODT: Grundlagen zur Beurteilung und Gestaltung eines ästhetischen Gesichts-Nasenprofils unter besonderer Berücksichtigung der Profilanalyse nach Baud. (Diss. B)
Abdal Rahman ALBALKHI: Zur klinischen Anwendung verschiedener Funktionsprüfungen des Ostium maxillare. (Diss. A)
Rainer LOYSA: Resistometrie der Tuba Eustachii — ein neues funktionsdiagnostisches Verfahren. (Diss. A)
Tadeus NAWKA: Versuch einer Klassifizierung von Sprechstimmen nach Heiserkeitsgraden mit Hilfe der Langzeit-Spektral-(LTAS)-Analyse. (Diss. A)
Zahl der sonstigen Publikationen: 34.

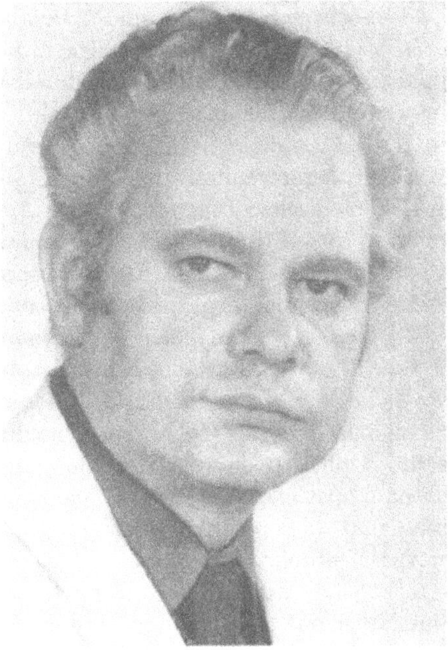

Universitäts-Augenklinik

Direktor:
OMR o. Prof. Dr. sc. med. Hans GLIEM

Stellvertreter:
a. o. Prof. Dr. sc. med. Gerhard GODER

Weitere Hochschullehrer:
Doz. Dr. sc. med. Angelika KLATT
Doz. Dr. sc. med. Wulf-Dieter ULRICH

Oberschwester:
Karin Sen GUPTA

Leitende med.-techn. Fachassistentin:
Rosemarie SCHWARZENBERGER

Die Klinik verfügt über vier Stationen und eine Poliklinik. Es bestehen Dispensaires für Glaukom, Orthoptik und Pleoptik, Netzhauterkrankungen, Hornhauterkrankungen, Orbitaerkrankungen und Kinderophthalmologie sowie Abteilungen für Ultraschalldiagnostik und -therapie, Elektrophysiologie, physiologische Optik einschließlich Kontaktschalen, Ophthalmopathologie einschließlich Referenzzentrum der WHO, Rasterelektronen-

mikroskopie und Lasertherapie sowie eine Augenbank zur Optimierung der Hornhauttransplantation. Derzeit hat die Klinik 125 Mitarbeiter, davon 42 Hochschulkader und 60 Angehörige mittlerer medizinischer Berufe.
Im Rahmen der *Erziehung und Ausbildung* erwerben die Studenten der Medizin im IV. und V. Studienjahr in Vorlesungen und Seminaren mit praktischen Übungen die für alle medizinischen Fachgebiete erforderlichen Grundkenntnisse über Augenheilkunde und grundlegende Fertigkeiten in der ophthalmologischen Diagnostik mit einfachen, jedem approbierten Arzt zur Verfügung stehenden Methoden. Studenten der Zahnmedizin erhalten einen Einblick in die Nachbarschaftsbeziehungen zwischen Stomatologie und Ophthalmologie und erlernen einfachste Untersuchungsfertigkeiten unter Betonung der Frühdiagnostik von Erkrankungen im fachlichen Grenzbereich. Studenten der Sonderschulpädagogik erhalten einen Überblick über die Ophthalmologie und besonders über die Ursachen der Sehschwäche und Blindheit und die Methoden ihrer Bekämpfung. Bei allen Formen der Erziehung und Ausbildung einschließlich der Anleitung von Diplomanden wird besonderer Wert auf engen Praxiskontakt gelegt.
In der *Weiterbildung* führen die Mitarbeiter der Klinik regelmäßige Fortbildungen für Fachärzte und Facharztkandidaten des Territoriums durch sowie für hochspezialisierte ophthalmologische Tätigkeiten im Republikmaßstab. Es werden regelmäßig Kurse für das augenärztliche mittlere medizinische Personal abgehalten. Die Klinik ist eine traditionsreiche Ausbildungsstätte für Augenfachärzte. Sie wird regelmäßig von Hospitanten aus dem In- und Ausland aufgesucht.
In der *Forschung* lagen die Schwerpunkte der Klinik auf den Gebieten der Geschwulst- und Gefäßerkrankungen des Auges, der Glaukomdiagnostik und -therapie und der Erforschung des Schielens. Gegenwärtig werden folgende Themen bearbeitet: Organfunktion der Hornhaut und Keratoplastik in der Hauptforschungsrichtung „Organ- und Gewebetransplantation“, okuläre Mikroangiopathie in der Hauptforschungsrichtung „Diabetes und Stoffwechselstörungen“ sowie Hydro- und Hämodynamik des normalen und des Glaukom-Auges in der Hauptforschungsrichtung „Biokybernetik und Bionik“.
Wichtige neue Methoden sind die Vitrektomie, die Lasertherapie, die Ultraschalldiagnostik und verfeinerte Methoden der ophthalmologischen Elektrophysiologie einschließlich der rechnergestützten Meßwertverarbeitung.
In der hochspezialisierten und spezialisierten *medizinischen Betreuung* liegen die Aufgaben der Klinik auf den Gebieten der vitreoretinalen und Hornhauterkrankungen, der ophthalmologischen Mikrochirurgie und Laseranwendung am Auge, der ophthalmologischen Diagnostik unter Anwendung von Ultraschall und Methoden der Elektrophysiologie (Elektroretinographie, Elektrookulographie, Ableitung visuell evozierter kortikaler Potentiale), der Gefäß- und Kreislaufdiagnostik auf dem Gebiet der Ophthalmologie (Fluoreszenzangiographie, Ophthalmodynamometrie, Ophthalmodynamographie), der Ophthalmopathologie, physiologischen Optik und der rechnergestützten Meßwertverarbeitung. Auf diesen Gebieten erstreckt sich der Wirkungsbereich der Klinik über das gesamte Territorium der DDR und sogar weit über die Grenzen der Republik hinaus. Für das Territorium erfüllt die Klinik Aufgaben in der Traumatologie und Notfallversorgung und auf allen Gebieten der spezialisierten augenärztlichen Betreuung, für den Stadtbezirk Berlin-Mitte auch Aufgaben der augenärztlichen Grundbetreuung.

Wissenschaftliche Veröffentlichungen 1981:

Eva Sattler: Prognose des akuten Primärglaukoms. (Diss. A)

Elke SCHULZE: Untersuchungen zur Häufigkeit der diabetischen Retinopathie bei Diabetes-Manifestation bis zum 30. Lebens jahr. (Diss. A)
Regine WEGENT: Das Verhalten des intraokularen Druckes Glaukomkranker bei Belastung mit dem Fahrradergometer unter Berücksichtigung von Säure-Basen-Haushalt und Kreislaufparametern. (Diss. A)
Zahl der sonstigen Publikationen: 12.

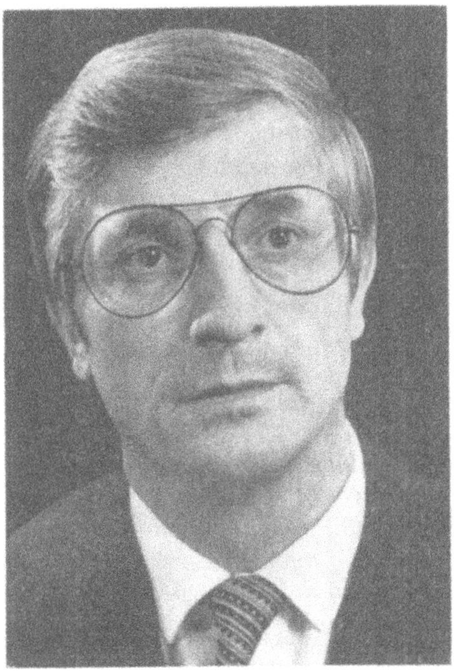

Orthopädische Klinik und Poliklinik

Direktor:
o. Prof. Dr. sc. med. Hartmut ZIPPEL

Stellvertreter:
OA Dr. med. Klaus SCHELLNACK

Weitere Hochschullehrer:
a. o. Prof. Dr. sc. med. Wolfgang ARENDT
a. o. Prof. Dr. sc. med. Hans-Günter EHRICHT

Oberschwester:
Lieselotte KIENINGER

Klinische Profillinien der Einrichtung sind die Kinderorthopädie, Wirbelsäulenchirurgie, Endoprothetik sowie die spezielle traumatologische Versorgung insbesondere am Hüft- und Kniegelenk. Den in Stationen oder Abteilungen konzentrierten Profillinien stehen Arbeitsgruppen für Knochengeschwülste, Arthroskopie und arthroskopische Chirurgie, Therapie von Beinlängendifferenzen u. a. zur Seite. Das klinische Betreuungsprofil wird ergänzt durch eine orthopädietechnische Werkstatt mit allen Versorgungsmöglichkeiten, eine physiotherapeutische Abteilung und eine Poliklinik. Die vielfältigen Aufgaben werden von insgesamt 135 Mitarbeitern bewältigt, von denen 24 Hochschulkader und 95 Angehörige mittlerer medizinischer Berufe sind.
In der *Lehre* wird besonderer Wert auf die unmittelbar patientenorientierte semi-

naristische Ausbildung gelegt. Ein neues Lehrbuch für Studenten wurde fertiggestellt.

Die Klinik führte 3 *Weiterbildungsveranstaltungen* für Fachärzte durch und produzierte einen Farbtonfilm über die transabdominale interbody-fusion der Lendenwirbelsäule. 15 Fach- oder Oberärzte aus anderen Einrichtungen hospitierten an der Klinik und wurden in speziellen Operationstechniken ausgebildet.

Die *Forschungsarbeiten* sind in einer klinikeigenen Forschungsabteilung konzentriert. Schwerpunkt ist die angewandte Grundlagenforschung zur Biologie der Gelenkoberflächen und des degenerativen Gelenkverschleißes sowie zu ausgewählten Fragen der Wirbelsäulenerkrankungen. Es wurde ein Symposium über „Degenerative Gelenkerkrankungen" durchgeführt.

In der *medizinischen Betreuung* konnten ein wesentlicher Anstieg der ambulanten einschließlich der physiotherapeutischen Betreuungsleistungen sowie eine Verdopplung der stationären operativen Versorgungen gegenüber dem Vorjahr erreicht werden. Dabei standen Endoprothesenoperationen, Wirbelsäuleneingriffe, traumatologische und neurochirurgische Operationen im Vordergrund.

Folgende operative Methoden wurden 1981 neu eingeführt oder wesentlich erweitert: Wirbelzugänge auf transabdominalem oder transthorakalem Weg, zervikale Wirbelfusion nach Cloward, totalendoprothetische Versorgung des Kniegelenks mit differenzierten Endoprothesentypen, Erweiterung des Skoliosentherapieprogramms (Halo-up traction, Boston Brace, erweiterte operative Verfahren), neue Konzeption des operativen Therapieprogramms bei komplexen Bandinstabilitäten des Kniegelenks sowie beim Knorpelaufbrauchschaden des Femoropatellagelenks, zunehmender Einsatz des Fixateur externe insbesondere zur Kompressions- und Distraktionsosteosynthese und Arthroskopie des Kniegelenks.

Wissenschaftliche Veröffentlichungen 1981:

Arendt, W.: Der Kreuzschmerz. 2. Auflage, Medicus-Reihe, VEB Verlag Volk und Gesundheit, Berlin 1981

Wellmitz, G.: Ratgeber der orthopädischen Schuhzurichtung. Sonderheft Orthopädie Schuhtechnik Heft 20, Hrsg. Forschungs- und Entwicklungsstelle für orthopädische Schuhe, Wermsdorf 1981

Zahl der sonstigen Publikationen: 18.

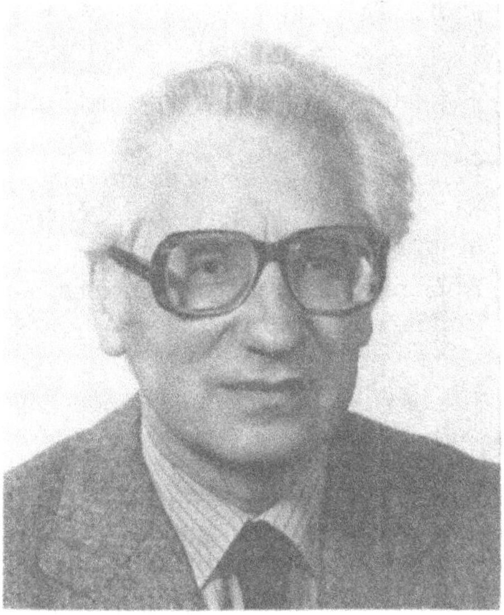

Urologische Klinik

Direktor:
OMR o. Prof. Dr. sc. med. Moritz MEBEL, Nationalpreisträger, o. Mitglied der Akademie der Wissenschaften der DDR, Kandidat des ZK der SED

Stellvertreter:
Doz. Dr. sc. med. Peter ALTHAUS

Weiterer Hochschullehrer:
Doz. Dr. sc. med. Dietmar SCHOLZ

Oberschwester:
Helga WASSERFUHR

Der Inhaber des Lehrstuhls für Urologie am Bereich Medizin (Charité) der Humboldt-Universität zu Berlin leitet seit 1970 folgende Struktureinheiten:

1. Urologische Poliklinik der Charité
2. Urologische Klinik und Poliklinik im Städt. Krankenhaus Berlin-Friedrichshain
3. Abteilung für experimentelle Organtransplantation.

Die im Aufbau befindliche Urologische Klinik hat gegenwärtig 60 Mitarbeiter, davon 21 Hochschulkader und 35 mittlere medizinische Kader.
In der *Lehre* wird den Studenten der Medizin das Fach Urologie in 36 Stunden Vorlesung und klinischer Demonstration sowie in 120 Stunden Seminare und Praktika vermittelt. Der praxisbezogenen Ausbildung wird besondere Aufmerksamkeit geschenkt.

1981 hospitierten in der Urologischen Klinik im Rahmen der Aus- und *Weiterbildung* 64 Facharztkandidaten und Fachärzte für Urologie, davon 28 aus dem Ausland.
Die *Forschungs*schwerpunkte des Lehrstuhls für Urologie sind:

- die terminale Niereninsuffizienz und ihre Behandlung durch Dialyse und Transplantation
- Tumoren der Organe des Urogenitalsystems
- die Kinderurologie und
- die Urodynamik.

Die Abteilung für experimentelle Organtransplantation und das Nierentransplantationszentrum der Urologischen Klinik sind die Trägereinrichtungen des Forschungsprojektes „Chronische Niereninsuffizienz“. Der Leiter dieses Forschungsprojektes, Prof. Dr. sc. med. Mebel ist seit 1981 Vizepräsident und ab 1982 Präsident der Organisation „Intertransplant“. Die Mitgliedsländer des Rates für Gegenseitige Wirtschaftshilfe kooperieren im Rahmen dieser Organisation beim Nierenaustausch sowie in Betreuungs- und Forschungsaufgaben auf dem Gebiet der Organtransplantation.

Die Urologische Poliklinik versorgte 1981 im Rahmen der *medizinischen Betreuung* 3650 Bürger, das entspricht 7750 Neuzugängen mit 17800 Konsultationen. Die Konsiliartätigkeit der Einrichtung betraf 230 Patienten in den Kliniken der Charité.

Bis zum 7. 9. 1981 wurden im Nierentransplantationszentrum der Urologischen Klinik im Städt. Krankenhaus Friedrichshain 525 Nierentransplantationen ausgeführt. Das Kollektiv des Nierentransplantationszentrums erhielt im Jahre 1976 den Orden „Banner der Arbeit" Stufe I.

Erstmalig in der Geschichte der Charité ist mit Wirkung vom 1. 10. 1981 eine Urologische Klinik gegründet worden. Die Urologische Klinik am Bereich Medizin (Charité) wird folgende Einrichtungen vereinigen:

- Urologische Klinik
- Urologische Poliklinik
- Abteilung für urodynamische Funktionsdiagnostik
- Forschungsabteilung für experimentelle Nierentransplantation und Niereninsuffizienz
- Abteilung Zentrales Nierentransplantierten-Dispensaire.

Wissenschaftliche Veröffentlichungen 1981:

Detlef Gremske: Unsere Erfahrungen mit der operativen Entfernung komplizierter Nierensteine. (Diss. A)

Bärbel Topel: Chirurgische Behandlung des durch Nebennierentumore ausgelösten Hypertonus. (Diss. A)

Zahl der sonstigen Publikationen: 38.

Geschwulstklinik

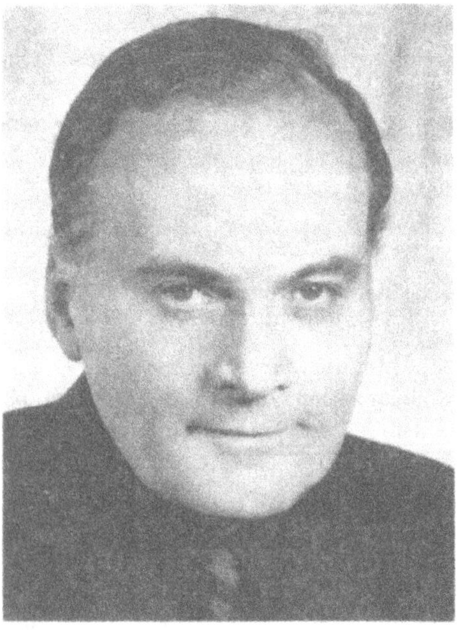

Direktor:
OMR o. Prof. Dr. sc. med. Karl-Heinz Riessbeck

Stellvertreter:
o. Prof. Dr. med. habil. Horst zur Horst-Meyer

Weiterer Hochschullehrer:
Doz. Dr. sc. nat. Horst Rose

Oberschwester:
Anneliese Lemke

Leitende med.-techn. Fachassistentinnen:
Ingeborg Pradel (Tumorbiologie)

Erika Böwe (Histopathologie)
Helga Schubert (Radiologie)
Ursula Zimmler (Hämatologie)

Die 1951 von Prof. Dr. Fritz Gietzelt — dem Nestor der Radiologie in der DDR in den Nachkriegsjahren — wieder gegründete Geschwulstklinik stellt das Zentrum der Onkologie an der Charité dar. Sie hat 200 Mitarbeiter, darunter 50 Ärzte und Wissenschaftler und 130 Fachschulkader.

Um der großen Aufgabe der Krebsbekämpfung gerecht werden zu können, erfolgt in der Klinik neben einer fortschreitenden Spezialisierung der Krebsdiagnostik und Krebstherapie eine interdisziplinäre Kooperation der medizinischen Fachvertreter aus Radiologie, Gynäkologie, HNO, Chirurgie, Tumorchemotherapie, Histopathologie und Tumorzytologie und der Naturwissenschaftler aus Tumorbiologie, Strahlenphysik und Chemie, die in Zukunft im Rahmen einer komplexen Therapieplanung noch umfassender als bisher für die Geschwulstkranken des gesamten Bereiches Medizin koordinierend wirksam werden soll.

In der *Erziehung und Ausbildung* liegt die Hauptaufgabe der Geschwulstklinik im studentischen Hochschulunterricht neben der Grundlagenvermittlung in Strahlenphysik, Strahlenbiologie, medizinischem Strahlenschutz und Strahlentherapie (als Teilgebiet des Faches Radiologie) in der Darlegung der gesamten Komplexität der Onkologie — von der experimentellen Krebsforschung, der Epidemiologie der Geschwülste, den Ursachen der Krebsentstehung, der Krebsimmunologie, der spezialisierten Diagnostik, der interdisziplinären Therapie bis hin zur Metaphylaxe der Geschwulsterkrankungen und den staatlichen Krebsbekämpfungs-Maßnahmen. Eine weitere Beteiligung besteht im Grundlagenstudium und in der Medizinpädagogik.

Im Rahmen der *Weiterbildung* erfolgen Hospitationen von Fachärzten aus Berlin und der Republik in den diagnostischen und theoretischen Fachabteilungen der Klinik, besonders aber in der mit modernsten Geräten ausgerüsteten Strahlentherapieabteilung, die neben der konventionellen Röntgen- und der Telekobalt-Therapie über ein Betatron 500 A, einen Linearbeschleuniger Neptun-10p, ein Afterloading-Gerät für Kontakttherapie und ein Bestrahlungsplanungssystem Sidos U2-CT verfügt.

In der Facharztweiterbildung für Radiologie übernimmt die Klinik Ausbildungsaufgaben im Teilgebiet Strahlentherapie, wobei die Facharztkandidaten nicht nur mit den modernen Bestrahlungsmethoden vertraut gemacht werden, sondern im poliklinischen Einsatz mit allen Problemen der Onkologie konfrontiert werden. Ausbildungsaufgaben hat die Klinik auf dem Gebiet der onkologischen Röntgendiagnostik.

In der *Forschung* besteht eine enge Kooperation mit dem Zentralinstitut für Krebsforschung der Akademie der Wissenschaften der DDR. Im Rahmen der Hauptforschungsrichtung „Geschwulstkrankheiten" werden 3 Forschungsthemen bearbeitet:

- Kombinierte Strahlentherapie und intraarterielle Chemotherapie beim Zervix-Karzinom
- Korrelation zwischen Tumorwachstum und Glykosaminoglykanmuster
- Immunologische Parameter unter der Bestrahlung.

Gleichzeitig laufen als Rektorforschung die Themen

- Parenterale Hypernutrition mit Polychemotherapie beim Mamma-Karzinom Stadium IV
- Klinische Pharmakologie des Adriamycins
- Individuelle Bestrahlungsplanung unter Einsatz von Computertomographie und Bestrahlungsplanungssystem.

Neben diesen Hauptthemen werden jedoch weitere Forschungsvorhaben gefördert. In der Abteilung für angewandte Tumorbiologie werden Methoden weiterentwickelt, die eine Qualifizierung der individuellen Krebstherapie und eine Steigerung der Sensibilität und Sensitivität der Verlaufsdiagnostik ermöglichen (Hormonrezeptorentestung, Bestimmung des carcinoembryonalen Antigens), und die Abteilung Strahlenphysik führt Forschungsarbeiten auf dem Gebiet der Dosimetrie durch.

Im Rahmen der *medizinischen Betreuung* nehmen die 5 Stationen der Klinik mit 173 Betten Krebspatienten aus dem Raum Berlin und den Bezirken Frankfurt und Potsdam und in besonderen Fällen auch aus der ganzen DDR zur hochspezialisierten interdisziplinären Tumorbehandlung auf.

Eine besonders verantwortungsvolle Aufgabe fällt auch der Geschwulstpoliklinik mit ihren 10 Fachabteilungen zu, da hier nach erfolgter komplexer Diagnostik (Röntgen, Labor, Ultraschall, CT, Zytologie, Histologie) bei gemeinsamen Visiten der Vertreter der verschiedenen Fachdisziplinen ganz individuell über die im Einzelfall erforderliche optimale Krebstherapie entschieden wird, die sodann stationär — oder in einem Großteil der Fälle auch ambulant — durchgeführt wird.

Diese Poliklinik der Geschwulstklinik, die nach Abschluß der Therapie auch die Nachsorge und Rehabilitation der Patienten leistet und das umfangreiche Geschwulstmeldewesen und Gutachterwesen versieht, wird sich in den nächsten Jahren zu einer multidisziplinären onkologischen Ambulanz des Bereiches Medizin weiterentwickeln, was über den Rahmen der Geschwulstklinik hinaus zu einer optimalen koordinierten komplexen Therapieplanung bei allen Krebspatienten des Bereiches Medizin führen soll.

Wissenschaftliche Veröffentlichungen 1981:

Dr. Michael MATTHIAS: Zur Problematik der Anwendung von Zytostatika bei der Behandlung von malignen Neubildungen. (Diss. B)

Zahl der sonstigen Publikationen: 31.

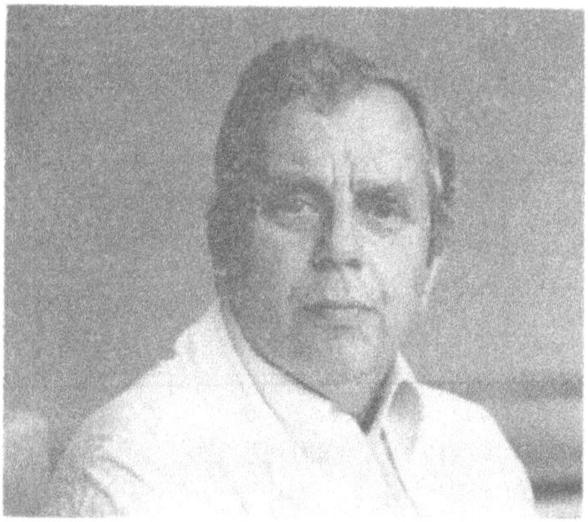

Nuklearmedizinische Klinik und Poliklinik

Direktor:
Prof. Dr. sc. med. Hans-Jacob CORRENS

Stellvertreter:
Doz. Dr. sc. med. Dietrich STRANGFELD

Weiterer Hochschullehrer:
Doz. Dr. sc. med. Klaus BUCHALI

Leitende med.-techn. Fachassistentin:
Ursula SEIFFARTH

In der Klinik und Poliklinik arbeiten 17 Hochschulkader und 20 Angehörige mittlerer medizinischer Berufe bei einer Gesamtzahl der Mitarbeiter von 40.

Der Anteil der Nuklearmedizin an der *Ausbildung* ist mit 11 Stunden Vorlesung für Mediziner und 4 Stunden für Stomatologen begrenzt, wobei auch die Naturwissenschaftler in diese Vorlesungen einbezogen werden. In Zusammenarbeit mit der Klinik für Innere Medizin wird zusätzlich ein Seminar über praktisch wichtige Probleme (Schilddrüsen- und Nierendiagnostik, Szintigraphie) durchgeführt. Aufgaben im Territorium bestehen in der Ausbildung med.-techn. Radiologieassistentinnen im theoretischen Unterricht und Berufspraktikum zusammen mit der Nuklearmedizinischen Klinik des Städtischen Klinikums Berlin-Buch.

Bei der *Weiterbildung* von Facharztkandidaten der eigenen Klinik wird Wert auf eine Hospitation in klinischen (Innere Medizin, Chirurgie, Neurologie u. a.) oder auch theoretischen Fachgebieten gelegt. Es werden ferner Facharzthospitanten aus dem Territorium in einem 3- bis 6monatigen Programm ausgebildet. Aus Anlaß der 25jährigen aktiven nuklearmedizinischen Tätigkeit in der Charité und damit in der DDR fand 1981 ein Symposium mit internationaler Beteiligung statt.

Die *Forschungsaufgaben* der Klinik konzentrieren sich auf die Staatsplanthemen „Nuklearmedizinischer Meßplatz" und „Myokardperfusion" sowie auf die Beteiligung an der Hauptforschungsrichtung „Organtransplantation". Das seit 1981 bestehende Forschungsprojekt „Nuklearmedizinische Diagnostik" wird vom Klinikdirektor als Beauftragter des Ministers für Gesundheitswesen geleitet.

In der *medizinischen Betreuung* werden Patienten aus der Charité, aus kooperierenden Einrichtungen in der Hauptstadt und aus dem Bezirk Potsdam versorgt. In hohem Maße betrifft das die Schilddrüsendiagnostik mit zunehmender Bedeutung der radiometrischen Hormonbestimmung, aber auch die gesamte Palette der szintigraphischen und Funktionsdiagnostik. Eine enge Kooperation besteht auch mit dem Zentralen Armee-Lazarett Bad Saarow, dessen Nuklearmediziner als Gäste in der Klinik arbeiten. Es besteht ein deutlicher Trend der Diagnostik zu funktionellen Untersuchungen, besonders Kreislaufmessungen an Hirn, Leber und Nieren, während statische Organszintigraphien durch Computertomographie und Sonographie abgelöst werden.

Wissenschaftliche Veröffentlichungen 1981:

Karin Sydow: Vergleichende Untersuchungen zum Stellenwert von In-vivo- und In-vitro-Testverfahren in der Schilddrüsendiagnostik. (Diss. A)

Zahl der sonstigen Publikationen: 18.

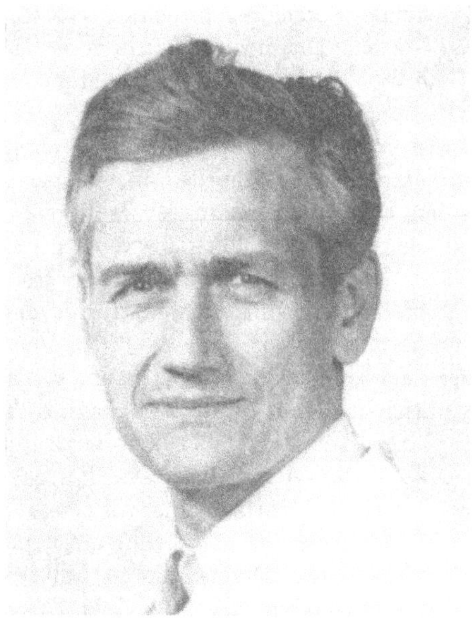

Poliklinik für Physiotherapie

Direktor:
MR Doz. Dr. sc. med. Eberhard CONRADI

Stellvertreter:
OA Dr. med. Hans-Joachim WINTERFELD

Leitende Physiotherapeutin:
Almut SPRINGER

Die Poliklinik für Physiotherapie besteht als selbständige klinische Einrichtung der Charité seit 1905. Als „Neue Hydrotherapeutische Anstalt" begonnen und lange Zeit als Klinik für naturgemäße Heil- und Lebensweise geführt, entwickelt sie sich gegenwärtig insbesondere durch Übernahme der Physiotherapieabteilung im Neubau der chirurgischen Kliniken zu einer zentralen Einrichtung für Therapie und Rehabilitation.
Die Poliklinik für Physiotherapie besteht aus der poliklinischen Abteilung mit ärztlichen Arbeitsplätzen, 3 Behandlungsabteilungen und einem Forschungslabor. Hier arbeiten 13 Hochschulkader und 30 Angehörige mittlerer medizinischer Berufe (45 Mitarbeiter insgesamt).
Die *Lehrkonzeption* berücksichtigt sowohl theoretische wie praktische, insbesondere methodische und klinische Gesichtspunkte, die das Fach einerseits als angewandte Physiologie, andererseits als Alternative zu anderen therapeutischen Disziplinen ausweisen. Entsprechend dem Lehrprogramm für Medizin werden 21 Stunden Vorlesung und 4 Stunden Praktikum gehalten. Die Leistungen der Studenten werden durch ein schriftliches Testat geprüft.
Die Poliklinik für Physiotherapie ist eine der zentralen *Weiterbildungsstätten* des Fachgebietes mit zahlreichen Hospitalen. 1981 wurde zusammen mit der Sektion Rehabilitation der Humboldt-Universität der 1. Hochschulferienkurs über Physiotherapie und Rehabilitation in Cairo durchgeführt.
Der Schwerpunkt der *Forschungsarbeit* liegt in der Entwicklung von Grundlagen für die nichtmedikamentöse Behandlung von Herz-Kreislauf-Erkrankungen (Ausdauertraining und Saunabehandlungen). Eine Pilotstudie ist den Fragen der Abhärtung durch Eisbäder gewidmet. Ein weiteres Arbeitsgebiet ist die Anwendung des Impuls-Ultraschalls in der Therapie.
Die *medizinische Betreuung* ist auf die Behandlung und Rehabilitation von Patienten mit Herz-Kreislauf-Erkrankungen, akuten und chronischen Schmerzsyndro-

men am Bewegungsapparat sowie orthopädisch-chirurgischen Krankheitsbildern konzentriert. Durch die hochmoderne Ausrüstung der Abteilung im Neubau der operativ tätigen Kliniken mit nahezu allen Verfahren der Elektrotherapie und einem Bewegungsbecken wurden die Voraussetzungen für eine spezialisierte und hochspezialisierte Patientenbetreuung geschaffen. Prinzipiell neue Behandlungsmethoden sind die Magnetfeldtherapie und die Interferenzstrombehandlung.

Ein wesentlicher Fortschritt bei der Betreuung von Patienten ist die Telemetrieanlage, die die unmittelbare Kontrolle der Herzkreislauffunktion gefährdeter Patienten unter Belastung gestattet.

Wissenschaftliche Veröffentlichungen 1981:

Dr. Eberhard Conradi: Beitrag zum Anpassungsprozeß des menschlichen Organismus an wiederholte thermische Belastungen. (Diss. B)

Kristina Okrasa: Die Einflußnahme auf Wärmehaushalt und Kreislauf durch eine Moorbadekur, nachgewiesen durch wiederholte Messung der akralen Wiedererwärmung und des Blutdrucks. (Diss. A)

Zahl der sonstigen Publikationen: 6.

Stomatologische Polikliniken/ Kliniken

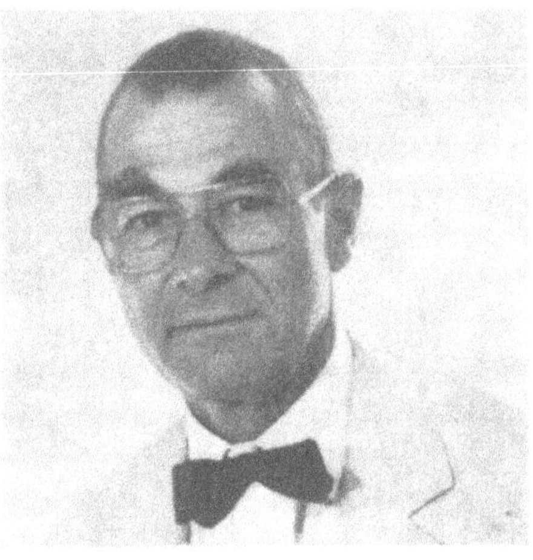

Poliklinik für Konservierende Stomatologie

Direktor:
OMR o. Prof. Dr. sc. med. Rainer Zuhrt

Stellvertreter:
a. o. Prof. Dr. sc. med. Roland Kluge

Leitende med.-techn. Fachassistentin:
Brigitte Haase

Leitende stomatologische Schwestern:
Margit Pach, Gabriele Engermann, Elke Ulbrich

Die Poliklinik besteht aus den drei weitgehend selbständigen Abteilungen Kariologie/Endodontologie, Kinderstomatologie und Periodontologie. Sie hat 75 Mitarbeiter, darunter 38 Hochschulkader und 24 Angehörige mittlerer medizinischer Berufe.

In der *Lehre* werden Kenntnisse über die Konservierende Stomatologie, Grundlagen der Kariesprävention und zahnerhaltenden Therapie im Kindes- und Jugendalter und die Periodontologie vermittelt. In Praktika erwerben die Studenten die Fähigkeit und Fertigkeiten zur praktischen Anwendung des erworbenen Wissens. Der interdisziplinäre Komplex „Stomatologische Diagnostik und Therapie" im 5. Studienjahr, an dem die Lehrgebiete Chirurgische Stomatologie, Prothetische Stomatologie und

Periodontologie beteiligt sind, faßt den Lehrstoff der vorausgegangenen disziplinären Ausbildung noch einmal zusammen.

In der Poliklinik erfolgt anteilig die *Weiterbildung* zum Fachzahnarzt für allgemeine Stomatologie bzw. Kinderstomatologie, die durch Hospitationen in den Polikliniken für Chirurgische, Prothetische und Orthopädische Stomatologie vervollständigt wird. Umgekehrt hospitieren Kollegen dieser Einrichtungen an der Poliklinik, und ausländische Hospitanten und Aspiranten machen sich mit neuen Behandlungsverfahren vertraut.

Die *Forschung* wird bestimmt durch die Mitwirkung als Hauptkooperationspartner an der Hauptforschungsrichtung „Karies und Periodontalerkrankungen". Dabei werden Fragen der Entstehung und biologischen Bedeutung des Fissureninhaltes menschlicher Zähne, der Bedingtheit des kariesresistenten Zahnschmelzes und der Sekundärkariesentstehung sowie der Pulpapathohistologie in interdisziplinärer Kooperation mit anderen Einrichtungen der Charité bearbeitet. Ein elektrolytisches Entkalkungsverfahren für Zähne und Knochen wurde zum Patent angemeldet.

Im Rahmen der Hauptforschungsrichtung „Stoffwechselregulation" wird die Histogenese der Gewebe des Zahnes und seines Halteapparates in enger Zusammenarbeit mit anderen Einrichtungen der Charité untersucht. Als Initiativforschung wird der immunologische Aspekt bullöser Mundschleimhauterkrankungen bearbeitet.

Die *medizinische Betreuung* umfaßt einmal das weite Gebiet der Füllungstherapie und Endodontie, wobei die Versorgung mit Gußfüllungen und die Anwendung sogenannter Vitalverfahren im Vordergrund stehen. Gegenwärtig ist geplant, aus der Kinderstomatologie bekannte Methoden der primären Kariesprävention auf das Erwachsenenalter zu übertragen. Bei der zahnerhaltenden Therapie im Kindes- und Jugendalter sind die Dispensairebetreuung der Kinder verschiedener Kindergärten des Bezirkes Berlin-Mitte und die Betreuung stationärer Patienten der Charité im Kindesalter hervorzuheben. Die Abteilung Kinderstomatologie ist eines der wenigen Zentren für die zahnärztliche Behandlung geistig und/oder körperlich behinderter Kinder unter Vollnarkose im Zusammenwirken mit der Poliklinik für Chirurgische Stomatologie und der Klinik für Anaesthesiologie und Intensivtherapie der Charité.

In der Abteilung Periodontologie steht als einziger Einrichtung dieser Art in der Hauptstadt und den angrenzenden Bezirken die chirurgische Therapie schwerer Zahnbetterkrankungen im Vordergrund.

Wissenschaftliche Veröffentlichungen 1981:

Birgit DETTMANN: Umfang und Aufwand an stomatologischer Betreuungskapazität für Bürger im höheren Lebensalter. (Diss. A)

Herbert DOBBERSTEIN: Zur stomatologischen Gesundheitserziehung im Vorschulalter. (Diss. A)

Monika GEISSLER: Quadrantenbehandlung als Rationalisierungsmethode in der Praxis. (Diss. A)

Anita HEINRICH: Zerspanbarkeit von Dentallegierungen. (Diss. A)

Michaela KÖHLER und Heinz-Peter KÖHLER: Erarbeitung einer Methode zur In-vitro- und In-vivo-Bestimmung der Säurelöslichkeit der Zahnhartsubstanzen mittels Atomabsorptions- und Atomemissionsspektrophotometrie. (Diss. A)

Zahl der sonstigen Publikationen: 10.

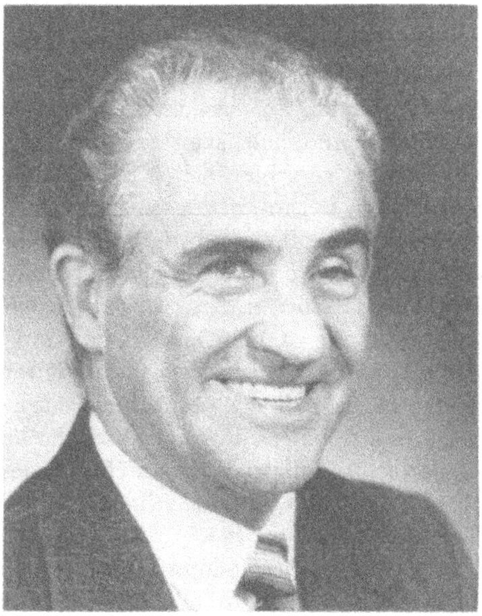

Poliklinik für Prothetische Stomatologie

Direktor:
o. Prof. Dr. sc. med. Alfred BREUSTEDT, Verdienter Arzt des Volkes

Stellvertreter:
MR OA Dr. med. dent. Ruth BERNAU

Die Poliklinik verfügt über 82 Mitarbeiter (38 Hochschulkader und 24 Angehörige mittlerer medizinischer Berufe).
Mitarbeiter des Lehrstuhles für Prothetische Stomatologie und Werkstoffkunde haben in allen 5 Studienjahren der Grundstudienrichtung Stomatologie *Lehrverpflichtungen* auf dem Gebiet der prothetischen Stomatologie und stomatologischen Werkstoffkunde. Aufgrund der hohen Studentenzahlen müssen alle Praktika zweischichtig durchgeführt werden, so daß 1981 mehr als 1300 Stunden Lehrveranstaltungen in Form von Vorlesungen, Seminaren und praktischen Übungen durchgeführt wurden.
Aufgrund des großen Bedarfs an prothetisch spezialisierten Stomatologen in der Praxis und die dadurch bedingte beständige Fluktuation befanden sich 1981 etwa 65% der Hochschulkader des Lehrstuhls für Prothetische Stomatologie in der Fachzahnarzt-*Weiterbildung*. Daneben wurden regelmäßig Fachzahnarztkandidaten aus anderen stomatologischen Einrichtungen zur Hospitation aufgenommen und wesentliche Beiträge zur Weiterbildung der Zahnärzte im territorialen Gesundheitswesen erbracht. Neben einem 3tägigen Lehrgang über Modellgußprothetik im Rahmen der Akademie für Ärztliche Fortbildung der DDR wurden von Mitarbeitern der Poliklinik für Prothetische Stomatologie am 8. und 9. Mai 1981 die ersten Suhler Stomatologentage über „Probleme der Behandlung zahnloser Patienten" durchgeführt.
Die *Forschung* hat sich im Verlaufe der letzten Jahre auf 2 Schwerpunkte konzentriert. Durch die mehrjährige Mitarbeit im Forschungsprojekt „Gerontologie" konnte sich die Poliklinik zum führenden Forschungszentrum auf dem Gebiet der Gerostomatologie in der DDR profilieren. Dabei finden die Fragen des Einflusses der im Alter eintretenden psychosomatischen und sozialen Veränderungen auf die stomatologische Betreuung eine besondere Beachtung.
Seit 1981 werden ferner in der Themengruppe „Stomatologische Biomaterialien" der Hauptforschungsrichtung „Künstlicher Organersatz und Biomaterialien" Fragen der kupferreichen γ_2-freien Amalgame, der Kompositions-Füllungsmateria-

lien und der glaskeramischen Implantatmaterialien bearbeitet. Die 1974 von unserer Einrichtung entwickelte und seitdem in der Praxis bewährte Methode der Verbindung von dentalkeramischen Massen mit Dentalkunststoffen mit Hilfe von Silanen, die bisher zur Anfertigung kombinierter Formen von festsitzendem Zahnersatz angewendet wurde, führte 1981 zu einem Verfahren für die Herstellung von Mineralzähnen mit einem Silanhaftteil, wodurch die Anbringung der bisherigen sehr material- und zeitaufwendigen Stiftverankerungen entfallen konnte. Dafür wurden Prof. Breustedt und einer Arbeitsgruppe des VEB Keradenta Radeberg neben einem DDR-Patent auch Patente in den USA und in der Schweiz erteilt.
In der *medizinischen Betreuung* stellt die Poliklinik auf dem Gebiet der prothetischen Stomatologie und Werkstoffkunde die Leiteinrichtung für das Gebiet der Hauptstadt Berlin und der angrenzenden Bezirke dar. Das betrifft vor allem die stomatologische Keramik, die Defektprothetik und Epithetik nach chirurgisch operativen Eingriffen und die Gerostomatologie. 1981 wurde aufgrund erfolgversprechender Ergebnisse der Grundlagenforschung die bioaktive Glaskeramik erstmals für die stomatologische Implantologie am Patienten angewendet.
Von Mitarbeitern der Poliklinik sowie von Studenten in den klinisch-prothetischen Kursen wurden 1981 850 totale Prothesen, 2500 Teilprothesen mit einem hohen Anteil moderner Modellgußprothesen, 2200 Brücken und 5000 Kronen für die stomatologische Versorgung der Bevölkerung angefertigt. Zusätzlich wurden 1000 keramische Arbeiten mit einem hohen Anteil moderner Aufbrennkeramik durchgeführt.

Wissenschaftliche Veröffentlichungen 1981:

Monika SCHERDT: Photoplast — ein UV-härtender Kunststoff. (Diss. A)

BREUSTEDT, A., E. LENZ, R. MUSIL, G. STEGEMANN, F. TAEGE und J. WEISKOPF: Prothetische Stomatologie. Lehrbuch für Studenten. Johann Ambrosius Barth, Leipzig 1981
Zahl der sonstigen Publikationen: 10.

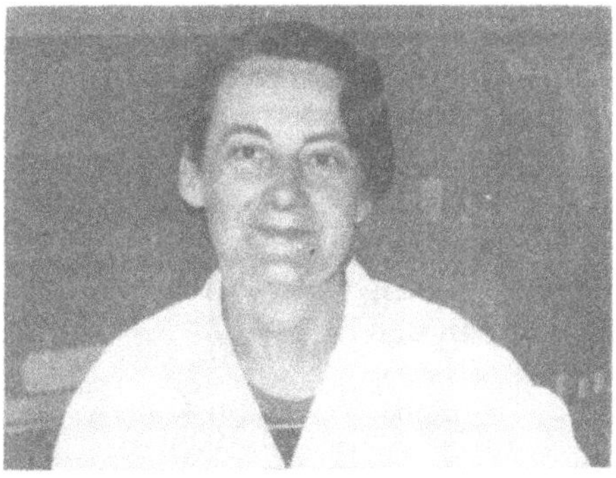

Poliklinik für Orthopädische Stomatologie

Direktor:
o. Prof. Dr. sc. med. Christa WIEMANN

Stellvertreter:
OA Dr. med dent. Charlotte OPITZ

Oberschwester:
Edith THIERFELDER

Leiterin des Fachlabors für kieferorthopädische Zahntechnik:
Ingeborg ANKER

Die Poliklinik für Orthopädische Stomatologie hat zwei Abteilungen, eine für kieferorthopädische Frühbehandlung und Spaltkinderrehabilitation, die andere für allgemeine Kieferorthopädie. Die Aufgaben der Poliklinik werden von 28 Mitarbeitern bewältigt. In dieser Zahl enthalten sind 17 Hochschulkader und 10 Angehörige mittlerer medizinischer Berufe.

Ziel der *Lehrveranstaltungen* im IV. und V. Studienjahr ist es, dem Stomatologiestudenten Grundlagenwissen über die zahnärztliche Betreuung von Kindern und Jugendlichen auf kieferorthopädischem Gebiet zu vermitteln. Er erwirbt Kenntnisse und erste Fertigkeiten in der Vorsorge, Behandlung und Nachsorge von Kiefer- und Gebißanomalien und wird dazu befähigt, die Bedeutung der Erb- und Umwelteinflüsse für die Entwicklung im Kiefer-Gesichtsbereich einschätzen zu können. Der Stomatologiestudent erlernt Grundsätzliches aus der kieferorthopädischen Befunderhebung, Diagnostik und Therapie und wird befähigt, interdisziplinäre komplexe Zusammenhänge zu anderen stomatologischen, medizinischen und rehabilitationspädagogischen Fächern zu erkennen. Seit $1^1/_2$ Jahrzehnten wird eine Vorlesung für die Ausbildung von Sprachheillehrern an der Sektion Rehabilitationspädagogik und Kommunikationswissenschaften durch die Lehrstuhlinhaberin gehalten.

Besondere Verpflichtungen und Aufgaben bestehen auch in der *Weiterbildung* zu Fachzahnärzten für Kieferorthopädie. Es werden regelmäßig Weiterbildungs- und Fortbildungsveranstaltungen durchgeführt sowie Hospitationen ermöglicht. Durch Delegierungsverträge wurden Weiterbildungen zum Fachzahnarzt für Kieferorthopädie für die umliegenden Kreise Oranienburg und Bernau übernommen. Im zahntechnischen Laboratorium werden Hospitanten aus anderen Einrichtungen unterwiesen und angeleitet.

Das Hauptanliegen der *Forschung* liegt in der Weiterentwicklung der kieferorthopädischen Diagnostik und Therapie. Die profilbestimmende Aufgabe besteht in der computergerechten Aufbereitung der Ergebnisse einer dreidimensionalen Modellauswertung sowie der Fernröntgenanalyse. Entsprechend der Struktur unserer Einrichtung betrifft das sowohl die üblichen Gebißanomalien als auch Spaltbildungen und Syndrome im Kiefer-Gebiß-Bereich.

Ein wesentlicher Teil der Arbeitsleistungen der Poliklinik besteht in der *medizinischen Betreuung* von Kindern und Jugendlichen mit Kiefer-Gebißanomalien. Neben der kieferorthopädischen Beratung und erweiterten Grundbetreuung erfolgt eine hochspezialisierte Therapie bei Patienten mit Spaltbildungen und Syndromen. Unter Wahrung der Einheit von präventiven, therapeutischen und nachsorgenden Prinzipien wurde die interdisziplinäre komplexe Therapie und Betreuung von Kindern mit Spaltbildungen im Kiefer-Gesichtsbereich wegweisend für die gesamte DDR in den letzten 15 Jahren ausgebaut. In der Abteilung für allgemeine Kieferorthopädie werden aber auch zunehmend schwer- und schwerstgeschädigte Patienten in Zusammenarbeit mit der Kinderstomatologie und anderen Kliniken des Bereiches Medizin behandelt.

Die kieferorthopädische Therapie bei Jugendlichen und Erwachsenen wird in Zusammenarbeit mit der prothetischen und chirurgischen Stomatologie sowie der Periodontologie insbesondere mit speziellen Behandlungsmethoden unter Verwendung festsitzender orthodontischer Apparaturen durchgeführt.

Wissenschaftliche Veröffentlichungen 1981:

Hans-Jörg Schenk: Kieferorthopädische Modellanalyse mit Hilfe der Nahstereophotogrammetrie. (Diss. A)

Zahl der sonstigen Publikationen: 2.

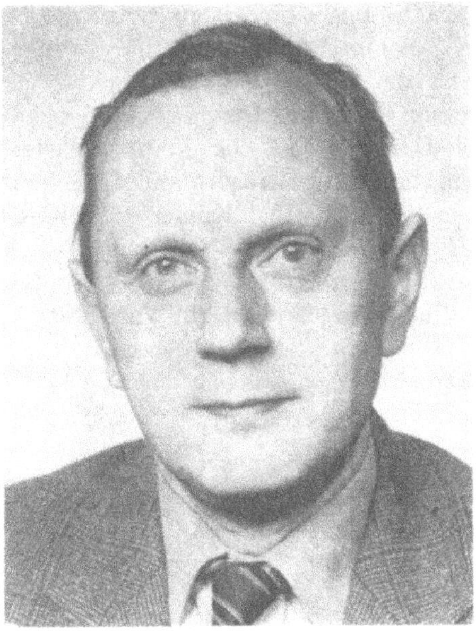

Klinik für Kiefer-, Gesichtschirurgie und Poliklinik für Chirurgische Stomatologie

Direktor:
o. Prof. Dr. sc. med. Dr. med. dent. Alfred MÜLLER

Stellvertreter für die Klinik:
OA Dr. med. Dr. med. dent. Devram SHETTY

für die Poliklinik:
OA Dr. med. dent. Günter PILZ

Oberschwester für die Klinik:
Elfriede UTES

für die Poliklinik:
Oberschwester des Fachbereiches Stomatologie Edith THIERFELDER

Klinik und Poliklinik verfügen über 88 Mitarbeiter. Darin enthalten sind 43 Hochschulkader und 34 Angehörige mittlerer medizinischer Berufe.

Hauptinhalt der von der Klinik und Poliklinik getragenen *Lehrveranstaltungen* des Lehrgebietes „Chirurgische Stomatologie" ist die Vermittlung praxisorientierten stomatologischen Wissens und grundlegender Fertigkeiten für die stomatologisch-chirurgische Tätigkeit.

Darüber hinaus gehört die *Aus- und Weiterbildung* von Fachzahnärzten für allgemeine Stomatologie und von Fachärzten bzw. Fachzahnärzten für Kieferchirurgie zu den Aufgaben beider Einrichtungen. Des weiteren sind die Klinik und Poliklinik an der praktischen Ausbildung von stomatologischen Schwestern und Krankenschwestern beteiligt.

Hauptziele der *Forschung* sind die Optimierung der Diagnostik und Therapie des Mundhöhlenkarzinoms, der velopharyngealen Insuffizienz sowie die Entwicklung von zahnärztlichen Implantationsmaterialien.

Während sich die Klinik in der *medizinischen Betreuung* vor allem auf die plastisch-rekonstruktive Chirurgie des Kiefer- und Gesichtsbereiches, insbesondere auf die komplexe Rehabilitation angeborener Mißbildungen, auf die Onkochirurgie, die chirurgische Therapie der Dysgnathien, die Traumatologie des Kau- und Gesichtsschädels sowie auf die Therapie der odontogenen pyogenen Infektionen orientiert, liegen die Schwerpunkte der Poliklinik in der klinischen Anwendung zahnärztlicher Implantate, präprothetischen Chirurgie, konservativen Therapie der Dysfunktionsarthropathien des Kiefergelenkes, der Nutzung der nuklearmedizinischen Diagnostik und in der Verbesserung der Therapie neuralgiformer Schmerzzustände im Gesichtsbereich.

Wissenschaftliche Veröffentlichungen 1981:

Gudrun Bethke: Untersuchungen zum „Costen-Syndrom". (Diss. A)
Günther Richter: Heilungsergebnisse von stationär behandelten Patienten mit Unterkieferfrakturen, die an der Klinik für Kiefer-Gesichtschirurgie des Bereiches Medizin (Charité) an der Humboldt-Universität zu Berlin im Zeitraum Januar 1966 bis Dezember 1977 versorgt wurden. (Diss. A)
Gertrud-Maria Schirmer: Einige Aspekte zur Epidemiologie bei Lippen-Kiefer-Gaumensegel-Spaltträgern und der schulischen Leistungen der Kinder mit LKGS-Spalten. (Diss. A)
Roswitha Soland: Ergebnisse der Behandlung von Kindern mit Verletzungen im Kiefer-Gesichtsbereich. (Diss. A)
Zahl der sonstigen Publikationen: 9.

Weitere Einrichtungen

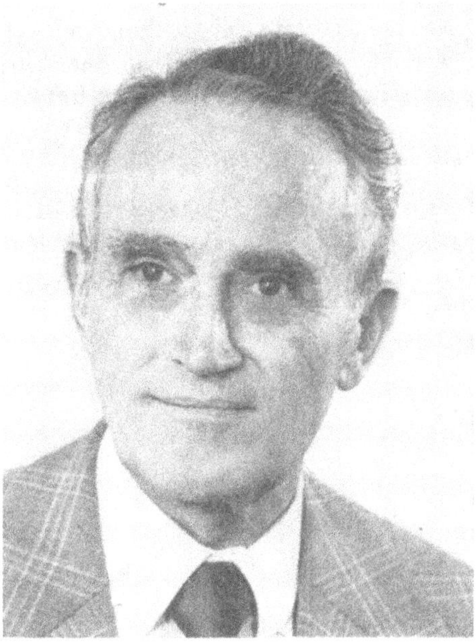

Arbeitsgruppe Informationsverarbeitung (AGIV)

Leiter:
Doz. Dr. rer. oec. Dipl.-Ing. Helmut Weihrauch

Stellvertreter:
Dr. rer. pol. Dipl.-Math. Wolfgang Cajar

Leiter für die Klinische Informationsverarbeitung:

Dr. sc. med. Dieter Händel

Leiter der Rechenstelle:
Dipl.-Math. Irmtraut Przeździak

Schwerpunktaufgaben der im Herbst 1976 gegründeten 45köpfigen Arbeitsgruppe (darin enthalten 21 Hochschul- und 20 Fachschulkader) sind die Unterstützung der medizinischen Betreuung und Forschung durch die automatisierte Verarbeitung von Informationen für eine rationelle Diagnostik und Therapie im klinischen und poliklinischen Bereich, für die Leitung, Planung sowie Organisation des Krankenhauses und für die experimentelle und klinische Forschungstätigkeit.

Die Realisierung dieser Aufgaben erfolgt in engem Zusammenwirken von Medizinern in den Nutzerbereichen und Informatikern und Rechentechnikern in der Forschung, Projektierung und rechentechnischen Realisierung in der AGIV und der Rechenstelle. Für die spezielle Unterstützung der Forschungsarbeiten wirkt der neu aufgebaute Konsultationspunkt für die Anwendung biomathematischer Methoden in der Medizin.

Die *Ausbildung* konzentrierte sich bisher auf die Praktikums- und Diplombetreuung von Studenten der Sektion Wissenschaftstheorie und Wissenschaftsorganisation für einen späteren Einsatz in der Medizin. Mit der Lehrtätigkeit für das Gebiet „Informatik in der Medizin" wurde 1981 begonnen; sie wird ab Studienjahr 1981/82 verstärkt fortgeführt.

Die *Weiterbildung* von Ärzten, Schwestern und anderen Mitarbeitern der Charité wird im Rahmen der Einführung der patientenbezogenen Informationsverarbeitung in diesen Arbeitsbereichen durchgeführt.

Die *Forschungs- und Entwicklungsaufgaben* sind Bestandteil des Forschungsprojekts „EDV im Krankenhaus", in dem z. Zt. folgende wesentliche Aufgaben bearbeitet werden:

- Verarbeitung patientenbezogener Informationen im Bildschirmdialog für die Patientenaufnahme, -verlegung und -entlassung, für die Befundschreibung am Beispiel des Röntgeninstituts und für die Epikrisenschreibung;
- automatisierte syntaktisch-semantische Analyse medizinischer Texte;
- Entscheidungsfindung der Leitung eines Großkrankenhauses auf der Basis einer Leitungs-Informationspyramide;
- Untersuchungen zum Aufbau einer EDV-unterstützten ambulanten Betreuungsorganisation;
- rechnergestützte Entwicklung und Auswertung von Fragebogen in der medizinischen Betreuung und Forschung.

Wissenschaftliche Veröffentlichungen 1981:

Maria Schneider: Mathematisch-statistische und rechentechnische Probleme bei der komplexen Wissenschaftsprognose. (Diss. A)

Zahl der sonstigen Publikationen: 4.

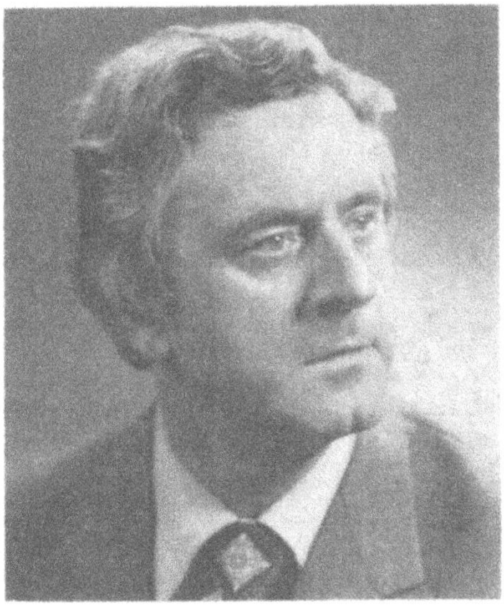

Abteilung Medizinpädagogik

Leiter:
a. o. Prof. Dr. paed. habil. Walter Schär

Stellvertreter für Erziehung und Ausbildung:
OAss. Dr. paed. Doris Scheffler

Stellvertreter für Forschung:
OAss. Dr. paed. Karl-Heinz Fichtner

AG Direktstudium:
Dr. paed. Ingrid Zeeh

AG Fernstudium/Weiterbildung:
Dr. paed. Jutta Arnold

Die Abteilung Medizinpädagogik ist seit ihrer Gründung im Jahre 1963 die einzige immatrikulierende Einrichtung in der DDR, an der Lehrer für die Unterrichtstätigkeit an medizinischen Bildungseinrichtungen hochschulmäßig ausgebildet werden. Die aus gegenwärtig 15 Mitarbeitern bestehende Abteilung gliedert sich in je eine ständige Arbeitsgruppe für das Direkt- und das Fernstudium. 12 Mitarbeiter sind Hochschulkader, 2 Fachschulkader.
Dem Charakter der Einrichtung entsprechend nehmen die Aufgaben in *Erziehung und Ausbildung* einen zentralen Platz in der Arbeit ein. Mit dem Studienjahr 1980/81 wurde ein neuer Studienplan für die Grundstudienrichtung Medizinpädagogik eingeführt. Neu im Direktstudium ist die Ausbildung in 3 Spezialisierungsrichtungen:

1. Kranken- und Kinderkrankenpflege, Psychologie, Pädagogik oder
2. Anatomie, Physiologie, Biochemie, Allgemeine Pathologie oder
3. Hygiene, Leitung-Organisation-Ökonomie im Gesundheitswesen, Medizinischer Schutz der Bevölkerung.

Neben dem weiterhin bestehenden 5jährigen Fernstudium ist 1980 eine 2jährige Externausbildung für die Spezialisierungsrichtung 1 eingeführt worden. Entsprechend den neuen Bedingungen der Fachschullehrer an medizinischen Fachschulen nehmen die beiden letztgenannten Ausbildungsformen an Bedeutung stark zu.
Während die Ausbildung in allen anderen Lehrgebieten von bewährten Lehrbeauftragten der entsprechenden Sektionen und Fachbereiche realisiert wird, liegt die Ausbildung im Lehrgebiet Unterrichtsmethodik einschließlich der Schulpraktika voll im Verantwortungsbereich der Abteilung.
Die *Forschungsarbeit* der Abteilung konnte 1981 wesentlich intensiviert werden. Es wurden 3 Forschungsbereiche mit spezifi-

schen thematischen Zielstellungen konstituiert. Dabei gilt es besonders:

- durch Ergebnisse der Methodikforschung Voraussetzungen für eine weitere Erhöhung der Effektivität der methodischen Gestaltung in einzelnen Lehrgebieten des berufstheoretischen Unterrichts an medizinischen Fachschulen zu schaffen,
- den Befähigungsprozeß von Studenten und Absolventen der Grundstudienrichtung Medizinpädagogik zum „pädagogischen Können" wissenschaftlich zu untersuchen, konkrete Schlußfolgerungen für den zielgerichteten Prozeß der pädagogischen Befähigung im Hochschulstudium und in der kontinuierlichen Weiterbildung abzuleiten sowie
- den wissenschaftlichen Gegenstand des Lehrgebietes Krankenpflege sowie der Teilbereiche Psychologie und Pädagogik der Krankenpflege zu untersuchen und Ableitungen für eine Methodik der Krankenpflege zu treffen.

Wissenschaftliche Veröffentlichungen 1981:

SCHÄR, W.: Wissensspeicher des sozialistischen Gesundheits- und Sozialwesens. 3. Auflage, VEB Verlag Volk und Gesundheit, Berlin 1981
SCHÄR, W.: Wissensspeicher Erste Hilfe. 6. Auflage, VEB Verlag Volk und Gesundheit, Berlin 1981
Zahl der sonstigen Publikationen: 6.

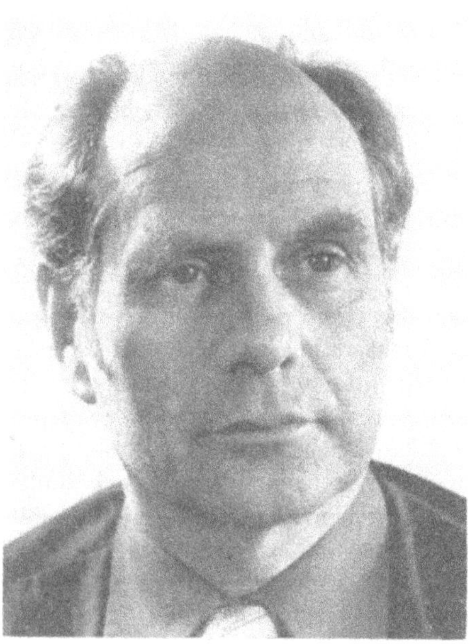

Arbeitsgruppe Hochschulpädagogik/-methodik

Leiter:
a. o. Prof. Dr. rer. nat. Harry SCHARFSCHWERDT

Die Arbeitsgruppe wurde 1979 gegründet und besteht zur Zeit aus 2 Hochschulkadern und einem Fachschulkader.
Sie hat folgende Aufgaben:

- Die inhaltliche und organisatorische Vorbereitung des hochschulmethodischen Teils des postgradualen hochschulpädagogischen Studiums in enger Zusammenarbeit mit dem Wissenschaftsbereich Hochschulpädagogik der Sektion Pädagogik;
- Hospitationen in Lehrveranstaltungen

und Teilnahme an Lehrproben zur weiteren Entwicklung der hochschulmethodischen Lehre und ihrer theoretischen Grundlagen sowie des Erfahrungsaustausches.

- Lösung von hochschulmethodischen Forschungsaufgaben, u. a. zur Entwicklung der Leistungsfähigkeit der Studenten. In diese Arbeit werden Diplomanden und Doktoranden einbezogen.
- Durchführung von hochschulmethodischen Veranstaltungen in den Instituten und Kliniken zur Verbesserung der Arbeit der Mitarbeiter in Erziehung und Ausbildung.

In der *Weiterbildung* erfolgte 1981 die Gestaltung des hochschulmethodischen Teils zu einem Übungsabschnitt, um die Erfahrungen der Kursteilnehmer mit den theoretischen Kenntnissen durch Anwendung auf konkrete Beispiele der Fachgebiete zu verschmelzen. Dazu wurden eine chirurgische, internistische, theoretische und stomatologische Fachgruppe mit je 4–6 Teilnehmern gebildet. Bei den Übungen werden Probleme und Aufgaben (z. B. Seminar- und Praktikumskonzeptionen, einschließlich der Zielpräzisierung) aus der Erziehungs- und Ausbildungsarbeit der Einrichtungen gelöst. Durch die Einbeziehung von Fernsehaufzeichnungen, von Vorlesungen, Seminaren und Praktika wird die Diskussion praxisnah und intensiv geführt.

Die wichtigsten Ergebnisse in der *Forschung* sind:

- Die Ausarbeitung und der Einsatz eines Fragebogens für Studenten zur Einschätzung der Lehrveranstaltungen, besonders unter dem Gesichtspunkt der Förderung des Selbststudiums und der Aktivität der Studenten.
- Der Aufbau eines Katalogs mit typischen Unterrichtssituationen aus den Lehrproben mit dem Ziel, das Methodenspektrum für den Unterricht zielstrebig zu erweitern.
- Eine kurze Studie zum Leistungsniveau von Absolventen der Medizin und Stomatologie auf der Grundlage des Anteils der Noten 1–5 an der Gesamtleistung der Studenten. Sie erlaubt eine differenziertere Einschätzung als sie in der Durchschnittsnote ausgewiesen wird.

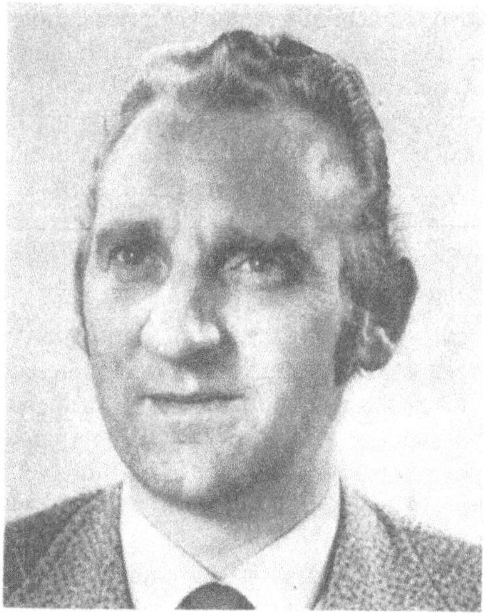

Charité-Apotheke

Direktor:
Pharmazierat Dr. rer. nat. Peter ZIER

Stellvertreter:
Dr. rer. nat. Isolde KORNER

Die zahlreichen Kliniken, Polikliniken, Institute und Laboratorien des Bereiches Medizin (Charité) werden seit jeher von einer eigenständigen Krankenhausapotheke versorgt. Im Laufe der Zeit wuchs deren Aufgabenstellung adäquat mit den medizinischen Leistungen des gesamten Klinikums. Während offensichtlich zur Gründungszeit der Apotheke im Jahre 1763 ein Apotheker mit einer „Cammer zur Aufbewahrung" und einer „Küche zum Laboriren" als ausreichend angesehen wurde, stehen ihr heute entsprechend den vielfältigen Aufgaben 65 Mitarbeiter (darin enthalten 16 Hochschul- und 26 Fachschulkader) zur Verfügung. Als Hochschulapotheke vereinigt sie das gesamte Potential der Krankenhauspharmazie und erfüllt ihre Aufgaben in Gemeinschaftsarbeit von Apothekern, Pharmazieingenieuren, Apothekenfacharbeitern und anderen Mitarbeitern.
Neben der praktischen Ausbildung von Apothekenfacharbeitern, Pharmazieingenieuren und Diplompharmazeuten ist die Apotheke *Weiterbildungseinrichtung* für die Fachapothekerausbildung. An der Aus- und Weiterbildung des medizinischen Fachpersonals sind profilierte Krankenhausapotheker durch rege Vortragstätigkeit beteiligt.
Das *wissenschaftliche Profil* der Apotheke wird durch die Aufgaben der spezialisierten und hochspezialisierten Betreuung und durch die Schwerpunkte der pharmazeutischen Forschung geprägt. Letztere Vorhaben erfolgen in Kooperation mit dem Wissenschaftsbereich Pharmazie der Sektion Chemie der Humboldt-Universität zu Berlin und dem Institut für Klinische Pharmakologie des Bereiches Medizin (Charité).
Die Apotheke verfügt entsprechend ihren Leistungen und ihrer Struktur über Arbeitsbereiche für Versorgungs-, Produktions-, Kontroll-, Forschungs- und andere wissenschaftliche Aufgaben, die von Oberapothekern geleitet werden.
Für die *Versorgung* produziert sie u. a. jährlich 40000 Liter Hämodialysekonzentrat, 12000 Liter Infusions- und Injektionslösungen, 12000 Liter Peressigsäurestammlösung und 6000 kg dermatologische Zubereitungen. Das Arzneibuch der DDR, 2. Ausgabe stellt dabei eine beachtliche

Standardisierung von Wirkstoffen mit ihren chemisch-physikalischen Beschreibungen, von pharmazeutisch-technologischen Verfahrensweisen und von analytischen Methoden dar. Diese auf der Grundlage der Arzneibuchmonographien hergestellten Arzneiformulierungen setzen moderne Technologien voraus.

Eine weitere tragende Säule der Krankenhauspharmazie ist die *klinische Laborversorgung*, die sich in der Charité planmäßig und erfolgreich entwickelt hat. Neben entsprechenden Fertigpräparaten wie Testbestecken, Testseren, Testpapieren u. a. hat sich die rezepturmäßige Bereitstellung von Reagenz-, Puffer-, Vergleichs-, Normal- und Farbstofflösungen durch die Apotheke als vorteilhaft und nützlich erwiesen.

Der Arbeitsbereich *Arzneimittelkontrolle* ist für die Qualitätssicherung der chargenmäßig hergestellten Arzneizubereitungen verantwortlich. Er garantiert nach den analytischen Methoden des Arzneibuches der DDR 2. Ausgabe einerseits die Qualität der vor der Verarbeitung einzusetzenden Arzneistoffe und andererseits die Identität und Quantität eingearbeiteter Wirkstoffe.

Die Charité-Apotheke verfügt über eine umfangreiche *Arzneimitteldokumentation*, die ständig aktualisiert wird und somit einen hohen Informationswert besitzt. Sie ist allen medizinischen und pharmazeutischen Mitarbeitern der Charité zugänglich und erfüllt die Bedingungen einer Informationsstelle.

Schließlich bestehen umfangreiche Aufgaben auf dem Gebiet der *Planung und Ökonomie des Arzneimittelwesens*. Die mit Hilfe der EDV erstellten Daten stellen wertvolle Beiträge dar zur exakten Abrechnung des Arzneimittelverbrauchs, zur Jahresinventur und zur pharmazeutisch-medizinischen Statistik.

Zahl der Publikationen 1981: 3.

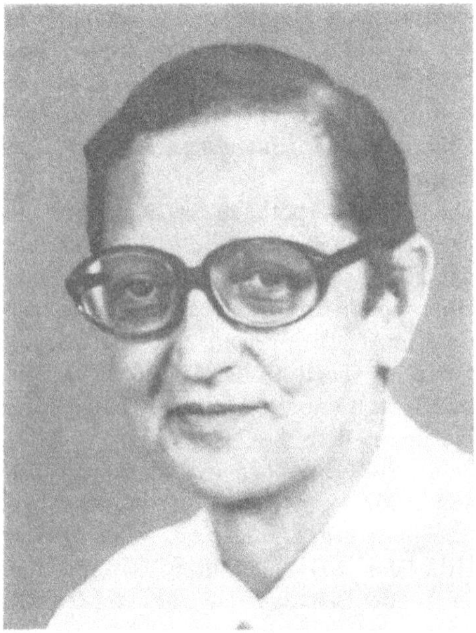

Bibliotheken des Bereiches Medizin (Charité)

Leiterin:
Doz. Dr. med. Dörte RUFF

Stellvertreterin:
Dipl. oec. Annerose WITTSTOCK

Das Bibliothekssystem des Bereiches Medizin (Charité) besteht aus 12 Instituts-, 17 Klinik- und 10 größeren Handbibliotheken sowie der Zentralbibliothek als Verwaltungs- und Auskunftszentrum, die mit insgesamt 29 Mitarbeitern, davon 2 Hochschulkader, 10 Bibliothekare und 11 Bibliotheksfacharbeiter, besetzt sind.
Die Bibliotheken des Bereiches Medizin (Charité) stellen in ihrer Gesamtheit die Fachabteilung für Medizin der Universitätsbibliothek der Humboldt-Universität dar.
Viele der Instituts- und Klinikbibliotheken entstanden aus den Privatbibliotheken früherer Direktoren der Einrichtungen. Noch heute findet man, trotz der starken Zerstörungen der Charité im 2. Weltkrieg, Bücher, die im Besitz berühmter Wissenschaftler waren (z. B. v. Leyden und Hoffa). Die älteste Bibliothek ist die des Anatomischen Instituts. Sie wurde 1854 gegründet. 100 Jahre später entstand die Zentralbibliothek im Gebäude des Pathologischen Instituts. Sie hatte die Aufgabe, die Beschaffung der Literatur zu koordinieren und zentrale Kataloge aufzubauen, zunächst nur für den Klinikbereich. 1959 wurden die Bibliotheken der theoretischen Institute in die Aufgaben einbezogen. 1978 erfolgte die Zusammenfassung der Bibliotheken, die unter einheitlicher Leitung als Fachabteilung der Universitätsbibliothek angegliedert wurden. Haushalts- und Stellenpläne sind Bestandteile des Gesamtplans des Bereiches Medizin (Charité).
Die Zentralbibliothek hat die Aufgabe, die Kliniken, Institute und selbständigen Abteilungen einschließlich der Hauptabteilungen Betriebstechnik, Medizintechnik und Wirtschaft sowie die Verwaltung mit der erforderlichen Literatur zu versorgen und diese für die Nutzung zu erschließen.
Die Literatur wird nach wissenschaftlichem Inhalt und mit dem Ziel der besten Auswertungsmöglichkeit in den Bibliotheken der Struktureinheiten oder in der Zentralbibliothek selbst aufgestellt. Der Nachweis über die Standorte wird in den Katalogen der Zentralbibliothek geführt. Darüber hinaus besitzt jede Bibliothek Kataloge der vorhandenen Bücher und Zeitschriften. Die Bibliotheken der Klini-

ken und Institute bekommen die Titelkarten für ihre Kataloge mit der Literatur von der Zentralbibliothek. Die Titel der Neuerwerbungen werden dem zentralen Sektionskatalog der Universitätsbibliothek, dem Institut für Leihverkehr und Zentralkataloge der Deutschen Staatsbibliothek sowie dem Institut für Wissenschaftsinformation in der Medizin gemeldet, so daß die medizinischen Bibliotheken am Leihverkehr teilnehmen können. Die Bibliotheken des Bereiches Medizin stellen Interessenten Bücher und Zeitschriftenaufsätze im Original oder als Kopie zur Verfügung. Das bezieht sich auf Leser am Ort und aus dem In- und Ausland. Kopien werden in eigener Reprographieabteilung als Xerokopien oder in Form von Filmen hergestellt.

Der Buchbestand in den Bibliotheken des Bereiches Medizin beträgt zum gegenwärtigen Zeitpunkt 166000 Bände, 2117 Hochschulschriften, 73000 Sonderdrucke sowie 782 verfilmte oder verfichete Zeitschriftenbände. Der jährliche Zuwachs beträgt 4—5000 Bände. Zur Zeit werden 919 Zeitschriftentitel in der Charité gehalten.

Die Mitarbeiter der Zentralbibliothek publizierten 1981 3 *wissenschaftliche Arbeiten.*

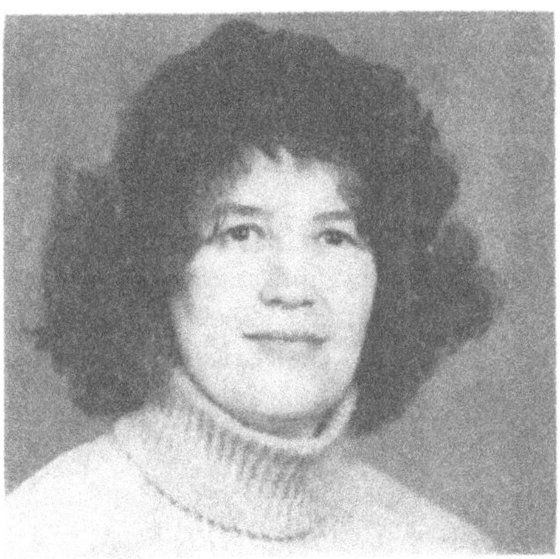

Medizinische Fachschule „Jenny Marx“

Direktor:
Studiendirektor Dipl.-Lehrer Diethild LEMCKE

Stellvertreter für Erziehung und Ausbildung:
Studiendirektor Dipl.-Päd. Diethard KURZ

Stellvertreter für Studentenangelegenheiten:
Dipl.-Med.-Päd. Jutta WOLFF

Die Medizinische Fachschule „Jenny Marx“ setzt in der Ausbildung mittlerer medizinischer Fachkräfte eine Tradition fort, die an der Charité bereits im Jahre 1751 mit der Ausbildung von Hebammen und im Jahre 1832 mit der Errichtung einer Krankenpflegeschule durch Johann Friedrich DIEFFENBACH (1792—1847) begründet wurde. In der Ausbildung von Krankenpflegepersonal besteht damit seit 150 Jahren bis heute in ununterbrochener Folge eine über die Grenzen der Hauptstadt hinauswirkende Schule.

Derzeit gliedert sich die Medizinische Fachschule in:

— die Abteilung I mit den Studienrichtungen Krankenpflege und Kinderkrankenpflege unter der Leitung von Fachschuldozent Dipl.-Med.-Päd. Siegried LANGER

- die Abteilung II mit der Studienrichtung Physiotherapie unter der Leitung von Dipl.-Päd. Bärbel OST
- die Abteilung III mit den Studienrichtungen Zahntechnik, Geburtshilfe und Diätassistenz unter der Leitung von Fachschuldozent Dipl.-Päd. Ursula HALLMANN
- die Abteilung Marxismus-Leninismus unter der Leitung von Dipl.-phil. Helmar PFEIFFER. Diese umfaßt außerdem den Bereich Studentenwohnheim (leitende Erzieherin Dipl.-Päd. Vera SPRINGER) und den Bereich Verwaltung/Technik (Verwaltungsleiter Irmgard KLIMPEL).

Die medizinische Fachschulausbildung ist ein praxisorientierter, betreuungsrelevanter Bildungs- und Erziehungsprozeß, der etwa 40% theoretische Lehrgebiete und 60% praktische Ausbildung umfaßt. Sie baut auf dem Abschluß der 10. Klasse der allgemeinbildenden polytechnischen Oberschule auf und beinhaltet allgemeinbildende Lehrgebiete, medizinische Grundlagenfächer und Lehrgebiete der speziellen medizinischen Fachausbildung. Ziel der Ausbildung ist es, allseitig entwickelte, politisch und fachlich qualifizierte junge Mitarbeiter zu erziehen, die jederzeit bereit sind, durch hohen persönlichen Einsatz, parteiliches Verhalten und Engagement für die Gesundheitspolitik der Partei der Arbeiterklasse die Qualität der medizinischen Betreuung der Bevölkerung auf das höchstmögliche Niveau zu heben.

Das Pädagogenkollektiv besteht aus 75 hauptamtlichen Fachschullehrern für theoretische und praktische Lehrgebiete sowie aus 105 in der theoretischen Ausbildung nebenberuflich tätigen Ärzten. Im Wohnheim sind 10 Erzieher tätig. Die praktische Ausbildung wird überwiegend in den Kliniken und Instituten des Bereiches Medizin (Charité), im Krankenhaus der Deutschen Volkspolizei und im Regierungskrankenhaus der Hauptstadt durchgeführt. Sie findet darüber hinaus aber auch für die Studienrichtungen Zahntechnik, Geburtshilfe, Physiotherapie und Diätassistenz in weiteren Gesundheitseinrichtungen in und außerhalb Berlins statt.

Die Zahl der Studierenden beträgt 1147, dazu haben 1981 in den Studienrichtungen Krankenpflege 126, Kinderkrankenpflege 42, Physiotherapie 90, Zahntechnik 62, Geburtshilfe 27 und Diätassistenz 26 Studenten das Studium aufgenommen. 41 Studenten absolvieren ein Fachschulfernstudium in der Studienrichtung Physiotherapie.

Zahl der Publikationen 1981: 5.

Personalia

Berufungen

Mit Wirkung vom 1. 9. 1981 wurden zum ordentlichen Professor berufen:

Doz. Dr. sc. med. Ludwig GRAUEL für das Fachgebiet Pädiatrie/Neonatologie
Doz. Dr. sc. med. Joachim HAASE für das Fachgebiet Innere Medizin
Doz. Dr. sc. med. Klaus-Jürgen NEUMÄRKER für das Fachgebiet Kinderneuropsychiatrie
Doz. Dr. sc. med. Georg SCHEUNER für das Fachgebiet Anatomie.

Zum außerordentlichen Professor wurden berufen:
Doz. Dr. sc. med. Wolfgang MÜNSTER für das Fachgebiet Röntgendiagnostik
Doz. Dr. sc. med. Klaus PRECHT für das Fachgebiet Innere Medizin
Doz. Dr. sc. med. Udo-Jürgen SCHMIDT für das Fachgebiet Innere Medizin.

Zum Honorarprofessor wurde berufen:
Doz. Dr. sc. med. Günter LOEWE für das Fachgebiet Oto-Rhino-Laryngologie.

Mit Wirkung vom 1. 2. 1981 wurden zum Dozenten berufen:
Dr. sc. med. Peter ALTHAUS für das Fachgebiet Urologie
Dr. sc. med. Peter AMENDT für das Fachgebiet Pädiatrie
Dr. sc. med. Eberhard CONRADI für das Fachgebiet Physiotherapie
Dr. sc. med. Wolfgang DIEZEL für das Fachgebiet Dermatologie
Dr. sc. med. Günter HILDEBRANDT für das Fachgebiet Chirurgie
Dr. sc. nat. Dietmar LERCHE für das Fachgebiet Biophysik
Dr. sc. med. Stephan SCHNITZLER für das Fachgebiet Klinische Immunologie.

Zum Honorardozenten wurden berufen:
Dr. sc. med. Wolfgang BRINKMANN für das Fachgebiet Sportmedizin
Dr. sc. med. Sieghardt DITTMANN für das Fachgebiet Allgemeine und Kommunale Hygiene
Dr. sc. med. Helga GÜNTHER für das Fachgebiet Röntgendiagnostik
Dr. sc. med. Manfred MOHRDIECK für das Fachgebiet Militärmedizin
Dr. sc. med. Günter WOLFF für das Fachgebiet Innere Medizin.

Mit Wirkung vom 1. 9. 1981 wurde zum außerordentlichen Dozenten berufen:
Dr. sc. med. Brigitte KUNZ für das Fachgebiet Röntgendiagnostik.

Zum 1. 2. 1981 wurde Herr OMR o. Prof. Dr. sc. med. Hansgeorg HÜLLER als ordentlicher Professor von der Ernst-Moritz-Arndt-Universität Greifswald an die Humboldt-Universität zu Berlin berufen und zum Direktor des neu gegründeten Instituts für Klinische Pharmakologie ernannt.

Herr o. Prof. Dr. sc. med. Gerhard SCHMIDT wurde zum 1. 9. 1981 als ordentlicher Professor von der Ernst-Moritz-Arndt-Universität Greifswald an die Humboldt-Universität zu Berlin berufen und zum Direktor des Instituts für Medizinische und Allgemeine Mikrobiologie, Virologie und Epidemiologie ernannt.

Mit Wirkung vom 1. 9. 1981 wurden Herr Prof. Dr. med. habil. Friedrich OBERDÖRSTER vom Staatlichen Institut für Serum und Impfstoffe als Honorarprofessor für Allgemeine und Kommunale Hygiene und Herr Prof. Dr. med. habil. Heinz POCKRANDT, Ärztlicher Direktor der Frauenklinik des Städtischen Krankenhauses Berlin-Buch, als Honorarprofessor für Geburtshilfe und Gynäkologie emeritiert.

Die „Facultas docendi" erhielten:

BAUMANN, Bärbel
Allgemeine und Kommunale Hygiene
BIRNBAUM, Maria
Innere Medizin
BOHM, Renate
Innere Medizin
BRÄNNSTRÖM, Monika
Arbeitshygiene
CAMMANN, Henning
Biophysik
CARIO, Wolf-Rainer
Kinderheilkunde
COBET, Hans
Medizinische Radiologie
DAVIDOWA, Helga
Physiologie
EITNER, Anneliese
Arbeitshygiene
ENGELMANN, Ursula
Konservierende Stomatologie
FRIIS, Erich
Anaesthesiologie und Reanimation
GRIEGER, Marlie
Biochemie
JAHN, Klaus-Roland
Konservierende Stomatologie
KIEHL, Hannelore
Sozialhygiene
KÖHLER, Steffen
Chirurgische Stomatologie
KÖRNER, Hannelore
Medizinische Genetik
LAUMANN, Max
Geschichte der Medizin
LINKE, Lienhard
Physiologie
LIPPERT, Hans
Chirurgie
LOOCK, Rosemarie
Arbeitshygiene
LÜDERITZ, Peter
Allgemeine und Kommunale Hygiene
MAU, Harald
Kinderchirurgie
MICHALIK, Michael
Neurologie/Psychiatrie
NELIUS, Dieter
Innere Medizin
NICOLAI, Anneliese
Physiologie
NIEHOFF, Jens-Uwe
Sozialhygiene
OPITZ, Charlotte
Kieferorthopädie
PAUL, Bodo
Chirurgie/Traumatologie
PAUL, Uwehorst
Orthopädie
POPPEI, Marianne
Pathophysiologie
RADOSCHEWSKI, Michael
Sozialhygiene
SAUL, Gert
Biologie
SCHNEIDER, Wolfgang
Pathologische Anatomie
SCHNITZLER, Stephan
Immunologie
TRZENSCHIK, Klaus
Orthopädie
VOGEL, Siegfried
Chirurgie und Neurochirurgie
WIDERA, Ralf
Chirurgie
WIESNER, Rainer
Biochemie
WOLF, Gudrun
Biologie
ZUHRT, Edith
Höhere Mathematik/Statistik.

Nachruf

Am 24. März 1981 verstarb Herr o. Prof. Dr. med. habil. Friedrich FLEMMING.

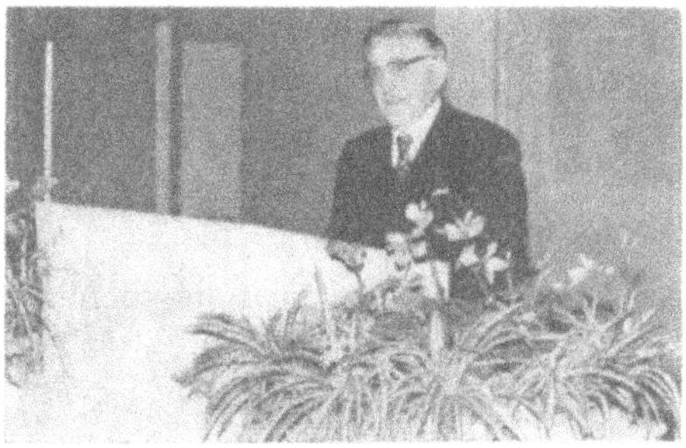

Prof. Flemming wurde am 4. Juli 1921 in Halle an der Saale geboren. Nach dem Besuch der Volksschule und des Gymnasiums begann er das Medizinstudium, das er kriegsbedingt unterbrechen mußte, 1942 jedoch fortsetzen konnte und 1945 beendete. 1946 erfolgte die Promotion zum Dr. med., und die ihm 1945 verliehene Notapprobation wurde nach Absolvierung eines weiteren Semesters Medizin in Düsseldorf in eine reguläre Vollapprobation umgewandelt.
Als Assistent arbeitete er an der Universitätsfrauenklinik und ab 1. Januar 1949 an der Chirurgischen Universitätsklinik in Halle. Unter dem Direktorat von Professor Budde und Professor Mörl war er dort 7 Jahre tätig. Mit Professor Serfling ging er nach Greifswald und wurde hier Oberarzt und I. Oberarzt. 1959 habilitierte er sich. 1960 erfolgte die Ernennung zum Dozenten. Mehr als 50 wissenschaftliche Publikationen sind Ausdruck einer intensiven Forschungsarbeit in Greifswald. 1962 folgte er Prof. Serfling nach Berlin, wo er Professor mit Lehrauftrag und I. Oberarzt bis 1967 war. 1968 erhielt er die ordentliche Professur. 1979 übernahm er dann die Leitung der Chirurgischen Poliklinik, die er mit viel Fleiß und Einsatzfreude ausübte.
Innerhalb der Berliner Chirurgischen Gesellschaft und darüber hinaus im Rahmen der Gesellschaft für Chirurgie der DDR war er Vorstandsmitglied, Vorsitzender der Berliner Chirurgischen Gesellschaft und Vorsitzender der Chirurgischen Revisionsgesellschaft der DDR.
Professor Flemming engagierte sich in außerordentlichem Maße für sein Fachgebiet Chirurgie. Sein Fleiß und Pflichtbewußtsein waren vorbildlich und verdienen unsere große Wertschätzung. So werden wir stets des Chirurgen, Hochschullehrers und Kollegen gedenken, der uns lieb und wert war.

H. WOLFF

Emeriti am Bereich Medizin (Charite)

Name	Fachgebiet	Funktion
OMR Prof. Dr. sc. med. Harald DUTZ	Innere Medizin	o. Professor Direktor der II. Medizinischen Klinik 1962–1979
OMR Prof. Dr. sc. med. Siegfried EITNER	Arbeitshygiene	o. Professor Leiter des Lehrstuhls Arbeitshygiene 1970–1980
Prof. Dr. med. Dr. Wolfgang GERTLER	Dermatologie	o. Professor Direktor der Hautklinik 1962–1970
Prof. Dr. med. habil. Gerhard KAISER	Orthopädie	o. Professor Direktor der Orthopädischen Klinik 1962–1977

Name	Fachgebiet	Funktion
Prof. Dr. med. habil. Dr. med. dent. Isolde Kaiser-Meinhardt	Oto-Rhino-Laryngologie	o. Professor Direktor der Hals-Nasen-Ohren-Klinik 1963—1974
Prof. Dr. sc. med. Dr. h. c. Helmut Kraatz	Geburtshilfe und Gynäkologie	o. Professor Direktor der Universitäts-Frauenklinik 1962—1979
Prof. Dr. sc. med. Walter Kirsche	Anatomie	o. Professor Direktor des Anatomischen Instituts 1966—1980
Prof. Dr. med. habil. Karl Leonhard	Neurologie und Psychiatrie	o. Professor Direktor der Nervenklinik 1957—1970
Prof. Dr. med. habil. Dr. med. dent. Harry Mennig	Gesichts- und Halschirurgie	o. Professor Direktor der Klinik für Gesichts- und Halschirurgie 1958—1978
Prof. Dr. Dr. Alexander Mette	Geschichte der Medizin	o. Professor Direktor des Instituts für Geschichte der Medizin 1959—1965
OMR Prof. Dr. sc. med. Gerhard Misgeld	Geschichte der Medizin	o. Professor Direktor des Instituts für Geschichte der Medizin 1969—1977 Leiter der Abt. Medizinische Zeitgeschichte 1977—1979
Prof. Dr. sc. med. Ingeborg Rapoport	Pädiatrie	o. Professor Leiter der Abteilung Neonatologie 1969—1973
Prof. Dr. sc. med. Dr. phil. Samuel-Mitja Rapoport	Biochemie	o. Professor Direktor des Instituts für Physiologische und Biologische Chemie 1952—1977
OMR Prof. Dr. sc. med. Horst-Friedrich Schulz	Innere Medizin	o. Professor Direktor der I. Medizinischen Klinik 1958—1979
OMR Prof. Dr. med. habil. Hans-Joachim Serfling	Chirurgie	o. Professor Direktor der Chirurgischen Klinik 1962—1978
Prof. Dr. sc. med. Dr. h. c. Karl Velhagen	Augenheilkunde	o. Professor Direktor der Universitäts-Augenklinik 1958—1966

Name	Fachgebiet	Funktion
Prof. Dr. med. habil. Kurt WEESE	Chirurgie	o. Professor Stellv. Direktor der Chirurgischen Klinik 1965–1971
Prof. Dr. sc. med. Dr. med. h. c. Kurt WINTER	Sozialhygiene	o. Professor Direktor des Instituts für Sozialhygiene 1957–1959, Direktor des Hygiene-Instituts 1959–1977

Auszeichnungen am Bereich Medizin (Charité) 1981

Zum Tag der Republik wurde Herr Prof. Dr. sc. med. Otto PROKOP, Direktor des Instituts für Gerichtliche Medizin, mit dem „Nationalpreis I. Klasse" geehrt.

Am Vorabend des X. Parteitages der SED wurde das Kollektiv Computertomographie der Nervenklinik mit dem „Banner der Arbeit Stufe II" ausgezeichnet.
Die Mitglieder des Kollektivs sind:
Horst KAHL, Dipl.-Ing. oec.
Angelika LEHMANN, med.-techn. Assistentin
Dr. med. Horst LEYDA, Oberarzt
Prof. Dr. sc. med. Meinhard LÜNING, Ordentlicher Professor für Röntgendiagnostik
Barbara MELZER, leitende med.-techn. Röntgenassistentin
Dr. med. Michael MICHALIK, stellvertretender Leiter der Abt. Computertomographie
Christine MÜLLER, Schwester
Dr. med. Jörg PLANITZER, Oberarzt und Leiter der Abt. Computertomographie.

Den „Vaterländischen Verdienstorden in Bronze" erhielten anläßlich des Tages der Republik:
Doz. Dr. phil. Magda ENK, Sekretär der Grundorganisationsleitung der SED des Bereiches Medizin
Irene HOFER, Oberschwester der Universitäts-Frauenklinik.

Am 1. Mai wurde MR Dr. med. Geerd DELLAS, Direktor für Neubau und Rekonstruktion der Charité als „Verdienter Aktivist" ausgezeichnet.

Die „Verdienstmedaille der DDR" erhielten anläßlich des Tages der Republik:
Charlotte BLANK, Wäscherin in der Zentralwäscherei
Manfred JÄHNICHEN, Leiter des Bereichslagers Medizin in der Abt. Materialwirtschaft
Margarete KÖHNE, Stationsschwester in der Nervenklinik
Dr. med. Joachim RITTER, Oberarzt in der Hals-Nasen-Ohren-Klinik
Anne WEBER, Stationsschwester in der Chirurgischen Klinik
Dr. med. Birgit PÖTSCHKE, Oberärztin im Röntgeninstitut
Ingrid SCHILLING, leitende med.-techn. Röntgenassistentin der Nervenklinik
Ingrid SCHMIEDEKE, med.-techn. Röntgenassistentin in der Nervenklinik

Anläßlich des 160. Geburtstages von Rudolf Virchow am 13. Oktober 1981 erhielt den „Rudolf-Virchow-Preis" das Kollektiv aus der Hautklinik
MR Prof. Dr. sc. med. Helga ALBRECHT-NEBE
Oberarzt Dr. med. Hans BARTHELMES
Doz. Dr. sc. med. Wolfgang DIEZEL
Dr. sc. med. Wolfgang GÜNTHER
Doz. Dr. sc. med. Hans MEFFERT.

Zum Tag des Gesundheitswesens erfolgten die nachstehenden Ernennungen und Auszeichnungen:

„Verdienter Arzt des Volkes"
MR Dr. med. Sigrun MAU, Oberarzt und Leiter der Abt. Strahlentherapie in der Geschwulstklinik
Prof. Dr. sc. med. Heinz A. F. SCHULZE, Direktor der Nervenklinik

„Hufeland-Medaille in Gold"
Diethild FEDER, Oberin an der Charité
Prof. em. Dr. med. habil. Gerhard KAISER, ehem. Direktor der Orthopädischen Klinik

„Hufeland-Medaille in Silber"
Edith THIERFELDER, Oberschwester der Stomatologischen Klinik
Annemarie WEISS, Stationsschwester in der Hautklinik

„Hufeland-Medaille in Bronze"
Elisabeth LINDNER, Stationsschwester in der Augenklinik
Monika RENNER, leitende med.-techn. Laborassistentin im Hämatologischen Zentrallabor
Petra ROSENFELD, Schwester in der Chirurgischen Klinik
Ingrid SUISKI, Ausbildungsleiterin an der Medizinischen Fachschule „Jenny Marx"

„Medizinalrat"
Dr. med. Annelies BANASCHAK, Oberärztin in der Geschwulstklinik
Doz. Dr. sc. med. Hans-Martin GUDDAT, Leiter der Urologischen Poliklinik
Doz. Dr. sc. med. Bernd HEUBLEIN, Stellvertreter des Prorektors für Medizin und Direktor für medizinische Betreuung der Charité
Doz. Dr. sc. med. Jürgen WENDLER, Oberarzt in der Hals-Nasen-Ohren-Klinik

„Medaille für ausgezeichnete Leistungen im Wettbewerb"
Gudrun LEISLER, Leiterin der Speisenproduktion in der Zentralen Speisenversorgung der Charité.

Zum Tag des Lehrers wurden die folgenden Mitarbeiter ausgezeichnet bzw. zum Studiendirektor oder Fachschuldozenten ernannt:

Mit der „Pestalozzi-Medaille in Gold":
Ursula HALLMANN, Fachlehrer an der Medizinischen Fachschule „Jenny Marx"
Günter MEIBAUM, Fachlehrer an der Medizinischen Fachschule „Jenny Marx"

Mit der „Pestalozzi-Medaille in Silber":
Dr. paed. Jutta ARNOLD, Wissenschaftliche Mitarbeiterin der Abt. Medizinpädagogik
Edeltraud KOMOR, Fachlehrer an der Medizinischen Fachschule „Jenny Marx"

Mit der „Pestalozzi-Medaille in Bronze":
Ulla BECKER, Medizinpädagoge an der Medizinischen Fachschule „Jenny Marx"
Petra DIETZ, Medizinpädagoge an der Medizinischen Fachschule „Jenny Marx"
Monika GOTTHARDT, Medizinpädagoge an der Medizinischen Fachschule „Jenny Marx"

Mit der „Theodor-Neubauer-Medaille in Silber":
Ursula BÜRGER, Fachlehrer an der Medizinischen Fachschule „Jenny Marx"

„Studiendirektor"
Diethard KURZ, stellv. Direktor an der Medizinischen Fachschule „Jenny Marx"

„Fachschuldozent"
Christel BERGEMANN, Fachlehrer an der Medizinischen Fachschule „Jenny Marx"
Sigrid LANGER, Fachlehrer an der Medizinischen Fachschule „Jenny Marx"
Doris MEIBAUM, Fachlehrer an der Medizinischen Fachschule „Jenny Marx"
Renate RICHTER, Fachlehrer an der Medizinischen Fachschule „Jenny Marx".

Chronik besonderer Ereignisse an der Charité im Jahre 1981

1. Januar
Der Minister für Hoch- und Fachschulwesen der DDR bestätigt die Bildung der Klinik für Anaesthesiologie und Intensivmedizin (Direktor: OMR Prof. Dr. sc. med. M. SCHÄDLICH), des Instituts für Kardio-Vaskuläre Diagnostik (Direktor: Prof. Dr. sc. med. W. PORSTMANN) und des Instituts für Transfusiologie und Transplantologie (Direktor: Prof. Dr. sc. med. H. A. HACKENSELLNER)

17. Januar
Die Kollegin Margarete MÜHL, Stationshilfe in der Chirurgischen Klinik, ist 50 Jahre an der Charité tätig

21. Januar
Unterzeichnung einer Vereinbarung über die Zusammenarbeit mit der Semmelweis-Universität Budapest im 5-Jahr-Plan 1981 bis 1985 und des Arbeitsplanes für 1981 durch den Direktor für Forschung der Semmelweis-Universität, Prof. Dr. Endre Somgy, und den Prorektor für Medizin, Prof. Dr. Jürgen Großer

26. bis 30. Januar
II. Berliner Neurophysiologisches Symposium mit internationaler Beteiligung, veranstaltet vom Physiologischen Institut des Bereiches Medizin in Abstimmung mit der Gesellschaft für Neurowissenschaften der DDR, zum Thema „Neurophysiologische Grundlagen der Lokalisation und Differenzierung von Reizquellen unter Berücksichtigung visceraler Mechanismen". Leitung: Prof. Dr. Wolfgang RÜDIGER

28. Januar
Erste Wissenschaftliche Charité-Konferenz aus Anlaß des Richtfestes für den Neubau der Charité, in Vorbereitung auf die Inbetriebnahme des ersten Bauteiles und zu Ehren des X. Parteitages der Sozialistischen Einheitspartei Deutschlands unter Leitung von Prof. Dr. Moritz MEBEL und Prof. Dr. Helmut WOLFF. Rahmenthema: „Fortschritte in der Organ- und Gewebetransplantation" (s. S. 185)

1. Februar
Das Institut für Klinische Pharmakologie (Direktor: OMR Prof. Dr. sc. med. H. HÜLLER) wird gegründet

2. Februar
Anläßlich seines Aufenthaltes in der DDR, der auf Einladung des Ministers für Gesundheitswesen, OMR Prof. Dr. MECKLINGER, erfolgt, besucht der Stellvertreter des Regionaldirektors der WHO für Europa, Herr Dr. ASVALL, die Charité

20. Februar
Besuch einer Delegation aus der Koreanischen Volksdemokratischen Republik unter Leitung des 1. Stellvertreters des Ministers für Gesundheitswesen, Ri DSCHON RJUL. Unter den Mitgliedern der Delegation ist der 1. Prorektor der Medizinischen Hochschule Pjöngjang, Ki Dae RJONG

25. Februar
In Anwesenheit des Botschafters der Republik Kuba in der DDR, Julio Garcia

Oliveras, überreicht der Prorektor für Medizin auf einer festlichen Veranstaltung dem Leiter der Gruppe kubanischer Aspiranten in der DDR, Dr. José Alberto Menendéz, als erstem ausländischen Nachwuchswissenschaftler den Robert-Koch-Preis des Bereiches Medizin (Charité)

26. Februar
Im Rahmen der Gesprächsreihe zu Grundfragen der Politik spricht Gen. Werner Kirchoff, Kandidat des ZK der SED und Vizepräsident des Nationalrats der Nationalen Front, zum Thema „Bündnispolitik und Annäherung der Klassen und Schichten in der sozialistischen DDR"

26. Februar
Arbeitstagung anläßlich des 10jährigen Bestehens der Kinderdialyseabteilung der Kinderklinik der Charité, Leitung Prof. Dr. Peter Grossmann. Die Kinderdialyseabteilung wurde am 5. Februar 1971 gegründet

27. Februar
Wissenschaftliche Veranstaltung „25 Jahre Kardiovaskuläre Diagnostik an der Charité" in Verbindung mit dem 60. Geburtstag von Nationalpreisträger Prof. Dr. Werner Porstmann, Direktor des Instituts für Kardio-Vaskuläre Diagnostik

12. und 13. März
Symposium mit internationaler Beteiligung „Detoxikationsverfahren bei neuropsychiatrischen Erkrankungen", veranstaltet von den Gesellschaften für Psychiatrie und Neurologie und für Nephrologie der DDR. Leitung: Prof. Dr. Klaus Ernst und Prof. Dr. Karl Seidel

15. März
38. Sonntagsvorlesung an der Humboldt-Universität zu Berlin über „Möglichkeiten und Grenzen der Nuklearmedizin".
Vortragender: Prof. Dr. Hans-Jacob Correns, Direktor der Klinik für Nuklearmedizin der Charité

17. bis 19. März
Symposium mit internationaler Beteiligung der Gesellschaft für Psychiatrie und Neurologie der DDR „60 Jahre Kinder-Neuropsychiatrie an der Psychiatrischen und Nervenklinik der Charité" unter Leitung von Doz. Dr. Klaus Neumärker.
Hauptthematik: „Entwicklungsaspekte in der Neurologie und Psychopathologie des Kindesalters unter Berücksichtigung biologischer und sozialer Faktoren des normalen und abnormalen Verhaltens sowie der Störungen des Hirnstammes"

24. März
Während eines akademischen Festaktes im Marx-Engels-Auditorium überreicht das Mitglied des Politbüros und Sekretär des ZK der SED, Gen. Prof. Kurt Hager, dem Rektor der Humboldt-Universität zu Berlin, Gen. Prof. Dr. Dr. h. c. Helmut Klein, ein Ehrenbanner des ZK der SED. Mit dieser hohen Auszeichnung werden die Leistungen aller Angehörigen der hauptstädtischen Universität in Vorbereitung

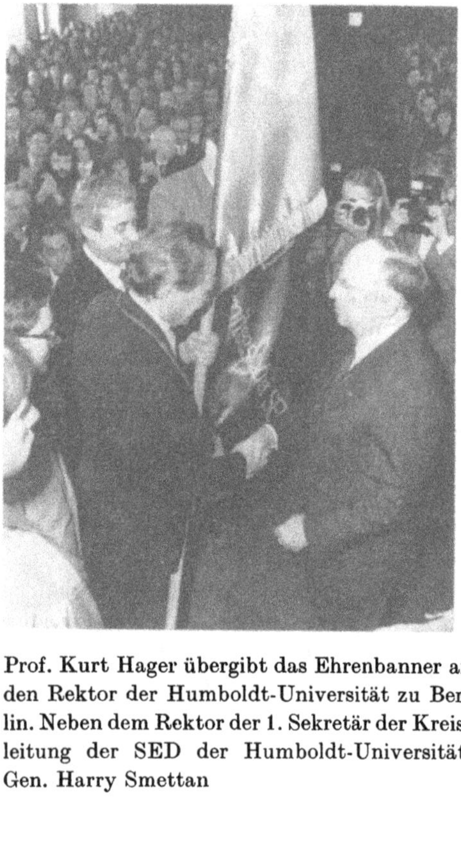

Prof. Kurt Hager übergibt das Ehrenbanner an den Rektor der Humboldt-Universität zu Berlin. Neben dem Rektor der 1. Sekretär der Kreisleitung der SED der Humboldt-Universität, Gen. Harry Smettan des X. Parteitages der SED gewürdigt. Herzlich begrüßte Gäste der Veranstaltung sind Gen. Prof. Hans-Joachim BÖHME, Mitglied des ZK der SED, Minister für Hoch- und Fachschulwesen, Gen. Prof. Dr. Gregor SCHIRMER, stellvertretender Leiter der Abteilung Wissenschaften beim ZK der SED, Gen. Dr. Horst OSWALD, Sekretär der Bezirksleitung Berlin der SED, Gen. Dr. Wilfried POSSNER, Sekretär des Zentralrats der FDJ, Gen. Erhard BÖRNER, stellvertretender Vorsitzender des Zentralvorstandes der Gewerkschaft Wissenschaft, sowie zahlreiche verdienstvolle emeritierte Hochschullehrer unserer Universität

27. März
Das Mitglied des Politbüros und Sekretär des ZK der SED, Gen. Prof. Kurt HAGER, übergibt in Anwesenheit von Gen. Konrad NAUMANN, Mitglied des Politbüros und 1. Sekretär der Bezirksleitung Berlin der SED, Gen. Gerhard SCHÜRER, Kandidat des Politbüros, Vorsitzender der Staatlichen Plankommission sowie der Minister für Bauwesen, Wolfgang JUNKER, für Hoch- und Fachschulwesen, Prof. Joachim BÖHME, und für Gesundheitswesen, Prof. Dr. Ludwig MECKLINGER, der Charité den funktionsdiagnostischen Trakt des neuen Klinikums für die operativen Disziplinen als ersten Bauteil des Investitionsvorhabens Neubau und Rekonstruktion zur Nutzung
(s. auch S. 144 und S. 146)

30. März bis 3. April
XVI. FDJ-Studententage an der Humboldt-Universität zu Berlin

11. bis 16. April
Der X. Parteitag der Sozialistischen Ein-

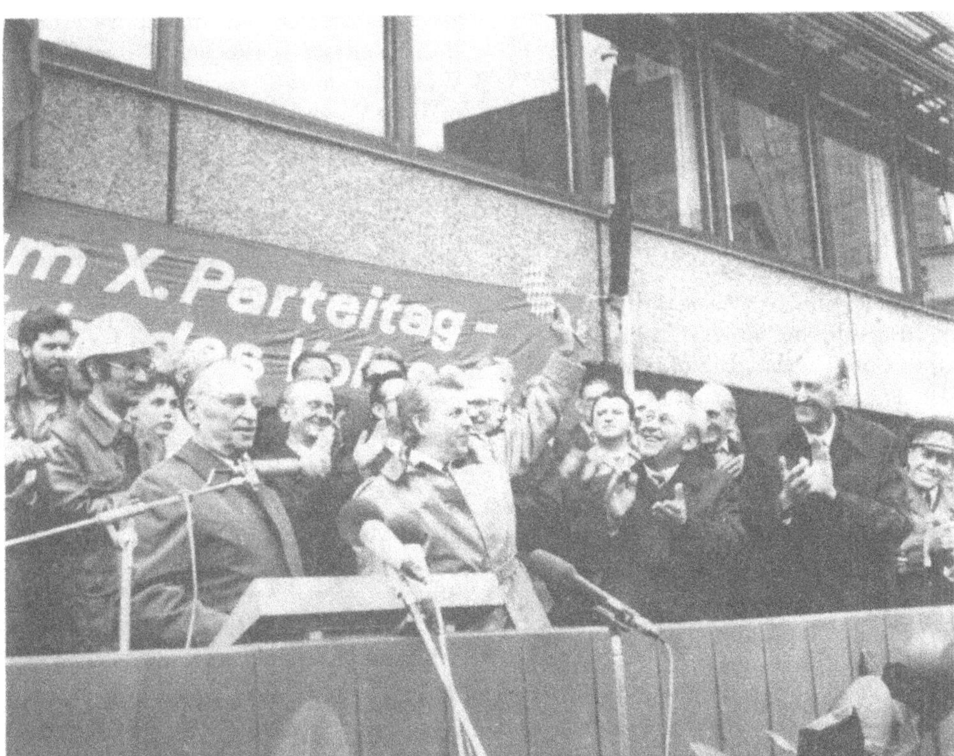

Übergabe des symbolischen Schlüssels für den 1. Bauteil des Charité-Neubaus durch Prof. Kurt Hager an den Prorektor für Medizin

heitspartei Deutschlands führt seine Beratungen im Palast der Republik durch. Delegierte der Humboldt-Universität zu Berlin sind:

Harry SMETTAN, 1. Sekretär der Kreisleitung der SED der Humboldt-Universität
Prof. Dr. Helmut KLEIN, Rektor der Humboldt-Universität
Prof. Dr. Jürgen GROSSER, Prorektor für Medizin
Prof. Dr. Henry LANGER, Sektion Elektronik
Jutta ELLERMANN, Studentin der Medizin

15. April
Eine Vereinbarung über die Zusammenarbeit zwischen der Akademie der Wissenschaften der DDR, Forschungszentrum für Molekularbiologie und Medizin, und der Humboldt-Universität zu Berlin, Bereich Medizin (Charité), in den Jahren 1981 bis 1985 wird vom Direktor des Forschungszentrums, Prof. Dr. Günter PASTERNACK, und dem Prorektor für Medizin unterzeichnet

22. April
Im Rahmen der Gesprächsreihe zu Grundfragen der Politik spricht Generalleutnant Jochen GOLDBACH, Stellvertreter des Ministers und Chef der Rückwärtigen Dienste im Ministerium für Nationale Verteidigung, zum Thema „Die Militärpolitik der SED nach dem X. Parteitag"

27. April bis 12. Mai
Auf Einladung des Rektors des Medizinischen Hochschulinstituts „Victoria de Girón" Havanna, Prof. Dr. Ramón CASANOVA, weilt eine Delegation der Charité unter Leitung des Prorektors für Medizin in der Republik Kuba.
Am 7. Mai 1981 erfolgt der Abschluß eines neuen langfristigen Freundschaftsvertrages über die Zusammenarbeit mit dem kubanischen Partnerinstitut

20. bis 23. Mai
IV. Symposium mit internationaler Beteiligung über „Probleme der Tieftemperaturkonservierung von Zellen, Geweben und Organen", veranstaltet vom Institut für Transfusiologie und Transplantologie der Charité in Zusammenarbeit mit der Gesellschaft für Hämatologie und Bluttransfusion der DDR. Leitung: Prof. Dr. Hans HACKENSELLNER

27. Mai
Besuch einer Delegation der Syrischen Arabischen Republik unter Leitung des stellvertretenden Hochschulministers, Prof. KUTBI

2. Juni
Besuch von der Vrijen-Universität Brüssel unter Leitung des Rektors der Universität, Prof. SCHUTTER

10. Juni
In der Gesprächsreihe zu Grundfragen der Politik spricht Gen. Helmut MÜLLER, Mitglied des ZK der SED und 2. Sekretär der Bezirksleitung Berlin der SED auf einem Wählerforum zur weiteren Auswertung und zur Verwirklichung der Beschlüsse des X. Parteitages

23. Juni
Verleihung der Ehrendoktorwürde an Prof. Dr. med. et Dr. sc. Eugen VENCOVSKÝ von der Karls-Universität Prag durch den Wissenschaftlichen Rat der Humboldt-Universität zu Berlin (s. S. 35)

25. Juni bis 8. Juli
Besuch einer angolanischen Delegation von der Universität Luanda, geleitet von Dr. Fernando MOURA PIERES. Während des Aufenthaltes wird von Dr. MOURA PIERES und Doz. Dr. Bernd HEUBLEIN, Stellvertreter des Prorektors für Medizin, ein Protokoll über die weitere Zusammenarbeit unterzeichnet

15. Juli
Besuch einer Delegation aus Prag unter Leitung des stellvertretenden Ministers für Gesundheitswesen der ČSSR, Dr. JIROUŜ

22. Juli
Besuch einer Delegation der Destour-Partei Tunesiens unter Leitung des Mitglieds des Politbüros der Destour-Partei und Ministers für Gesundheitswesen, Rachid STAR

8. September
Feierliche Immatrikulation des neuen Studentenjahrganges im Palast der Republik durch den Rektor der Humboldt-Universität zu Berlin, Prof. Dr. Helmut KLEIN, in Anwesenheit des Mitglieds des ZK der SED und Oberbürgermeisters der Hauptstadt der DDR, Berlin, Erhard KRAACK, und des Sekretärs der Bezirksleitung Berlin der SED, Gen. Dr. Horst OSWALD

11. September
Im Marx-Engels-Auditorium werden durch den Prorektor für Medizin in Anwesenheit des Kandidaten des ZK der SED und Ministers für Gesundheitswesen, Prof. Dr. Ludwig MECKLINGER, 195 Absolventen der Studienrichtung Medizin, 98 Studenten der Studienrichtung Stomatologie und 21 Studenten der Studienrichtung Medizinpädagogik feierlich exmatrikuliert und erhalten ihre Diplome und Approbationsurkunden

18. September
Anläßlich der in der Zeit vom 14. bis 19. 9. 1981 in Berlin stattfindenden 31. Tagung des WHO-Regionalkomitees für Europa unternimmt eine Gruppe der Teilnehmer eine Exkursion in die Charité zur Besichtigung des Neubaus

25./26. September
Klausurtagung des Prorektors für Medizin mit den Direktoren der Kliniken und Institute sowie den Leitern der selbständigen Abteilungen zur weiteren Auswertung des X. Parteitages der Sozialistischen Einheitspartei Deutschlands an der Charité, zu Schwerpunkten im Studienjahr 1981/82, insbesondere zur praxisverbundenen Ausbildung und kommunistischen Erziehung der Studenten, sowie zur Überarbeitung der Entwicklungskonzeption der Charité

27. September
1. Sonntagsvorlesung in einer neuen Reihe der Charité. Zum Thema „Die Organtransplantation als lebensrettende Maßnahme“ spricht Prof. Dr. Helmut WOLFF, Direktor der Chirurgischen Universitätsklinik

27. bis 30. September
Symposium mit internationaler Beteiligung „Gerichtliche Medizin“ anläßlich des 60. Geburtstages von Nationalpreisträger Prof. Dr. Otto PROKOP, Direktor des Instituts für Gerichtliche Medizin, veranstaltet von der Gesellschaft für gerichtliche Medizin der DDR. Leitung: Prof. Dr. Wolfgang REIMANN

30. September
Verleihung der Ehrendoktorwürde an Prof. Dr. sc. med. Ikuo ISHIYAMA, Direktor des Instituts für Gerichtliche Medizin der Teikyo-Universität Tokio, durch den Wissenschaftlichen Rat der Humboldt-Universität zu Berlin (s. S. 38)

1. Oktober
- Die Urologische Klinik der Charité (Direktor: OMR Prof. Dr. sc. med. M. MEBEL) wird gebildet
- Schwester Paula MARTINSON, langjährige Stationsschwester in der Chirurgischen Klinik, ist 50 Jahre im Gesundheitswesen tätig
- Zusammenkunft des Prorektors für Medizin mit den Emeriti der Charité zur Besichtigung des funktionsdiagnostischen Trakts des Charité-Neubaus

9. Oktober
III. Chirurgisches Charité-Symposium mit internationaler Beteiligung zum Thema „Schilddrüsenerkrankungen“ unter der Leitung von Prof. Dr. Helmut WOLFF

10. Oktober
Unterzeichnung des Vertrages für 1982 über die Zusammenarbeit zwischen dem II. Moskauer Medizinischen Institut und

der Charité durch Prorektor Prof. Dr. Iwan Iwanowitsch NOWIKOW und den Prorektor für Medizin der Humboldt-Universität zu Berlin in Moskau

13. Oktober
Traditionelle Verleihung der Virchow-Preise anläßlich des 160. Geburtstages von Rudolf VIRCHOW durch den Minister für Gesundheitswesen, Prof. Dr. Ludwig MECKLINGER, im Pathologischen Institut, Virchow-Haus.
Begrüßung der Gäste und Würdigung Rudolf Virchows durch Prof. Dr. Heinz SIMON, Direktor des Pathologischen Instituts. Die Festansprache hält Prof. Dr. Dr. Mitja RAPOPORT, Vorsitzender des Koordinierungsrates der Medizinisch-Wissenschaftlichen Gesellschaften der DDR

15. Oktober
Beginn der fakultativen Vorlesungen für Hörer aller Sektionen sowie interessierte Bürger der Hauptstadt der DDR — Berlin über „Moderne methodische Grundlagen der medizinischen Forschung und Praxis zur Verbesserung der gesundheitlichen Betreuung der Bevölkerung“

16. Oktober
Besuch einer Delegation aus der VR Kampuchea unter Leitung des Ministers für Gesundheitswesen, Dr. Yit Kim SENG

18. Oktober
2. Sonntagsvorlesung in der Charité zum Thema „Vaterschaftsbestimmung heute“. Vortragender: NPT Prof. Dr. sc. med. Otto PROKOP, Direktor des Instituts für Gerichtliche Medizin

28. bis 30. Oktober
2. Symposium mit internationaler Beteiligung über „Blutkonservierung und -transfusion“, veranstaltet von den Hauptforschungsrichtungen „Stoffwechselregulation“ und „Gewebe- und Organtransplantation“.
Leitung: Prof. Dr. Gerhard GERBER und Prof. Dr. Gerd FÜNFHAUSEN

11. November
XII. Konzil der Humboldt-Universität zu Berlin zu „Konsequenzen aus dem X. Parteitag der SED — für eine höhere Qualität und Effektivität in der kommunistischen Erziehung und Ausbildung“

12. November
Im Rahmen der Gesprächsreihe zu Grundfragen der Politik spricht Kurt KRÜGER, Generalsekretär des Solidaritätskomitees der DDR, zum Thema „Solidarität hilft siegen“

16. November
Enthüllung einer von der Gesellschaft für experimentelle Medizin und der Biochemischen Gesellschaft der DDR gestifteten Gedenktafel am Institut für Physiologische und Biologische Chemie zu Ehren des Entdeckers des ATP und langjährigen Direktors dieses Instituts, des Ehrendoktors der Humboldt-Universität zu Berlin, Prof. Dr. Dr. h.c. Karl LOHMANN (1898—1978). Die Ehrung findet im Zusammenhang mit der Eröffnung der 5. Gemeinschaftstagung der Gesellschaft für experimentelle Medizin der DDR (wissenschaftliche Leitung: Prof. Dr. Dr. Mitja RAPOPORT) in Anwe-

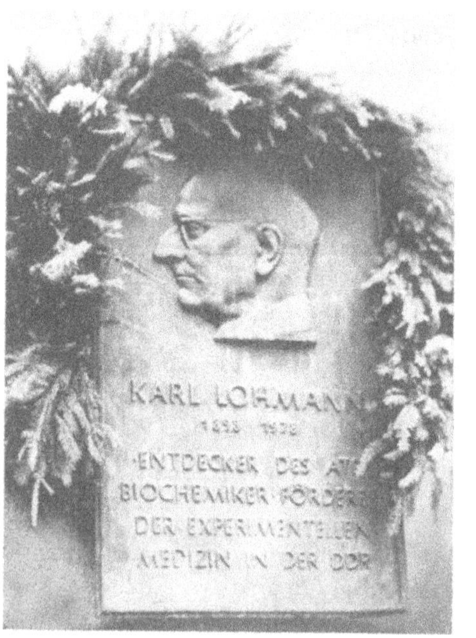

senheit des Leiters der Abt. Gesundheitspolitik beim ZK der SED, Prof. Dr. sc. med. Karl SEIDEL, sowie von Vertretern der Ministerien für Hoch- und Fachschulwesen und für Gesundheitswesen und des Rektors der Humboldt-Universität zu Berlin statt

29. November
3. Sonntagsvorlesung in der Charité zum Thema „Das Leben nach dem Herzinfarkt“.
Vortragender: Prof. Dr. Wolfgang GEISSLER, Universitätsklinik für Innere Medizin „Theodor Brugsch“

4. Dezember
Eine Gruppe von Teilnehmern am 9. Medizinischen Symposium der Internationalen Föderation der Widerstandskämpfer (FIR), das auf Einladung der Leitung der FIR und des Komitees der antifaschistischen Widerstandskämpfer der DDR in Berlin stattfindet, besucht die Charité

8. bis 11. Dezember
Symposium „Ergebnisse der interdisziplinären Zusammenarbeit in Klinik und Forschung — 25 Jahre Nuklearmedizin in der DDR“. Die von der Sektion Nuklearmedizin der Gesellschaft für medizinische Radiologie der DDR veranstaltete Tagung in Reinhardsbrunn/Thür. steht unter der Leitung von Prof. Dr. Hans-Jacob CORRENS

11. Dezember
Charité-Ball anläßlich des Tages des Gesundheitswesens 1981 in der Mensa Nord.

Ansprache vom Mitglied des Politbüros und Sekretär des ZK der SED, Prof. Kurt Hager, bei der Übergabe des funktionsdiagnostischen Trakts für das neue Klinikum der Charité am 27. 3. 1981

Vor wenigen Tagen hat der Generalsekretär des ZK der SED und Vorsitzende des Staatsrates, Genosse Erich Honecker, das neuerbaute Sport- und Erholungszentrum in unserer Hauptstadt Berlin eröffnet. Dieser einzigartige Bau wurde bereits von Zehntausenden Bürgern genutzt, die etwas für ihre Gesundheit tun und ihre Freizeit sinnvoll gestalten wollen.

Heute können wir ein weiteres Bauwerk in den Dienst der Bevölkerung der DDR und ihrer Hauptstadt stellen. Es ist ein Werk, das der Wiederherstellung der Gesundheit, der Pflege und Heilung kranker Menschen dient.

Im sozialistischen Wettbewerb zu Ehren des X. Parteitages der SED sind von den Bauschaffenden und den Werktätigen zahlreicher Industriebetriebe hervorragende Leistungen vollbracht worden, um beim Neubau und bei der Rekonstruktion der Charité das Chirurgische Zentrum fertigzustellen. Heute kann es den Mitarbeitern der Charité übergeben und von ihnen nunmehr schrittweise in Betrieb genommen werden.

Zu diesem herausragenden Ereignis am Vorabend des X. Parteitages, das uns alle mit Freude und Stolz erfüllt, übermittle ich Ihnen die herzlichsten Grüße und Glückwünsche des Zentralkomitees der SED und seines Generalsekretärs, Genossen Erich Honecker.

Das erste Wort des Dankes gilt am heutigen Tag allen Bauschaffenden.

Liebe Bauarbeiter! Ihr habt Euer ganzes Können und Eure großen Erfahrungen beim Bau dieser neuen bedeutenden Stätte medizinischer Wissenschaft und Praxis eingesetzt und hervorragende Qualitätsarbeit geleistet.

Beim Neubau haben sich besonders die acht Jugendbrigaden der „FDJ-Initiative Berlin“ und die Angehörigen der Nationalen Volksarmee verdient gemacht. Stellvertretend für zahlreiche Kollektive, die hohe Leistungen vollbrachten, möchte ich die Jugendbrigade Karl Kunger vom VEB Elektroprojekt und Anlagenbau und Franke vom VEB Ausbau Berlin, die Brigade Fritz Pannier vom Ingenieurhochbau, das Kollektiv vom VEB Isolierung unter Leitung des Genossen Klaus Martin und die Brigade Horst Baumbach vom VEB Intercor hervorheben.

Allen, die mit ihrer fleißigen Arbeit zum Gelingen des Bauwerkes beitrugen, gilt heute unser Dank und unsere Anerkennung. Besonders hohen Anteil an der Projektierung und Bauleitung haben die Genossen und Kollegen Prof. Ehrhardt Gißke, Fritz Oske, Ernst Swora, Prof. Peter Korneli, Dr. Geerd Dellas, Günter Kuhnert und der verantwortliche Bauleiter des Funktionstraktes, Kollege Horst Natorp. Ich möchte die Gelegenheit benutzen, um auch in Ihrem Namen dem Genossen Professor Gißke zur Verleihung des ehrenvollen Titels „Held der Arbeit“ durch den Vorsitzenden des Staatsrates die herzlichsten Glückwünsche auszusprechen.

In der Geschichte Berlins gab es berühmte Baumeister, allen voran Karl Friedrich Schinkel, dessen progressives Erbe wir erhalten und pflegen. Wir sind stolz, daß unsere Gesellschaft Architekten und Bauleute hervorgebracht hat, die mit der Handschrift des Sozialismus neben anderen Bauwerken nun auch mit der neuen Charité unserer Hauptstadt ein unverwechselbares Antlitz geben.

Auch die Hochschullehrer, Schwestern, Studenten und die zahlreichen anderen Mitarbeiter der Charité haben in der Zeit zwischen dem IX. und X. Parteitag beachtliche Leistungen vollbracht. Ihnen gebührt ein weiteres Wort des Dankes.

Liebe Mitarbeiter der Charité! Sie haben unter den komplizierten Bedingungen des

Neubaus und der Rekonstruktion Ihre verantwortungsvolle Tätigkeit jederzeit erfolgreich durchgeführt. Im vergangenen Jahr konnten über 2000 Patienten in den Kliniken und 60000 in den Polikliniken mehr betreut werden.
Seit 1977 wurden an der Charité 1100 Ärzte, 500 Zahnärzte und 1400 Krankenschwestern, Kinderkrankenschwestern, Hebammen und andere medizinische Fachkader für das Gesundheitswesen der Republik ausgebildet. Die Ärzte und Krankenschwestern, die Arbeiter und Angestellten, alle Mitarbeiter der Charité vollbringen ständig große Leistungen. Sie geben den Patienten Beistand und Geborgenheit in oft schweren Stunden und Tagen. Dafür danken wir Ihnen und sprechen Ihnen unsere Hochachtung und Anerkennung aus.
Werte Anwesende! Das großartige Bauwerk, das wir heute zur Nutzung übergeben können, ist das bisher größte Investitionsvorhaben des Gesundheitswesens der Deutschen Demokratischen Republik. Es ist ein weiteres, weithin sichtbares Symbol der auf das Wohl des Volkes gerichteten Politik, wie sie vom VIII. und IX. Parteitag der SED beschlossen wurde und vom bevorstehenden X. Parteitag erneut bekräftigt werden wird. Der von der Sozialistischen Einheitspartei Deutschlands, von unserem sozialistischen Staat der Arbeiter und Bauern auch unter komplizierteren äußeren Bedingungen konsequent durchgeführte Kurs der Einheit von Wirtschafts- und Sozialpolitik findet hier in besonderer Weise seine Verkörperung. Alles zu tun für die Interessen der Arbeiterklasse und aller anderen Werktätigen, das ist Sinn und Inhalt unseres Wirkens. Dem Wohle des Volkes zu dienen, das entspricht dem Wesen des Sozialismus. Den Frieden zu sichern und die entwickelte sozialistische Gesellschaft in der Deutschen Demokratischen Republik weiterhin zu gestalten — daran wirken wir alle gemeinsam und mit ganzer Kraft. So war es, so ist es und so wird es auch weiterhin sein und bleiben.
Wie es in unserem Parteiprogramm heißt, tritt die Sozialistische Einheitspartei Deutschlands „für die ständige Vervollkommnung des Gesundheitsschutzes ein, für die Schaffung günstiger Voraussetzungen, um die Errungenschaften der modernen Medizin anzuwenden und die Qualität der medizinischen Arbeit zu verbessern“. Dem X. Parteitag kann auch über große Fortschritte bei der medizinischen Betreuung der Bürger der DDR berichtet werden.
Dank dem Fleiß der Arbeiterklasse und aller anderen Werktätigen konnte allein im abgelaufenen Fünfjahrplan die gewaltige Summe von über 5 Milliarden Mark im Gesundheits- und Sozialwesen investiert werden. Bedeutende Leistungen wurden vollbracht. Ein eindrucksvolles Beispiel ist der Gesundheitsschutz von Mutter und Kind. So konnte die Säuglingssterblichkeit weiter auf 12,1 je 1000 Lebendgeborene und die Müttersterblichkeit auf 1,7 je 10000 Geburten im Jahre 1980 gesenkt werden.
In der DDR starb seit 1976 kein Kind mehr an Tuberkulose, und seit 1974 erkrankte kein Kind mehr an Diphtherie. Das sind Ergebnisse unserer Gesundheitspolitik, die auch im internationalen Vergleich bestehen können.
Beachtenswerte Fortschritte wurden in den zurückliegenden Jahren auch auf dem Gebiet der medizinischen Forschung erreicht. Mit dem Einzug in das Chirurgische Zentrum verbindet sich die hohe Erwartung, daß die Forschung der Charité an der Humboldt-Universität mit neuen wissenschaftlichen Erkenntnissen, mit Spitzenleistungen die Theorie und Praxis des Gesundheitswesens unseres Landes weiter bereichert.
Hier in diesem Haus sind mehrere Spezialrichtungen der Medizin unter einem Dach vereint und mit moderner Technik ausgerüstet. Wenn die Mitarbeiter der Charité gerade diesen Vorzug des Hauses durch

das kollegiale Zusammenwirken aller Fachgebiete nutzen — und wir sind sicher, daß dies der Fall sein wird —, dann muß uns um den wissenschaftlichen Fortschritt nicht bange sein. Dann können die modernen Errungenschaften der Medizin dem Patienten noch besser zugänglich gemacht werden. Dann wird sich jeder Kranke in diesem Haus geborgen und in guten Händen fühlen. Dies entspricht zugleich auch allen progressiven Traditionen dieses Zentrums der medizinischen Forschung und Betreuung, die mit den Namen solch bedeutender Forscher wie Hufeland, Virchow, Robert Koch und vieler anderer verbunden sind.
Liebe Genossen und Kollegen! Der Funktionstrakt des Chirurgischen Zentrums ist mit seiner guten medizintechnischen Ausrüstung in einer beachtenswert kurzen Bauzeit errichtet worden. Doch der Neubau und die Rekonstruktion der Charité, dieses wichtigen Bereiches der Humboldt-Universität zu Berlin, ist noch nicht abgeschlossen. In den kommenden Monaten ist noch viel zu tun, um das Werk zu vollenden. Es besteht kein Zweifel, daß die Bauschaffenden und die Mitarbeiter der Charité auch die weiteren Aufgaben in hoher Qualität meistern werden.
Den Nutzern des Chirurgischen Zentrums wünschen wir gutes Gelingen ihrer Arbeit in Lehre, Forschung und medizinischer Betreuung. Mögen hier viele Patienten Heilung und Geborgenheit erfahren. Mögen aus diesem Haus wissenschaftliche Leistungen hervorgehen, die ihren Schöpfern und unserer sozialistischen Gesellschaft zur Ehre gereichen.
Im Namen des Zentralkomitees der SED und der Regierung der DDR wünsche ich Ihnen alles Gute und viel Erfolg für Ihre schöne und verantwortungsvolle Arbeit zum Wohle des Volkes, zum Nutzen der Wissenschaft, des Friedens und des Sozialismus.

(nach „humanitas“ 21, Nr. 7, S. 2, 1981)

Dank des Prorektors für Medizin der Humboldt-Universität zu Berlin, Prof. Dr. Jürgen Großer, anläßlich der Übergabe des Bauteiles 1 vom Neuen Klinikum der Charité

In ihrer Geschichte hat die Charité, hat die Humboldt-Universität zu Berlin viele Höhepunkte erlebt. Dieser 27. März 1981 wird als ein besonderes Ereignis im Leben unserer altehrwürdigen Stätte der Lehre, Forschung und medizinischen Betreuung in Erinnerung bleiben.
Uns bewegt heute tiefer Dank gegenüber der Parteiführung, dem Politbüro und dem Generalsekretär des ZK der SED, Genossen Erich Honecker persönlich, die dem Neubau und der Rekonstruktion der Charité stets große Aufmerksamkeit geschenkt haben. Das wurde erneut im Schlußwort auf der 14. Bezirksdelegiertenkonferenz der Berliner Parteiorganisation deutlich.
Uns bewegt Dank gegenüber den Bauschaffenden und das in dreifachem Sinne.
Dank für dieses großartige Haus mit seinen außerordentlichen Möglichkeiten. Die Übergabe des funktionsdiagnostischen Traktes unseres Neuen Klinikums krönt die jahrelange Arbeit Hunderter und Tausender. Große Anstrengungen waren erforderlich, kluge Ideen gefragt, viel Schweiß floß in dieser Zeit.
Wir werden hier unter modernen Bedingungen junge Menschen zu sozialistischen Ärzten und Schwestern ausbilden und erziehen, Fortgeschrittene weiterbilden, durch neue Ergebnisse in der medizinischen Forschung, der Bewahrung von Gesundheit und im Kampf gegen Krankheit neue Wege erschließen und Patienten unserer Hauptstadt und der ganzen Republik eine qualifizierte medizinische Betreuung zuteil werden lassen.
Wir danken für die neue Art menschlicher Beziehungen, die sich in den vergangenen Jahren bei der Vorbereitung und Durchführung dieser gewaltigen Investition zwischen Bauschaffenden, Architekten, Bau-

leitern, Facharbeitern, Bausoldaten sowie Wissenschaftlern, Ärzten, Schwestern und Technikern entwickelt haben.

Das war und ist für viele eine eigene „Schule", die für das Leben prägt und uns bereichert hat. Auch dafür stehen die Namen unseres Freundes und Genossen Prof. Ehrhardt Gißke, Held der Arbeit, unseres nimmermüden Oberbauleiters Fritz Oske, des allgegenwärtigen Leiters des Parteiaktivs der Baustelle, Wilfried Engert, des Komplexprojektanten Ernst Swora, des Architekten Prof. Peter Korneli und vieler, vieler anderer.

Wir danken Euch Bauarbeitern aber zugleich als Vertretern der ganzen Arbeiterklasse unseres Landes, die mit ihrer Arbeit die Voraussetzungen für Wissenschaftsentwicklung, Gesundheits- und Sozialpolitik schaffen.

Wir sind bewegt in diesen Tagen von der großen Verantwortung, die uns nun erwächst, das bedeutendste Investitionsvorhaben in der bisherigen Geschichte unseres Hochschul- und Gesundheitswesens und jeden einzelnen Bauteil mit neuem Geist und neuem Inhalt zu erfüllen, wie eben Genosse Hager forderte, und den Kredit abzuzahlen, den wir von Partei, Regierung und von den Werktätigen erhalten haben. Unsere Antwort werden neue, anspruchsvollere Leistungen unter Führung der Parteiorganisation sein. Damit reihen wir uns ein in die Millionenschar derjenigen, die in Vorbereitung auf den X. Parteitag in der materiellen Produktion angestrengt um höhere Leistungen kämpfen. Wir wissen um unsere Verantwortung, diesen Prozeß direkt und indirekt zu beeinflussen, indem wir soziale Geborgenheit vermitteln und die uns anvertrauten umfangreichen Fonds mit größtem gesellschaftlichen Nutzen einzusetzen.

Die 5000 Wissenschaftler, Ärzte, medizinisch-technischen Assistentinnen, Schwestern, Arbeiter und Angestellten der Charité haben auch in den vergangenen Monaten Wichtiges zur guten Bilanz in unserem Lande beigetragen. Wir dürfen deshalb mit Recht feststellen, daß wir einen Anteil am Ehrenbanner des ZK der SED haben, das Genosse Hager vor drei Tagen unserer Universität übergeben hat.

Sehr verehrte Genossen des Politbüros!

Wir bitten Euch, Genossen Erich Honecker, dem Generalsekretär des ZK unserer Partei und Vorsitzenden des Staatsrates, zu versichern, daß die Angehörigen der Charité, des Bereiches Medizin der Humboldt-Universität zu Berlin, den auf der 13. Bezirksdelegiertenkonferenz gegebenen Auftrag erfüllt haben. Wir schätzen uns glücklich und es erfüllt uns mit Freude und Optimismus, Identität zwischen der auf das Wohl des Menschen gerichteten Friedenspolitik unserer Partei und dem humanistischen Anliegen unseres Berufes feststellen zu können. Daher unterstützen wir diese Politik uneingeschränkt.

Die Inbetriebnahme dieses Neubaues ist ein weiterer Beweis dafür, daß sich Wissenschaft, Bildung, Medizin erst im Sozialismus voll entfalten können.

Wir werden alles tun, um im Interesse der Menschen einen noch größeren Beitrag zum Ansehen unserer traditionsreichen Einrichtung, der hauptstädtischen Alma mater und unserer Republik zu leisten und damit den wachsenden Anforderungen der kommenden Jahre gerecht zu werden.

Das Investitionsvorhaben Neubau und Rekonstruktion der Charité

von E. Gisske, G. Dellas, P. Korneli, F. Oske und E. Swora

Die berühmte Berliner Charité, 1710 als „Pesthaus" vor den Toren der Stadt gegründet, erlebte nach wechselvollem Schicksal ihre letzte große Bauperiode von 1897 bis 1917. In diesen 20 Jahren entstand, nun inzwischen am Rande des Stadtzentrums, jener Gebäudekomplex, der sich verbindet mit der führenden Stellung, die dieses Universitätsklinikum im deutschsprachigen Raum und darüber hinaus bis in die 30er Jahre unseres Jahrhunderts einnahm. Diesem auch bauhistorisch bedeutsamen Gebäudeensemble wurden im Krieg zwar schwere Wunden geschlagen, es konnte aber weitgehend wiederhergestellt und erhalten werden.
Das Politbüro des ZK der SED und die Regierung der DDR beschlossen 1975 den Neubau und die Rekonstruktion der Charité. Als wesentliche Ausgangspunkte für die Planung galten:

- Der historische Standort mit seiner großen Tradition bleibt bestehen und wird weiter entwickelt.
- Die bestehenden Gebäude und die architektonische Konzeption der Anlage werden weitgehend erhalten und durch eine grundlegende Rekonstruktion an die zukünftigen Anforderungen angepaßt.
- Zur Ergänzung und Erweiterung der vorhandenen Bausubstanz werden Neubauten errichtet, die im Zusammenhang mit der vorhandenen Bausubstanz der Qualifizierung der materiell-technischen Basis des gesamten Bereiches Medizin der Humboldt-Universität dienen sollen.
- Die bestehende Situation am jetzigen Standort erlaubt die bei der Größe und Kompliziertheit der baulichen Aufgabe notwendige Realisierung in 3 Baustufen.

Davon ausgehend führt die Gesamtplanung zu den folgenden Ergebnissen:
Für alle Funktionen mit besonders hohen Ansprüchen an die technische Gebäudeausrüstung und an die Medizintechnik werden Neubauflächen errichtet, die diese Ansprüche voll erfüllen. Das bedeutet, daß alle vorrangig operativ tätigen Fächer in einem neuen Komplex des Universitätsklinikums räumlich zusammengefaßt und funktionell miteinander verbunden werden.
Weiterer Bestandteil dieses Zentrums ist der größte Teil der Intensivmedizin an der Charité.
Für die nicht operierenden Disziplinen werden die bestehenden Gebäude in der 2. und 3. Baustufe rekonstruiert. Die Verbindung zwischen beiden Schwerpunkten bilden der zum Neubau gehörende diagnostische Funktionalbereich und die Zentrale Poliklinik, die im wesentlichen in rekonstruierten Altbauten geschaffen wird.
Mit der Erneuerung der materiell-technischen Basis in den theoretisch-experimentellen und klinisch-experimentellen Einrichtungen wird noch in der 2. Baustufe begonnen, um sie in der 3. Baustufe abzuschließen.

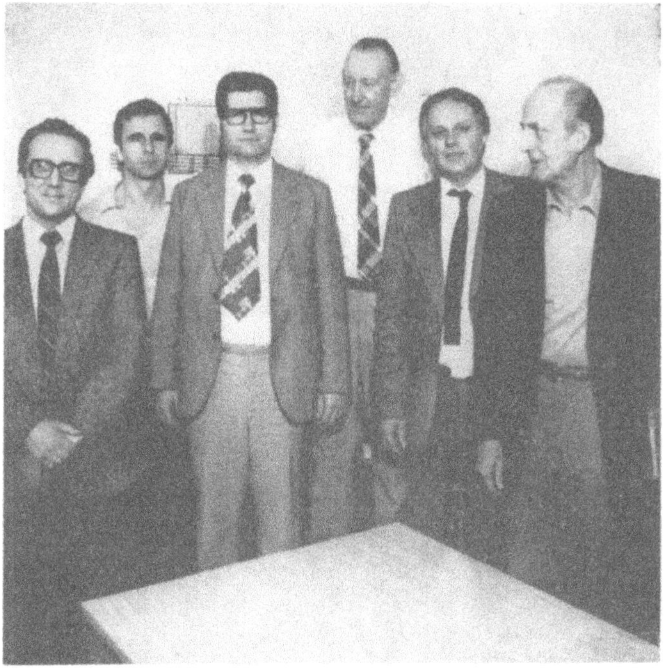

Leitungskollektiv für Neubau und Rekonstruktion der Charité (von links nach rechts): Prof. Dr. Ing. habil. Peter Korneli, Leitender Architekt der Aufbauleitung Sondervorhaben Berlin; Wilfried Engert, Sekretär des Parteiaktivs Großbaustelle Charité; MR Dr. med. Geerd Dellas, Direktor für Neubau und Rekonstruktion der Charité; Prof. Dr. Ing. Ehrhardt Gißke, Direktor der Aufbauleitung Sondervorhaben Berlin; Architekt Ernst Swora, Komplexprojektant-Charité des VEB BMK Ingenieurhochbau Berlin; Ing. Fritz Oske, Oberbauleiter der Aufbauleitung Sondervorhaben Berlin

Ein leistungsfähiger Wirtschaftsbereich mit Zentralküche und Speisesälen wurde an zentraler Stelle neu geschaffen. Im Bereich des benachbarten Invalidenparks entstand ein Wohnensemble für Mitarbeiter der Charité. Ein neues Heizwerk wurde errichtet.

Mit dem Neubau und der Rekonstruktion der Charité werden folgende gesundheits- und wissenschaftspolitischen Zielstellungen erreicht:

- Mit dem räumlichen und funktionellen Zusammenführen aller operativen Disziplinen entstehen neue Möglichkeiten für ein breites Spektrum komplizierter Operationen mit hochspezialisierten Methoden.
- Zentralisation und Erweiterung der intensivmedizinischen Bereiche lassen neue Behandlungsmöglichkeiten für akute und besonders gefährdete Patienten einschließlich ihrer postoperativen Betreuung entstehen.
- Das Zusammenführen wesentlicher funktionsdiagnostischer Kapazitäten in einem zentralen Diagnostikbereich ermöglicht neue Formen einer rationellen und komplexen Diagnostik.
- Die Zentralisation von Funktionsabläufen (Zentralsterilisation, zentrale Bettenaufbereitung, rechnergestützte Dokumentation, Ver- und Entsorgung) führt zu einer höheren Effektivität und Qualität der Arbeit und bietet gleich-

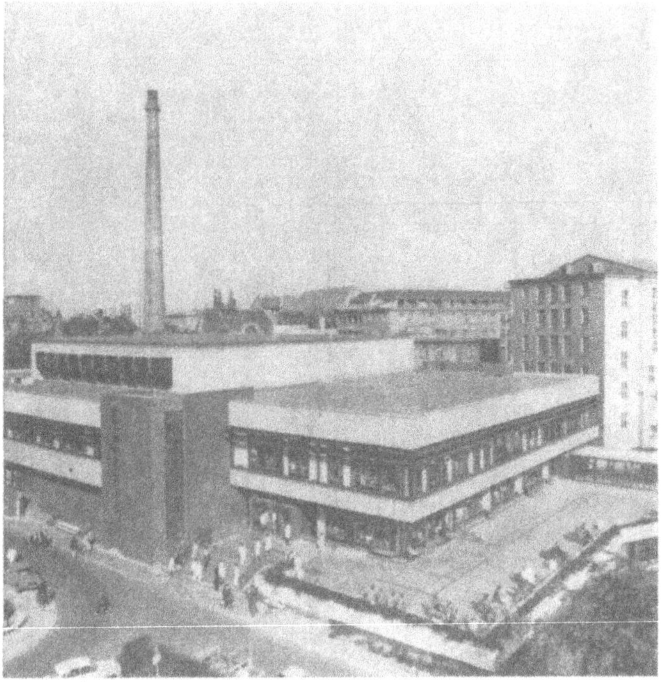

Ansicht vom Versorgungszentrum mit einer Kapazität von 2000 Patientenessen und 4000 Mitarbeiteressen

zeitig mehr Zeit für wissenschaftliche Aufgaben und zur individuellen Betreuung der Patienten.

- Nach Fertigstellung des Chirurgischen Komplexes und der Zentralen Poliklinik sowie nach Abschluß der Rekonstruktionsarbeiten in den nichtoperativen Kliniken wird eine 30%ige Leistungssteigerung in der stationären und ambulanten Betreuung erreicht. Die Diagnostikzeiten können verkürzt und die Nachsorge qualifiziert werden. Dann erfolgen jährlich 40000 stationäre Behandlungen und eine Million ambulante Konsultationen. In der Stomatologie steigen die Leistungen in der medizinischen Betreuung nach Abschluß der Rekonstruktion auf jährlich 150000 stomatologische Konsultationen.
- Die materiell-technischen Voraussetzungen für Erziehung, Ausbildung und Forschung werden nach Fertigstellung des Labortraktes sowie durch Modernisierung weiterer Hörsäle und Seminarräume im Rahmen der Rekonstruktion und durch Schaffung moderner Forschungs- und Praktikumsplätze weiter verbessert.
- Ein höheres Niveau erhielt und erhält die wirtschaftliche und technische Infrastruktur der Charité mit Errichtung des Versorgungszentrums, des Heizwerkes, der Zentralapotheke und des Werkstattgebäudes sowie durch die Einführung der Containertransporte.
- Mit dem Bau von bisher 384 sowie noch zu bauenden 100 Wohnungseinheiten in der Habersaathstraße und dem Errichten von Kinderkrippe/Kindergarten wird der Prozeß der Verbesserung der Arbeits- und Lebensbedingungen — insbesondere für mittlere medizinische Fachkräfte und das

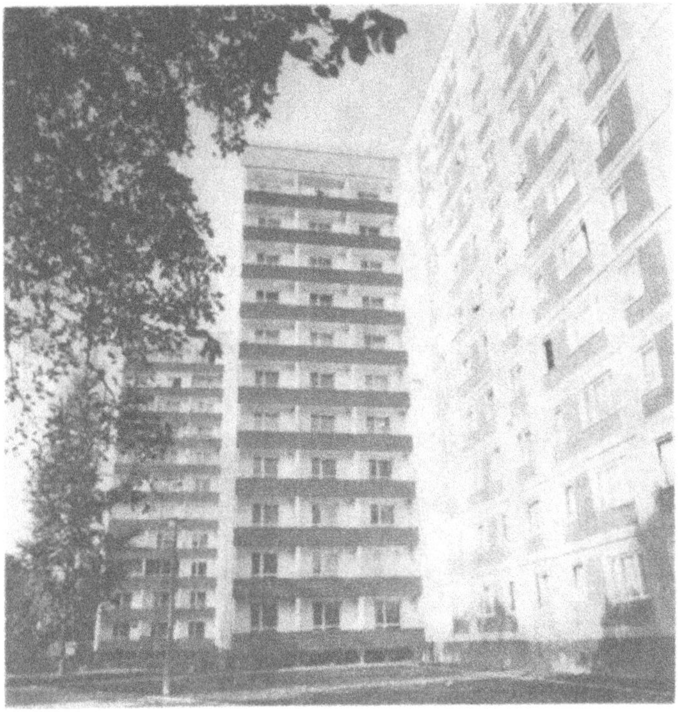

Ansichten von 3 Wohnblöcken. Insgesamt wurden im Rahmen des Investitionsvorhabens Neubau und Rekonstruktion der Charité 6 Wohnblöcke gebaut. Jeder Wohnblock enthält 64 Wohnungen

Betriebspersonal — konsequent fortgesetzt.

Die 1. Baustufe von 1976 bis 1981 umfaßt den Neubau für alle überwiegend chirurgisch tätigen Fächer der Charité, die Errichtung des neuen Gebäudes für die Speisenversorgung, den Wohnungsbau und das Heizwerk.
Folgende Kapazitäten im Neubau stehen zur Verfügung:

- Patientenbetten: 1013
- Intensivmedizinische Betten: 116
- Operationssäle: 26
- Entbindungsplätze: 8
- Röntgenuntersuchungsplätze: 23
- Nuklearmed. Untersuchungsplätze: 5
- Unfall-Poliklinik: 5 ärztliche Arbeitsplätze
- Zentrallabor: ca. 3000 m² Laborfläche
- Funktionsdiagnostische Arbeitsplätze für die Innere Medizin, Otorhinolaryngologie und Ophthalmologie sowie Neurologie
- Endoskopiearbeitsplätze.

Der Neubaukomplex für die operierenden Fächer wird zum funktionellen wie städtebaulichen Zentrum der Charité zwischen den historischen Klinikgebäuden, den umgebenden theoretischen Instituten bis hin zu den Instituten der Humboldt-Universität an der Invalidenstraße und den Gebäuden der Sektion Tierproduktion und Veterinärmedizin.
Die architektonische Konzeption der alten Charité mit ihren roten Backsteinbauten, im Sommer übergrünt von wildem Wein, bleibt erhalten, ja sie wird dort wiederhergestellt, wo frühere Eingriffe das bekannte Bild dieses Ensembles, wie es sich mit dem Namen Charité verbindet, entstellend verändert haben. Diesem Bild wird mit dem neuen 15geschossigen Bettenhochhaus, das

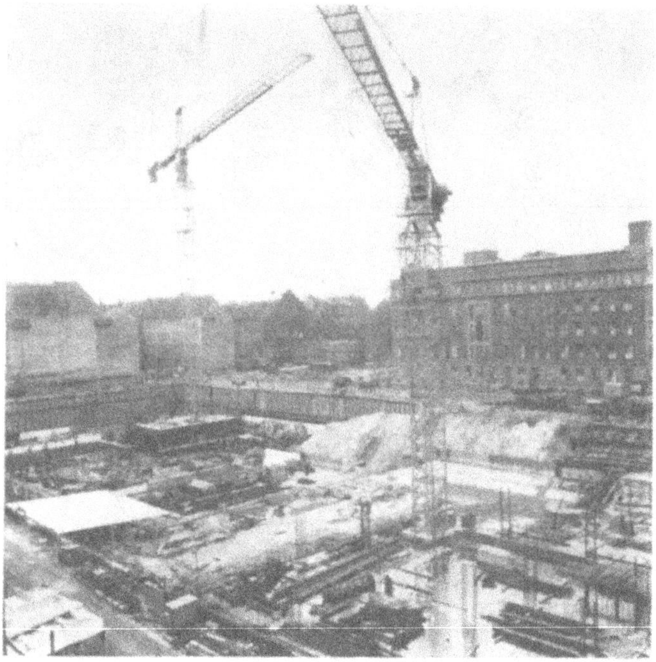

Baugrube des Klinikums für die operativ tätigen Disziplinen, Stand Dezember 1977

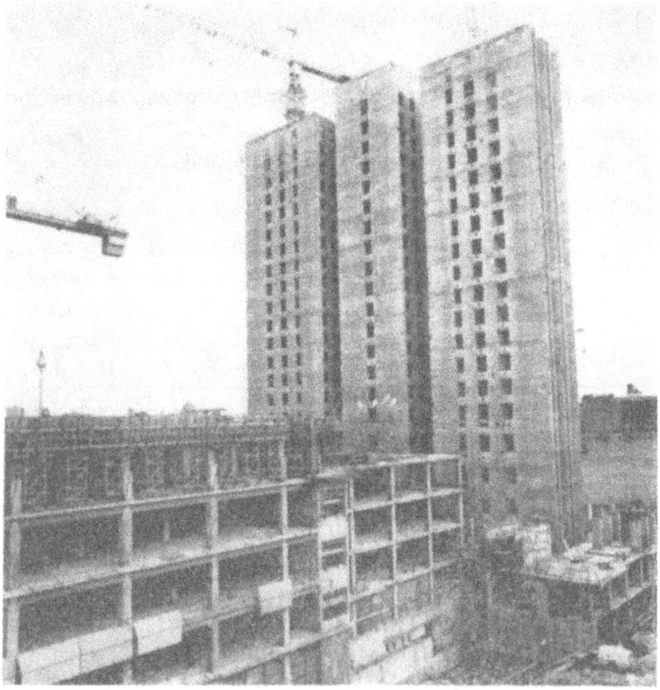

Rohbau-/Montageprozeß am Klinikum für die operativ tätigen Disziplinen, Stand Mai 1979

sich über einem viergeschossigen Funktionaltrakt erhebt, ein weiterer Architekturakzent hinzugefügt. Rote Klinkerflächen an den Sockeln, den Treppenhäusern und den Simsen des Neubaues verbinden die moderne Baukonstruktion mit dem Material der historischen Gebäude. Auch die äußere Begrünung einzelner Gebäudeteile soll die Tradition fortsetzen.

Um ein sinnvolles Zusammenwachsen und funktionelles Durchdringen von Neubau und vorhandener Altbausubstanz zu erreichen, überbrückt der Neubaukomplex die H.-Matern-Straße und wird so bis in das historische Klinikgelände hinein fortgeführt. An dieser Stelle wird in der 2. Baustufe die Verbindung zwischen dem chirurgischen Komplex, den Fachbereichen der nichtoperierenden Disziplinen und der Zentralen Poliklinik hergestellt.

Die Eingangsebene für den neuen Klinikkomplex bildet das Erdgeschoß mit seiner Front an der „Neuen Philippstraße". Der Besucher findet gegenüber dem Haupteingang den zentralen Verkehrskern mit 14 schnellaufenden Aufzügen. Im westlichen Teil der Eingangshalle befinden sich die Schalter für die Anmeldung und andere für den Patienten wichtige Verwaltungsräume. In der östlichen Hälfte der Halle finden der Patient und sein Besucher Einkaufsmöglichkeiten, ein Café und einen Postschalter. Bequeme Sitzgruppen entlang der Glasfront laden zum Verweilen ein.

Die Anfahrt der liegenden Patienten an der Hermann-Matern-Straße führt zu einer Aufnahme mit geschlossener Wagenvorfahrt zwischen dem intensivmedizinischen Trakt und OP-Bereich. Von der Aufnahmehalle für liegende Patienten aus sind die Rettungsstelle, Traumatologische Poliklinik, der Notfallaufnahmebereich, die Intensivtherapiestationen sowie die Auf-

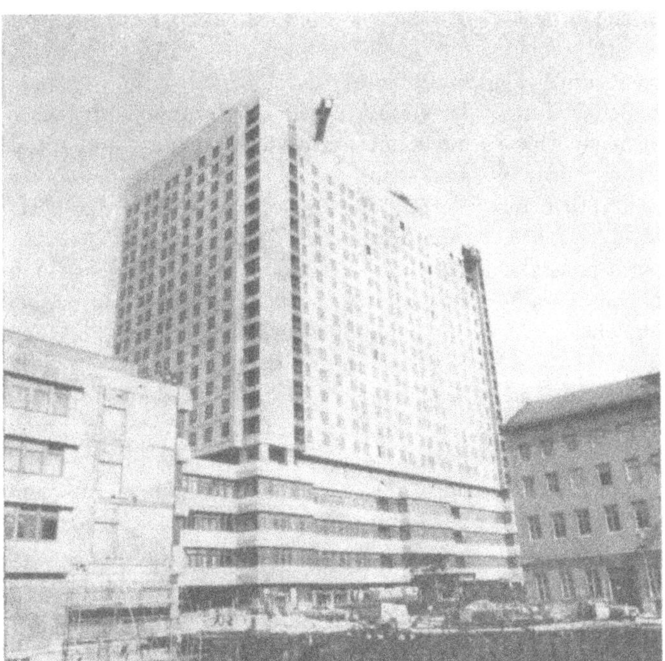

Ansicht vom Neubau für die operativ tätigen Disziplinen mit dem funktionsdiagnostischen Trakt im Vordergrund und dem Bettenhaus. Der Intensivmedizinische und Operationstrakt liegen hinter dem Bettenhaus züge zu den Pflegestationen der Kliniken direkt zu erreichen.

Eine horizontale Transportverbindung wurde auf der Kellerebene zwischen dem Versorgungszentrum und dem chirurgischen Komplex geschaffen. Auf dieser Ebene liegen die Ver- und Entsorgungszentralen, die Zentralsterilisation, die Desinfektionsanlagen und andere Dienstleistungsbereiche. In der 2. Baustufe soll diese unterirdische Straße als Tunnel weitergeführt werden. Damit können die Kliniken im Altbaukomplex ebenfalls direkt an den neuen Diagnostikbereich angeschlossen werden.

Der Operationstrakt ist in einem selbständigen Baukörper untergebracht und durch ein strenges System von Hygienebarrieren von den anderen Bereichen des Krankenhauses getrennt. Die insgesamt 26 Operationssaaleinheiten sind fachgebunden, d. h. jedes klinische Fach hat seine eigenen Operationssäle. Alle Operationssäle sind, sieht man von der speziellen Ausrüstung ab, gleich gestaltet und gleich groß, so daß ein Austausch oder eine Veränderung der Zuordnung im Bedarfsfalle jederzeit möglich ist. In dem neuen Operationstrakt können jährlich ca. 16000 Operationen durchgeführt werden (1975 ca. 10000 Operationen).

Der Funktionsablauf im Operationstrakt ist nach getrennten prä- und postoperativen Wegen geplant. Dadurch wird nicht nur genügend Stauraum gewonnen, sondern es ergeben sich psychologische und hygienische Vorteile für den Patienten durch kreuzungsfreie Wege im Operationssaal.

Eine Operationseinheit umfaßt den Operationssaal mit 42 m² Grundfläche sowie auf der präoperativen Seite Vorbereitungsraum und Waschraum und auf der postoperativen Seite Ver- und Entsorgungsräume. Die OP-Abteilung ist symmetrisch aufgebaut. In der Mittelzone zwischen 4 und 5 OP-Sälen auf jeder Seite ist eine Raumgruppe vorgesehen, in der die Funktionsräume der Anästhesiologie, ein Aufwachraum, die Substerilisation und Flächen für einen Betten- und Sterilgutvorrat angeordnet sind. Die Operationseinheiten haben direkte Verbindung zur interdisziplinären Intensivtherapie und postoperativen Intensivüberwachung. Die Transporte zur Zentralsterilisation und zur zentralen Bettenaufbereitung sind kreuzungsfrei gewährleistet.

Die Entbindungsabteilung ist in der 2. Ebene des OP-Traktes gemeinsam mit der neonatologischen Intensivtherapie und mit der Frühgeborenenüberwachung eingeordnet. Zu diesem Bereich gehört weiterhin eine Raumgruppe mit 10 akutpräpartalen Betten. In der Entbindungsabteilung sind 5 Normalentbindungsplätze (davon 1 septischer) und 3 Risikoentbindungsplätze vorgesehen. Für Schnittentbindungen steht ein geburtshilflicher OP-Saal zur Verfügung. Damit sind alle Funktionsbereiche der Perinatologie direkt miteinander zu einer Einheit verbunden. Jährlich werden ca. 2500 Entbindungen durchgeführt werden (vor allem Risikoentbindungen).

Die Funktionsflächen für die Intensivmedizin (Intensivüberwachung und Intensivtherapie) sind auf den 4 Ebenen des Verbindungsbaues zwischen diagnostischem Funktionaltrakt und OP-Trakt angeordnet. Sie sind auf der Südseite vom zentralen Aufzugskern direkt zu erreichen und schließen auf der Nordseite über eine Schleuse an den OP-Bereich an.

Als kleinste Einheit wurde eine Überwachungseinheit für 6—7 Betten konzipiert. Zwei Überwachungseinheiten werden mit gemeinsamen Funktions- und Nebenräumen zu einer Station zusammengefaßt (12—14 Betten). In den 5 intensivmedizinischen Stationen sowie in den neonatologischen Intensivpflegebereichen werden jährlich ca. 7000 Behandlungen durchgeführt (1975 ca. 2000 Behandlungen). Die intensivmedizinischen Stationen sind ebenfalls durch Hygieneschleusen gegenüber anderen Bereichen streng abgeschirmt.

Alle anderen diagnostischen Abteilungen, die eine hohe Patientenfrequenz, ambulant wie stationär, haben, sind auf den 4 Ebenen des diagnostischen Funktionaltraktes angeordnet. Sie haben eine gute Verbindung sowohl zum neuen Bettenhaus als auch zu der zentralen Poliklinik der Charité, die in den rekonstruierten historischen Gebäuden entlang der Hermann-Matern-Straße in der 2. Baustufe errichtet wird.

Die Abteilung für Physiotherapie liegt im Erdgeschoß westlich der Hermann-Matern-Straße. Hier sind moderne Einrichtungen für die Hydrotherapie (einschließlich Bewegungsbecken), Elektrotherapie, für Massage und Gymnastik vorhanden. Täglich werden ca. 300 Behandlungen durchgeführt werden.

Die zentrale Röntgenabteilung ist in der Ebene 2 angeordnet. 10 Röntgenarbeitsplätze werden um einen Betriebskern gruppiert. Weitere 5 Röntgenarbeitsplätze befinden sich jenseits der Hermann-Matern-Straße, durch die Brücken mit der Zentrale verbunden. Nördlich davon, schon in den Bauteil 4 hineinreichend, befindet sich die zentrale Endoskopieabteilung, räumlich eng mit der Röntgenabteilung verbunden. Als eine optimale Lösung für eine solche röntgendiagnostische Abteilung wurde die U-förmige Anordnung von 10 Untersuchungsräumen gewählt, die durch die Einbeziehung der Anmeldung zu einem Rechteck wird. Der innere Betriebskern ist in Form eines einheitlichen Raumes für die Filmbearbeitung, zur Vorbereitung der Untersuchungen, zur Sofortbefundung und zur Vorbereitung von Demonstrationen vorgesehen. Diese Zone ist das wichtigste Kommunikationszentrum für das technische Personal. Der Ring der Untersuchungsräume ist von einem Gang umgeben, der für die Patienten als Zugang zur Untersuchung dient. Den äußeren Ring des Röntgenkomplexes bilden Arbeitsräume des technischen Personals und Aufenthaltsräume. In der zentralen Röntgenabteilung werden jährlich ca. 120000 Untersuchungen durchgeführt werden (1975 ca. 80000 Untersuchungen).

Das Institut für Kardio-Vaskuläre Diagnostik mit 6 hochspezialisierten Angiographiearbeitsplätzen wurde auf der Ebene 3 über der Röntgenabteilung untergebracht. Die zentrale Anordnung der Untersuchungsräume um einen innenliegenden Betriebskern wurde auch in dieser Abteilung realisiert. An den 6 Arbeitsplätzen können jährlich 5000 hochspezialisierte diagnostische und auch therapeutische Eingriffe vorgenommen werden (1975 3000 Eingriffe).

Unmittelbar neben dem Institut für Kardio-Vaskuläre Diagnostik liegen 5 Arbeitsplätze der Klinik für Nuklearmedizin.

Die speziellen diagnostischen Bereiche und Einrichtungen der einzelnen klinischen Fächer wurden räumlich zusammengefaßt, um die Voraussetzungen für eine bessere Zusammenarbeit, aber auch für die interdisziplinäre Arbeit zu schaffen.

In der Ebene 3 des Bauteiles 2 befindet sich die kardio-angio-pulmo-neurologische Funktionsdiagnostik der Klinik für Innere Medizin und die Funktionsdiagnostik der Ophthalmologie und Otorhinolaryngologie. In dieser Ebene des Funktionalbereiches sind damit alle Elemente der Diagnostik und Therapie von Herz-Kreislauf-Erkrankungen zusammengefaßt. Dieses „Diagnostik/Therapieband“ beginnt mit der kardiovaskulären Diagnostik im Bauteil 1, zieht sich in östlicher Richtung über den Bauteil 2 mit der kardio-angio-pulmologischen Diagnostik und geht in nördlicher Richtung weiter in den Bauteil 4 mit der internistischen Intensivtherapiestation und endet im Bauteil 5 mit den herz- und gefäßchirurgischen Operationssälen sowie den postoperativen Intensivtherapiebereichen im Bauteil 4.

Die klinisch-chemischen Laboratorien der Abteilung für Klinische Biochemie und der Abteilung Transfusiologie sowie der Forschungslaboratorien für die Pathobiochemie umfassen die gesamte Ebene 4 des diagnostischen Funktionaltraktes. Durch eine intensive Rationalisierung aller Laborprozesse mit modernen Automaten einschließlich dazugehöriger Rechentechnik kann die Zahl der Analysen von 1 Mio (im Jahr 1975) auf 2,5 Mio gesteigert werden.

Die Verteilung der Funktionen auf die 4 Ebenen des Funktionalbereiches wurde so vorgenommen, daß die Frequenz ambulanter Patienten von unten nach oben abnimmt; zugleich wird eine Differenzierung der horizontalen Wege angestrebt, so daß jeweils auf der südlichen Seite die allgemeinen Wege verlaufen, während die Nordseite nach Möglichkeit den internen Wegen (insbesondere für das technische Personal) vorbehalten bleiben soll. Da für die Direktorate der einzelnen Kliniken sowie auch für die Bibliothek viel allgemeiner Verkehr erwartet werden muß, wurden diese Funktionen im 1. Obergeschoß lokalisiert. Hier befinden sich auch die Räume der Verwaltung, der Oberschwester und anderer Leitungsbereiche des Hauses. Diese Bereiche liegen unmittelbar über der Eingangshalle und werden dort über das Haupttreppenhaus erreicht.

Die Pflegestationen aller Fachgebiete sind in 15 Etagen (Eb. 6 bis 20) im Hochkörper über dem diagnostischen Funktionaltrakt zusammengefaßt. Jede Pflegeebene teilt sich in 2 Stationen. Jede Station enthält 32—36 Betten; die Stationen sind teilbar in 2 Pflegegruppen mit jeweils 16—18 Betten. Jede Pflegegruppe verfügt über einen Behandlungsraum und einen Spülraum. Beide Pflegegruppen zusammen nutzen den Schwesternaufsichtsplatz, Patientenbad, Teeküche, Lager- und Tagesraum. Damit ist die Voraussetzung geschaffen, die Pflegegruppen einer Station, wenn notwendig oder erwünscht, durch 2 verschiedene Fächer zu belegen. Jeder Pflegestation sind weiterhin 5—6 Arzt-, Schwestern- und Studentenräume zugeordnet. 50% der Patientenzimmer liegen nach Süden, jeweils 25% nach Osten und Westen.

Die Diensträume und der Seminarraum (1 pro Ebene) sind an der Nordseite angeordnet. Alle Neben- und Funktionsräume sind im Innenkern des Bettenhauses untergebracht. Auf Grund der 2-Fluranlage und der Übereckanordnung der Pflegegruppen mit dem Schwesternaufsichtsplatz in der Mitte können sehr kurze Wege zwischen den Patientenzimmern und den Funktionsräumen erreicht werden.

Jede Station wird enthalten:

6 Zimmer mit 4 Betten
2 Zimmer mit 2 Betten
4 Zimmer mit 1 Bett.

Jedes Patientenzimmer erhält einen eigenen Sanitärbereich mit WC, Dusche und Waschbecken. Für die Kinderstationen bzw. geburtshilfliche Station (Wöchnerinnen) werden Sonderpflegegruppen mit je 24 Betten durch eine Modifizierung der Normalpflegestation gebildet. Da alle Pflegebereiche nach der gleichen Grundstruktur gestaltet sind, wird eine große Flexibilität erreicht, die eine wichtige Voraussetzung für die notwendige perspektivische Entwicklung ist.

In den 1000 Normalbetten werden jährlich ca. 20000 stationäre Behandlungen durchgeführt werden.

Die Hauptaufgabe des Universitätsklinikums, die Erziehung, Aus- und Weiterbildung, verlangt eine Durchdringung aller Bereiche mit Unterrichtsräumen und -flächen. Im Bettenhaus, dem Schwerpunkt für die praktische Ausbildung, ist auf jeder Etage ein Seminarraum (insgesamt 15) angeordnet. Darüber hinaus verfügen die Stationen über Schreibtischarbeitsräume für Studenten, Diplomanden und Doktoranden. In jeder Etage des Funktionaltraktes stehen Seminarräume (zugleich Konferenzräume) zur Verfügung.

Am östlichen Ende des Funktionaltraktes wird nach 1982 ein Unterrichtstrakt angefügt, der neben einem Hörsaal mit ca. 350 Plätzen weitere Seminarräume enthalten wird. Dieser Unterrichtsbereich ist direkt vom zentralen Verkehrskern zu erreichen, um Patiententransporte dorthin zu ermöglichen. Von außen wird er über einen gesonderten Eingang mit Halle, Garderoben und Sanitäreinrichtungen erschlossen.

Die gesamte Baukonstruktion des Neubaus für die operativen Fachgebiete ruht in einer druckwasserhaltenden Stahlbetonwanne. Unterschiedlich dicke Stahlbetongrundplatten übertragen die Lasten der Gebäudeteile in den Baugrund. Die 2 m starke Grundplatte unter dem Hochhaus ist durch Gelenkplatten mit den schwächeren Grundplatten des Flachbaues verbunden.

Der größte Teil des Neubaues wurde in spezialisierter monolithischer Stahlbetonbauweise errichtet. Die 2 Kelleretagen, die 4 Ebenen des Funktionaltraktes und die Techniketage sind als Skelettbau ausgeführt, die darüber liegenden Stationsgeschosse als Wandbau. Stabilisiert werden das Hochhaus durch drei in Gleitbauweise errichtete Kerne, der Operationstrakt und der intensivmedizinische Trakt durch Wandscheiben bzw. Rahmen.

Im Gebäudeausbau wurden aufwendige Fußbodenestriche, Wand- und Deckenputz vermieden. Für den gesamten komplizierten Ausbauprozeß, in dem vielfältige Details ineinandergreifen, wurden in Gemeinschaftsarbeit mit der Industrie eine Reihe von neuen Materialien entwickelt und angewendet. Der größte Teil der Trennwände wurde in einer leichten Bauweise, Gipskartonplatten und Metallständer, montiert. Für die Oberflächen der Wände, der Türen, Schränke u. a. wurden abwaschbare und desinfektionsmittelfeste Materialien aus Glasfasergeweben und Kunststoffen gewählt.

Als Medien für die Gebäudeheizung dienen Heißwasser und Dampf. Beide werden vom neuen Heizwerk in der Scharnhorststraße bereitgestellt. Das Heißwasser wird außer für die Gebäudeheizung auch für die Warmwasserbereitung und für die Vor- und Nachwärmung der Klimaanlagen verwendet. Der Dampf findet für die vielfältige krankenhaustechnologische Ausrüstung und für die Luftbefeuchtung der Klimaanlagen Anwendung. Für den Klinikkomplex werden 18,8 MW Heißwasser und 9,5 MW Dampf benötigt.

Für die Klimatisierung des Neubaukomplexes sind 200 lufttechnische Anlagen mit einer Gesamtleistung von 2,75 Mio m^3/h Gesamtluftleistung installiert. Die Klimazentralen verteilen sich auf die einzelnen Funktionsbereiche. Hierbei kommen Klimablöcke für die Luftaufbereitung und Luftauslagsdecken zur Anwendung, die speziell für die Krankenhausanforderungen entwickelt wurden.

Besonderer Wert wurde auf höchste technische Sicherheit für den gesamten Komplex gelegt. Dazu gehören die Elektroenergieversorgung mit zwei voneinander getrennten Einspeisungen und die Netzersatzanlage für die Notstromversorgung. Umfangreiche brandschutztechnische Maßnahmen wie Warn- und Meldeanlagen, Brandschutztüren u. a. werden von einer Zentrale aus überwacht und gesteuert.

Die hochspezialisierten Aufgaben des Universitätsklinikums verlangen einen hohen Stand der medizintechnischen Ausrüstung. Schwerpunkte werden hierbei durch die Röntgentechnik, durch die Automatisierung der Labordiagnostik in Verbindung mit EDV-Anlagen, durch die Ausrüstung der Operationssäle, durch die Patientenüberwachungstechnik sowie durch komplizierte Geräte für die Funktionsdiagnostik gebildet. Den hohen krankenhaushygienischen Ansprüchen werden die Abteilungen für Sterilgutversorgung und Bettendesinfektion sowie Einrichtungen für die Geräteaufbereitung gerecht.

Moderne Informationssysteme wie eine „Schwesternrufanlage und Patientensprechanlage“ sorgen für schnelle Kontakte zwischen Patienten und medizinischem Personal und erleichtern die Organisationsaufgaben in diesem großen Klinikum.

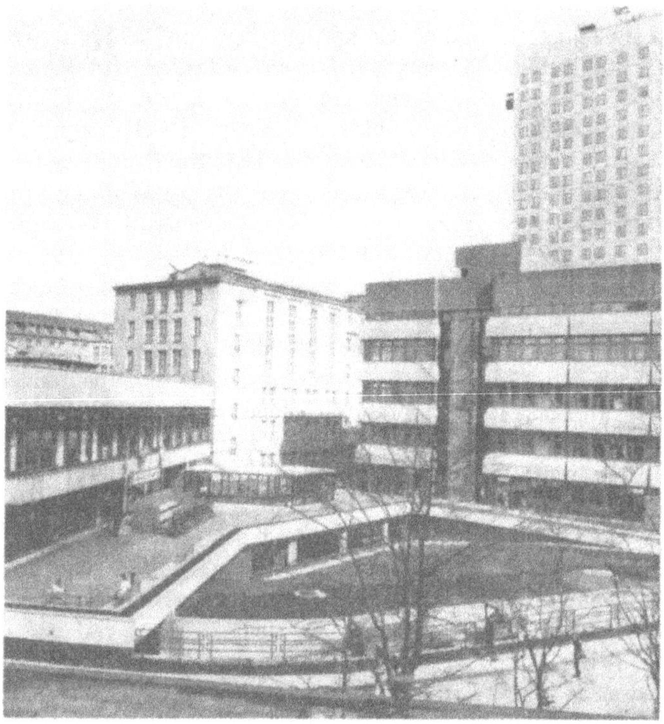

Der Komplex Neubau für die operativ tätigen Disziplinen und Versorgungszentrum im Herbst 1981

Für die verschiedenen Transporte von Speisen, Wäsche, Instrumenten oder Apothekengütern wurden fahrbare Container entwickelt. Sie können zu Zügen zusammengestellt werden, die von Elektrofahrzeugen gezogen werden. Für schnelle Transporte zum Labor, zur Röntgenabteilung, zu und von den Stationen und zu anderen Bereichen steht ein Rohrpostnetz zur Verfügung.
Mit der Fertigstellung des Neubaus für die vorwiegend chirurgisch tätigen Fachgebiete, der Zentralen Speisenversorgung, dem Wohnungsbau und dem Heizwerk wird eine wesentliche Verbesserung der medizinischen Betreuung und der Aufenthaltsbedingungen für die Patienten, der Arbeits- und Lebensbedingungen für die Mitarbeiter, der praktischen Ausbildung der Studenten und Weiterbildung der Ärzte sowie der Forschungsmöglichkeiten erreicht.

Erziehung und Ausbildung

Von H. Fischer

Am Bereich Medizin (Charité) der Humboldt-Universität zu Berlin werden Studenten der Fachrichtungen Medizin, Stomatologie und Medizinpädagogik ausgebildet.
An der der Charité angeschlossenen Medizinischen Fachschule „Jenny Marx" studieren Krankenschwestern, Physiotherapeuten, Diätassistentinnen, Hebammen, Zahntechniker, Hygieneinspektoren und Arbeitshygieneinspektoren.
Im Studienjahr 1980/81 befanden sich insgesamt 3706 Hoch- und Fachschulstudenten im Direktstudium.
Darunter waren im Hochschuldirektstudium

1734 in der Fachrichtung Medizin
751 in der Fachrichtung Stomatologie und
106 in der Fachrichtung Medizinpädagogik.

Die zwei Jahre des vorklinischen Studiums absolvierten

140 Studenten der Fachrichtung Medizin und
80 Studenten der Fachrichtung Stomatologie,

die ihre Ausbildung an der Medizinischen Akademie „Carl-Gustav-Carus" in Dresden fortsetzen.
Im Studienjahr 1980/81 hat sich der Bereich Medizin inhaltlich und organisatorisch auf die Einführung einer neuen Grundstudienrichtung *Diplom-Krankenschwester/Diplom-Krankenpfleger* vorbereitet.

Das Direktorat für Erziehung und Ausbildung hat die Verantwortung,

- die Zulassung besonders geeigneter Bewerber zu einer der vier Grundstudienrichtungen entsprechend den nachweisbaren Leistungen, orientiert an der sozialen Struktur der Bevölkerung und unter Berücksichtigung der gesellschaftlichen Bedürfnisse zu gewährleisten;
- die fachliche, politisch-ideologische und organisatorische Führung der Studenten über den gesamten Studienzeitraum in Zusammenarbeit mit der Grundorganisationsleitung der SED und der Leitung des Jugendverbandes zu verwirklichen;
- die Planung und Leitung des Studienprozesses auf der Grundlage der Lehrpläne und der Rahmenzeitpläne so zu gestalten, daß die vorhandenen Möglichkeiten für hohe Leistungen voll ausgeschöpft und neue erschlossen werden;
- besondere Talente und Begabungen frühzeitig zu erkennen und durch gezielte Anforderungen zu fördern und die selbständige, wissenschaftlich-schöpferische Tätigkeit aller Studenten zu entwickeln;
- die Studien- und Lebensbedingungen der Studenten so zu gestalten, daß alle Kräfte zur Erfüllung des übernommenen Studienauftrages eingesetzt werden können;
- dem sozialistischen Gesundheitswesen

Absolventen zu vermitteln, die mit einem hohen Stand von Kenntnissen, Fähigkeiten und Fertigkeiten, geprägt durch ihr sozialistisches Berufsethos, die Weltanschauung der Arbeiterklasse in ihrer Tätigkeit schöpferisch anwenden.

Zur unmittelbaren Umsetzung der inhaltlichen Aufgaben entsprechend der spezifischen Belange der einzelnen Studienabschnitte sind Studienjahresleiter wirksam. Hierbei handelt es sich um erfahrene Hochschullehrer, die den Ablauf der Vorlesungen, Seminare, Prüfungen und Testate in einem Studienjahr koordinieren und den Ausbildungs- und Erziehungsprozeß in diesem Zeitabschnitt gewährleisten. Sie arbeiten eng mit dem Direktor für Erziehung und Ausbildung zusammen und werden in monatlichen Dienstbesprechungen von ihm angeleitet.
Die Ausbildung und Erziehung der Hochschulstudenten aller Grundstudienrichtungen des Bereiches Medizin (Charité) ist an den Grundsätzen des Gelöbnisses der Absolventen der Medizin und Stomatologie orientiert:

„In hoher Verpflichtung gegenüber der sozialistischen Gesellschaft und ihren Bürgern, eng verbunden mit der Deutschen Demokratischen Republik, meinem Vaterland, gelobe ich

All mein Wissen und alle Kraft für das körperliche und geistige Wohlbefinden des Menschen sowie für die Heilung und Verhütung von Krankheiten voll einzusetzen

Stets bereit zu sein, medizinische Hilfe zu leisten, meine ärztlichen Aufgaben gewissenhaft zu erfüllen, mich dem Patienten gegenüber aufmerksam zu verhalten, ihm Sorge angedeihen zu lassen und das Arztgeheimnis zu wahren

Ständig meine medizinischen Kenntnisse und mein ärztliches Können zu vervollkommnen und mit meiner Arbeit zur Entwicklung der medizinischen Wissenschaft und Praxis beizutragen

Alle Vorzüge der sozialistischen Gemeinschaftsarbeit bewußt zu nutzen, im Interesse des Patienten meine Berufskollegen zu Rate zu ziehen und ihnen selbst niemals Rat und Hilfe zu verweigern

Die edlen Traditionen der Medizin meines Landes zu wahren und weiterzuentwickeln und mich in allen meinen Handlungen von der hohen Berufung des Arztes und seiner Verantwortung gegenüber dem Volk und dem sozialistischen Staat leiten zu lassen.

Ich erkläre feierlich, dieses Gelöbnis mein Leben lang treu zu erfüllen.“

Das *Medizinstudium* ist ein sechsjähriges Direktstudium. Es untergliedert sich in ein

— zweijähriges vorklinisches Studium
— dreijähriges klinisches Studium
— einjähriges klinisches Praktikum.

Für die Bewerbung bzw. Zulassung zum Studium gelten die Festlegungen des Ministeriums für Hoch- und Fachschulwesen über die Bewerbung, die Auswahl und die Zulassung zum Direktstudium an den Universitäten und Hochschulen der DDR. Die Aufnahme des Medizinstudiums setzt die Hochschulreife und ein einjähriges Krankenpflegepraktikum an staatlichen Krankenhäusern des Heimatkreises voraus.
Während des Krankenpflegepraktikums wird ein einwöchiger Lehrgang zum Lehrkomplex Medizin in der sozialistischen Gesellschaft durchgeführt. Außerdem ist ein Kursus des Deutschen Roten Kreuzes in Erster Hilfe von 45 Stunden zu absolvieren, der auf der Sanitätsgrundausbildung an den erweiterten Oberschulen aufbaut.
Für Bewerber, die vor dem Studium ihren Ehrendienst in der Nationalen Volksarmee leisten, und für Studienbewerber mit einer abgeschlossenen medizinischen Berufsaus-

Stundentafel der Grundstudienrichtung Medizin

Nr.	Lehrgebiet	Ges.	V	Ü	Prakt.	Wochenstunden je Semester sowie Prüfungen, Belege und Testate[1])											
						1. 17	2. 19	3. 17	4. 15	5. 17	6. 16	7. 17	8. 18	9. 17	10. 19	11.	12.
						S P	S P	S P	S P	S P	S P	S P	S P	S P	S P	S P	S P
1.	Marxismus-Leninismus	303	152	151	—												
	Dialektischer u. hist. Materialismus	(89)	(45)	(44)	—	3	2 Z										
	Politische Ökonomie	(96)	(48)	(48)	—			3	3 Z								
	Wissenschaftlicher Kommunismus/ Grundlehren der Geschichte der Arbeiterbewegung	(118)	(59)	(59)	—					2	2	2	1 H				
2.	Sport	254	—	254	—	2	2	2	2	2	2	2	1 T				
	Fremdsprachen	208	—	208	—												
3.	Russisch	(121)	—	(121)	—	2	2	2	1 A								Klinisches Praktikum
4.	2. Fremdsprache	(87)	—	(87)	—		2	2	1 A								
5.	Biologie	89	64	25	—	3	2 A										
6.	Chemie	144	79	20	45	4	4 A										
7.	Physik/Biophysik	144	67	32	45	4	4 A										
8.	Mathematik/Statistik	38	28	10	—		2 T										
9.	IDK Einführung i. d. Notfallmedizin	19	13	6	—		1 T										
10.	Anatomie und IDK	320	160	60	100	8	7	3	A								
11.	Biochemie und IDK	288	142	66	80			9	9 A								
12.	Physiologie und IDK	288	110	98	80			9	9 A								
13.	Pathologische Anatomie	166	112	54	—					6	4 A						
	Pathol. anatom. Demonst. Kurs	17	—	17	—									1 T			
14.	Pathophysiologie	66	45	21	—					2	2 B						
15.	Pathobiochemie u. Klinische Chemie	83	61	22	—					3	2 B						
16.	Mikrobiologie	82	50	12	20					2	3 A						
17.	Medizin. Immunologie	34	21	13	—					2 T							
18.	Pharmakologie/Toxikologie	115	91	24	—					3	4 A						

(Fortsetzung)

Nr.	Lehrgebiet	Ges.	V	Ü	Prakt.	Wochenstunden je Semester sowie Prüfungen, Belege und Testate[1])											
						1. 17	2. 19	3. 17	4. 15	5. 17	6. 16	7. 17	8. 18	9. 17	10. 19	11.	12.
						S P	S P	S P	S P	S P	S P	S P	S P	S P	S P	S P	S P
19.	Klinische Pharmakologie	52	42	10	—							1	1	1 B			
20.	Medizinische Psychologie	50	33	17	—					2	1 B						
21.	Innere Medizin	321	203	55	63					5	6	4	4		H		
22.	Chirurgie	170	134	—	36					2	2	2	2	2	H		
	Chirurg. Operationskurs	17	9	8	—							1 T					
23.	Topographische Anatomie	32	32	—	—						2 T						
24.	Pädiatrie	121	95	26	—							3	2	2	A		
25.	Medizinische Genetik	17	17	—	—							1 T					
26.	Psychiatrie/Neurologie	121	69	35	17							3	2	2	A		
27.	Radiologie	87	70	17	—							2	2	1	A		
28.	Dermatologie/Venerologie	52	38	14	—							2	1		A		
29.	Orthopädie	52	37	—	15								1	2	A		
30.	Anästhesiologie	36	25	11	—								2	B			
31.	Urologie	35	25	4	6							1	1 B				
32.	Gynäkologie/Geburtshilfe	104	79	17	8							2	2	2	A		
33.	Otorhinolaryngologie	53	39	4	10								2	1	A		
34.	Ophthalmologie	53	38	15	—								2	1	A		
35.	Physiotherapie	26	26	—	—							1,5 B					
36.	Stomatologie	17	17	—	—							1 T					
37.	Sozialhygiene	51	31	20	—						1	1	1		A		
38.	Arbeitshygiene	36	20	8	8								2		A		
39.	Allgemeine u. Kommunale Hygiene	34	26	8	—									2	A		
40.	Gerichtsmedizin	53	53	—	—								2	1	A		
41.	Militärmedizin	51	40	11	—									3	B		
42.	Geschichte der Medizin	25	20	5	—							1,5 B					
43.	IDK Arzt und Gesellschaft	34	34	—	—									2 T			

44.	IDK Leitsymptome	68	68	—	—									4 T		
45.	IDK Notfallsituationen	51	51	—	—									3 T		
46.	IDK Kriterien d. Arbeits- und Leistungsfähigkeit	34	34	—	—									2 T		
	Zeitfonds zur Verfügung der medizinischen Bereiche und Akademien	151	76	75	—	2	1		2	1	1	1	1			H
	Gesamtstunden	4662	2676	1453	533	28	29	30	27	32	32	32	32	32		
							2 T 1 Z 3 A		1 Z 5 A	1 T	1 T 3 B 3 A	3 T 2 B	1 T 1 B 1 H	5 T 2 B	1 B 12 A 2 H	1 H

S = Stunden
P = Prüfungen, Belege und Testate
V = Vorlesungen
Ü = Übungen
IDK = interdisziplinärer Komplex

[1]) T = Testat
B = Beleg
Z = Zwischenprüfung
A = Abschlußprüfung
H = Hauptprüfung

Berufspraktikum 4. Semester: Laborpraktikum	3 Wo.
Berufspraktikum 6. Semester: Stationäre med. Betreuung	5 Wo.
Berufspraktikum 8. Semester: Ambulante med. Betreuung	5 Wo.
Milit. med. Prakt./Med. ZV-Praktikum im 10. Semester	5 Wo.
Praktika eigener Wahl	15 Wo.
Zeit zur Anfertigung der Diplomarbeit im 10. Semester	9 Wo.
Dienste in Gesundheitseinrichtungen	40

bildung gelten spezielle Regelungen für das Krankenpflegepraktikum.
Die Berufspraktika werden an Hochschulen und an staatlichen Gesundheitseinrichtungen wie folgt durchgeführt:

3 Wochen Laborpraktikum am Ende des 5. Semesters,
5 Wochen Stationäre Medizinische Betreuung am Ende des 6. Semesters,
5 Wochen Ambulante Medizinische Betreuung am Ende des 8. Semesters,
5 Wochen Militärmedizinisches Praktikum/Medizinisches Zivilverteidigungspraktikum im 10. Semester.

Das Laborpraktikum dient der Aneignung von Kenntnissen und Fertigkeiten auf dem Gebiet der Laboratoriumsdiagnostik.
In den Berufspraktika Stationäre Medizinische Betreuung und Ambulante Medizinische Betreuung werden die Kenntnisse der wichtigsten diagnostischen und therapeutischen Methoden angewandt und Fertigkeiten ärztlicher Arbeit erworben.
Der Student verwendet die vorlesungsfreien Zeiten von je 3 Wochen am Ende des 1., 3., 4., 7. und 9. Semesters, um Praktika seiner Wahl an der eigenen oder an anderen medizinischen Hochschulen bzw. territorialen staatlichen Gesundheitseinrichtungen durchzuführen. Die vorlesungsfreie Zeit im 9. Semester soll als Wahlpraktikum in Verbindung mit der Anfertigung der Diplomarbeit genutzt werden.
Zur Vervollkommnung praktischer Fertigkeiten und der Erziehung zu ärztlicher Einsatzbereitschaft nimmt der Student vom 1. bis zum 5. Studienjahr entsprechend seinen fortschreitenden Kenntnissen im Studium an insgesamt 40 pflegerischen und ärztlichen Diensten in staatlichen stationären Einrichtungen seiner Wahl teil.
Das 6. Studienjahr wird als Klinisches Praktikum durchgeführt. Das Klinische Praktikum untergliedert sich in

4 Monate Innere Medizin
4 Monate Chirurgie
2 $^1/_2$ Monate in einem medizinischen Fachgebiet eigener Wahl.

Hier werden die für die ärztliche Tätigkeit grundlegenden Fähigkeiten und Fertigkeiten vervollkommnet, welche die Voraussetzungen für die selbständige Tätigkeit nach Erteilung der Approbation als Arzt darstellen. Während des Klinischen Praktikums arbeitet der Student als Pflichtassistent in der stationären medizinischen Betreuung in Krankenhäusern oder Kliniken der Bezirke bzw. Kreise, in denen die spätere ärztliche Tätigkeit aufgenommen werden soll.
Die Prüfungen und Leistungskontrollen werden auf der Grundlage der Prüfungsordnung durchgeführt.
Bestandteile der Hauptprüfung der Grundstudienrichtung Medizin sind die Innere Medizin, Chirurgie, Grundlagen des Marxismus-Leninismus sowie ein interdisziplinäres Kolloquium, das den Nachweis ärztlicher Fertigkeiten des Absolventen einschließt. Alle Bestandteile der Hauptprüfung (ohne interdisziplinäres Kolloquium) sowie die medizinischen Abschlußprüfungen, Belege und Testate werden vor Beginn des klinischen Praktikums abgelegt.
Das interdisziplinäre Kolloquium findet am Ende des 6. Studienjahres statt. Zur Vorbereitung auf das Kolloquium und auf die Verteidigung der Diplomarbeit wird der Pflichtassistent jeweils eine Woche freigestellt.
Das Thema der Diplomarbeit wird in der Regel bis Ende des 3. Studienjahres ausgegeben. Zu ihrer Anfertigung werden 9 Wochen im 10. Semester zur Verfügung gestellt. Sie ist spätestens bis zur Beendigung des 5. Studienjahres einzureichen und bis zum Ende des 6. Studienjahres zu verteidigen.
Der Hochschulabschluß wird mit dem akademischen Grad Diplom-Mediziner erteilt. Er ist die wichtigste Voraussetzung für die Approbation als Arzt. Diese verleiht das Recht zur Ausübung des ärzt-

Stundentafel der Grundstudienrichtung Stomatologie

Nr.	Lehrgebiet	Ges.	V	Ü	Prakt.	Wochenstunden je Semester und Prüfungen									
						1. 17 W	2. 19 W	3. 17 W	4. 15 W	5. 17 W	6. 16 W	7. 17 W	8. 18 W	9. 8 W	10. 14 W
						S P	S P	S P	S P	S P	S P	S P	S P	S P	S P
1.	Marxismus-Leninismus	303	152	151	—										
	Dialektischer und Historischer Materialismus	(89)	(45)	(44)	—	3	2 Z								
	Politische Ökonomie	(96)	(48)	(48)	—			3	3 Z						
	Wissenschaftlicher Kommunismus/Grundlehren der Geschichte der Arbeiterbewegung	(118)	(59)	(59)	—					2	2	2	1 H		
2.	Sport	280	—	280	—	2	2	2	2	2	2	2	2	1 T	
	Fremdsprachen	208	—	208	—										
3.	Russisch	(121)	—	(121)	—	2	2	2	1 A						
4.	2. Fremdsprache	(87)	—	(87)	—		2	2	1 A						
5.	Biologie	89	64	25	—	3	2 A								
6.	Chemie	144	79	65	—	4	4 A								
7.	Physik/Biophysik	144	67	77	—	4	4 A								
8.	Mathematik/Statistik	38	28	10	—		2 T								
9.	IDK Einführung in die Notfallmedizin	19	13	6	—		1 T								
10.	Anatomie und IDK	301	151	150	—	7	7	2	1 A						
11.	Biochemie und IDK	224	150	74	—			7	7 A						
12.	Physiologie und IDK	239	160	79	—			7	8 A						
13.	IDK Einführung in die Stomatologie	304	50	—	254	4	4 T	5	5 B						
14.	Pathologische Anatomie und IDK	100	80	20	—					4	2 A				
15.	Pathophysiologie und IDK	34	20	14	—					2 B					
16.	Pathobiochemie und klinische Chemie	51	35	16	—					3 B					
17.	Mikrobiologie und IDK	68	40	28	—					4	A				
18.	Medizinische Immunologie	34	21	13	—					2 T					
19.	Pharmakologie/Toxikologie	51	40	11	—					3 B					
20.	Klinische Pharmakologie	32	20	12	—						2 B				
21.	Konservierende Stomatologie	321	50	33	238					5	2	12 T			H

(Fortsetzung)

Nr.	Lehrgebiet	Ges.	V	Ü	Prakt.	Wochenstunden je Semester und Prüfungen									
						1. 17 W	2. 19 W	3. 17 W	4. 15 W	5. 17 W	6. 16 W	7. 17 W	8. 18 W	9. 8 W	10. 14 W
						S P	S P	S P	S P	S P	S P	S P	S P	S P	S P
22.	Paradontologie	116	40	25	51						3	4 T			A
23.	Kinderstomatologie	68	25	11	32								2	4	A
24.	Orthopädische Stomatologie	68	25	11	32								2	4	A
25.	Chirurgische Stomatologie	223	90	46	87						3	5	5 T		A
26.	Prothetische Stomatologie	366	50	36	280						5	2	14 T		A
27.	IDK Allgemeine stomatologische Diagnostik und Therapie	300	18	18	264									13	14 H
28.	Innere Medizin	114	90	24	—						5	2			A
29.	Allgemeine Chirurgie	32	32	—	—						2 B				
30.	Anästhesiologie	16	16	—	—						1 T				
31.	Radiologie	48	20	8	20						3 B				
32.	Otorhinolaryngologie	36	36	—	—								2 B		
33.	Ophthalmologie	16	16	—	—									2 T	
34.	Dermatologie/Venerologie	28	28	—	—										2 B
35.	Pädiatrie	36	22	14	—								2 B		
36.	Medizinische Psychologie	28	28	—	—										2 T
37.	Psychiatrie/Neurologie	14	14	—	—										1 T
38.	Forensische Stomatologie	14	14	—	—										1 T
39.	IDK Traumatologie/Notfallsituationen	51	41	10	—							3 B			
40.	IDK Kriterien der Arbeits- und Leistungsfähigkeit	14	14	—	—										1 T
41.	Allgemeine und Kommunale Hygiene	28	28	—	—										2 T
42.	Arbeitshygiene	14	14	—	—										1 T
43.	Sozialhygiene	28	28	—	—										2 B
44.	Militärmedizin	48	48	—	—									6 B	

45. Geschichte der Medizin	28	28	—	—										2 T
46. IDK Arzt und Gesellschaft	28	28	—	—										2 T
Zeit zur Verfügung der Medizinischen Bereiche und Akademien	113	60	53		1			2	2			1		1
Gesamtstunden	4859	2073	1528	1258	30	32	30	30	29	32	32	31	30	31
						3 T 1 Z 3 A		1 B 1 Z 5 A	1 T 3 B	1 T 3 B 2 A	2 T 1 B	2 T 2 B 1 H	2 T 1 B	6 T 2 B 6 A 2 H

S = Wochenstunden
P = Prüfungen, Belege und Testate
V = Vorlesung
Ü = Seminar, Übung
Prakt. = Praktikum

IDK = interdisziplinärer Komplex

T = Testat
B = Beleg
Z = Zwischenprüfung
A = Abschlußprüfung
H = Hauptprüfung

Berufspraktikum 4. Semester: Einführung in die Stomatologie	3 Wo
Berufspraktikum 6. Semester: Stomatologische Propädeutik	5 Wo
Berufspraktikum 8. Semester: Zahnärztliche Betreuung	5 Wo
Milit. med. Prakt./Med. Zivilverteidigungspraktikum im 10. Semester	5 Wo
Praktika eigener Wahl	15 Wo
Zeit zur Anfertigung der Diplomarbeit im 9. Semester	9 Wo
Dienste in Gesundheitseinrichtungen	40

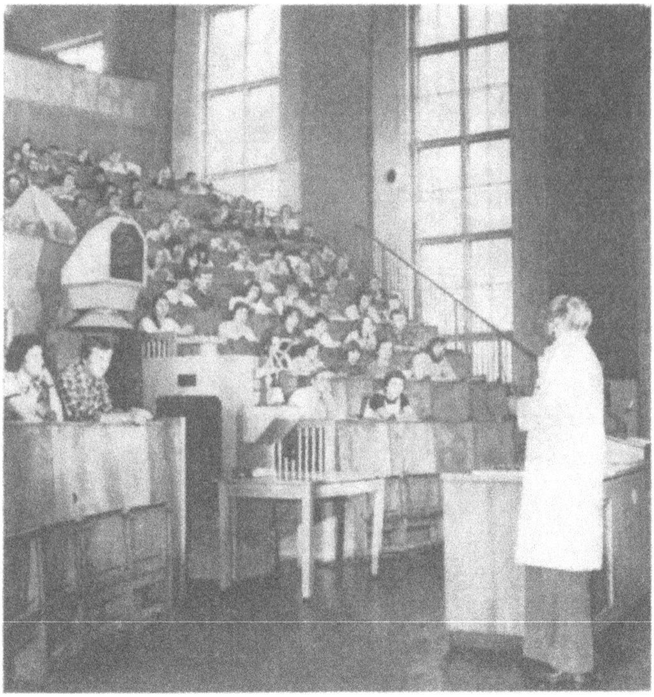

Prof. Sönnichsen bei der Vorlesung in der Dermatologischen Klinik

lichen Berufes und zur Führung der Berufsbezeichnung Arzt.

Auf das Medizinstudium baut die obligatorische Weiterbildung zum Facharzt entsprechend den gesetzlichen Grundlagen auf.

Das Studium der *Stomatologie* ist ein fünfjähriges Direktstudium. Es untergliedert sich in ein

— zweijähriges vorklinisches Studium
— dreijähriges klinisches Studium.

Für Bewerbung und Zulassung gelten die gleichen Grundsätze wie für das Studium der Medizin.

Die Berufspraktika werden an Hochschulen und an staatlichen Gesundheitseinrichtungen wie folgt durchgeführt:

3 Wochen Einführung in die Stomatologie am Ende des 4. Semesters in der Hochschuleinrichtung. Das Berufspraktikum macht mit zahnärztlichen Materialien sowie Labortechnologien bekannt und vermittelt für die zahnärztliche Tätigkeit grundlegende Fähigkeiten.

5 Wochen Stomatologische Propädeutik am Ende des 6. Semesters in der Hochschuleinrichtung. Dieses Praktikum bildet den Abschluß der stomatologischen Propädeutik und leitet zur klinischen Tätigkeit über.

Schließlich findet ein je 5wöchiges Praktikum zur Zahnärztlichen Betreuung am Ende des 8. Semesters in einer Einrichtung des territorialen Gesundheitswesens und zur Militärmedizin bzw. Zivilverteidigung im 10. Semester statt.

Der Student verwendet außerdem die vorlesungsfreien Zeiten von je 3 Wochen am Ende des 1., 3., 5., 7. und 9. Semesters, um Praktika seiner Wahl an der eigenen oder an anderen medizinischen Hochschulen bzw. an territorialen staatlichen Gesundheitseinrichtungen durchzuführen. Die vorlesungsfreie Zeit im 7. Semester soll als

Wahlpraktikum in Verbindung mit der Anfertigung der Diplomarbeit genutzt werden. Zur Vervollkommnung praktischer Fertigkeiten und der Erziehung zu zahnärztlicher Einsatzbereitschaft nimmt der Student vom 1. bis zum 5. Studienjahr entsprechend seinen fortschreitenden Kenntnissen im Studium an insgesamt 40 pflegerischen und zahnärztlichen Diensten in staatlichen Gesundheitseinrichtungen seiner Wahl teil.

Bestandteile der Hauptprüfung der Grundstudienrichtung Stomatologie sind Konservierende Stomatologie, Grundlagen des Marxismus-Leninismus sowie ein Kolloquium zum interdisziplinären Komplex Allgemeine Stomatologische Diagnostik und Therapie, das den Nachweis zahnärztlicher Fertigkeiten einschließt.

Das Thema der Diplomarbeit wird in der Regel bis Ende des 3. Studienjahres ausgegeben. Zur Anfertigung der Diplomarbeit werden 9 Wochen im 9. Semester zur Verfügung gestellt. Sie ist spätestens bis zur Beendigung des 9. Semesters einzureichen und bis zum Ende des 5. Studienjahres zu verteidigen.

Der Hochschulabschluß wird mit dem akademischen Grad Diplomstomatologe erteilt. Er ist die wichtigste Voraussetzung für die Approbation als Zahnarzt, mit der das Recht zur Ausübung des zahnärztlichen Berufes und zur Führung der Berufsbezeichnung Zahnarzt verbunden ist.

Auf dem Stomatologiestudium baut die obligatorische Weiterbildung zum Fachzahnarzt auf.

Das Studium der *Medizinpädagogik* wird

- als vierjähriges Direktstudium
- als fünfjähriges Fernstudium und
- als zweijähriges Sonderstudium

durchgeführt.

Voraussetzung für das Direktstudium und das Fernstudium sind ein abgeschlossenes Fachschulstudium als Schwester, medi-

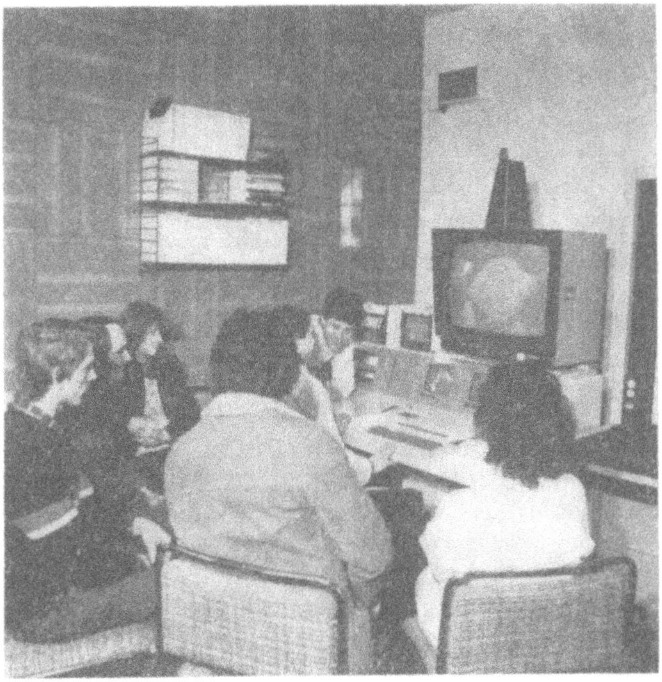

Wissenschaftlicher Studentenzirkel am Computertomograph

zinisch-technische Assistentin usw., eine mindestens zweijährige Tätigkeit im Beruf und die Delegierung durch eine Fachschule, in welcher nach Abschluß des Studiums die Tätigkeit aufgenommen werden soll.
Das Sonderstudium wurde zur weiteren Qualifizierung solcher Kader eingerichtet, die ohne Diplomierung erfolgreich an Medizinischen Fachschulen lehren.

Besondere Bedeutung hat die Erziehung der Studenten zu selbständig-schöpferischer Arbeit. Allen Studenten ist die Aufgabe gestellt, ihre Befähigung zu wissenschaftlich-produktiver Tätigkeit durch die Vorlage einer Diplomarbeit nachzuweisen. Die Themen dieser Arbeiten sind in die Forschungsthemen integriert, die am Bereich Medizin (Charité) bearbeitet werden.
Von den im Studienjahr 1980/81 an die Studenten vergebenen Themen gehören 75 zu den Staatsplanaufgaben des Bereiches Medizin, 117 zur bestätigten Rektorforschung und 73 zu Vorlaufuntersuchungen. Die Ergebnisse dieser Arbeiten werden in öffentlichen Verfahren verteidigt und haben das Ziel der Verleihung des ersten akademischen Grades, des Diploms.
Die Beurteilung der im Studienjahr 1980/81 abgeschlossenen Diplomleistungen mit
50% „sehr guten",
40% „guten" und
10% „befriedigenden"
Ergebnissen charakterisiert den Wert der Arbeiten für die Forschungstätigkeit des Bereiches Medizin.
Zur Vorbereitung der Studenten auf diese verantwortungsvolle Tätigkeit wirken wissenschaftliche Studentenzirkel unter der Leitung eines profilierten Wissenschaftlers. Im Studienjahr 1980/81 waren 15 derartige Studentenzirkel tätig.
Besonders wichtigen, kollektiv zu bearbeitenden Forschungsaufgaben wird der Status des Jugendobjektes übertragen, um die Verantwortung deutlicher hervorzu-

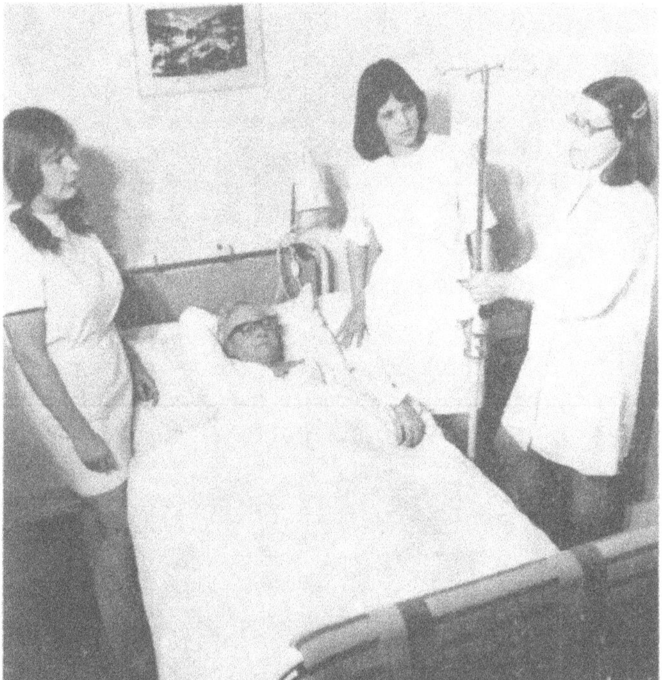

Studentinnen der Medizinischen Fachschule „Jenny Marx" bei der Ausbildung am Krankenbett

heben und den Jugendverband in die Kontrolle der Erfüllung der Aufgaben einzubeziehen.
Die besten Arbeiten werden jährlich mit dem Preis der Universität, dem Humboldt-Preis, oder dem Preis des Bereiches Medizin (Charité), dem Robert-Koch-Preis, ausgezeichnet.
Die Preisträger des Studienjahres 1980/81 sind nachfolgend aufgeführt.

Der Humboldt-Preis wurde für folgende Arbeiten verliehen:

Andreas ABERT: $^{\beta}$1C-1A-Spiegelbestimmung bei blasenbildenden Dermatosen (Dipl.-Arbeit). Betreuer: OA Dr. med. Hans BARTHELMES, Hautklinik
Rainer CAROW: Funktionelle und morphologische Funktionsmuster kultivierter menschlicher Fibroblasten nach Einwirkung pulverisierter keramischer Implantatmaterialien (Dipl.-Arbeit). Betreuer: Dr. med. Steffen KÖHLER, Klinik für Kiefer- und Gesichtschirurgie
Volker GLIECH: Herzfunktion vor und nach chirurgischer Myokardrevaskularisation (Diss. A). Betreuer: Doz. Dr. sc. med. Paul ROMANIUK, Institut für Kardio-Vaskuläre Diagnostik
Wolfgang GUBATZ: Zur Vererbung der individuellen Ausbildungsbereitschaft maligner Tumoren (Diss. A). Betreuer: Doz. Dr. sc. med. Gerhard BUNDSCHUH, Abt. Klinische Immunologie
Tran KIM CUC: Zum Verhalten der Serumhepatitis bei chronisch hämodialysierten Kindern — unter besonderer Berücksichtigung des klinischen Verlaufes und diagnostischer Kriterien (Dipl.-Arbeit). Betreuer: Dr. med. Wilfried EGGERT, Kinderklinik
Carola KUSICKA: Quantitative Untersuchungen von Sternzellen des Gyrus cinguli im Vergleich zu den Nachbarregionen (Mesoarchicortex, Neocortex) und nach Afferenzausschaltung (Diss. A). Betreuer: OA Dr. sc. med. Eveline SCHULZ, Anatomisches Institut
Thomas LANGE: Tierexperimentelle Untersuchungen zur Bedeutung des subkortikalen limbischen Systems und des Hypothalamus für die Kontrolle der weiblichen Sexualreifung (Diss. A). Betreuer: Doz. Dr. med. vet. habil. Friedemann DÖCKE, Institut für Experimentelle Endokrinologie
Wolfgang MEDERACKE, Roswitha MORITZ und Cornelia SCHMIDT: Elektronenmikroskopische Untersuchungen zur Hirndifferenzierung an Synapsen des Hippocampus nach unphysiologischen Neutrotransmitter-Konzentrationen in der frühen Postnatalperiode (Dipl.-Arbeit). Betreuer: OA Dr. med. Gerhard KUNZ, Anatomisches Institut
Heidrun MÜCK: Untersuchungen zur schrittweisen Befähigung medizinischer Fachschüler zur Anwendung der Methoden und Techniken der geistigen Arbeit (Dipl.-Arbeit). Betreuer: Dipl.-Med. Pädagoge Falk HORN, Abt. Medizinpädagogik
Monika REUTER: Bakteriophagen als Modelle der Molekularbiologie. Studien zur Genetik und Physiologie der Phagen T3 und T7 (Dipl.-Arbeit). Betreuer: Dr. sc. med. Detlev KRÜGER, Lehrstuhl für Virologie
Ursula SCHUCHARDT: Behandlung der peripheren arteriellen Durchblutungsstörungen mit dem Thrombozytenaggregationshemmer Micristin (Diss. A). Betreuer: Doz. Dr. sc. med. H.-H. SCHMIDT, Klinik für Innere Medizin
Iwa STOEWA: Zur Rolle der B-Zellfunktion in der Entwicklung eines asymptomatischen und insulinbedürftigen Diabetes mellitus bei Kindern und Jugendlichen mit Diabetes-Heredität (Dipl.-Arbeit). Betreuer: MR Doz. Dr. sc. med. D. MICHAELIS, Zentralinstitut für Diabetes Karlsburg.

Mit dem Robert-Koch-Preis wurden die nachfolgenden Arbeiten ausgezeichnet:

Iris BANNASCH: Endprodukte der Lipidperoxydation in menschlichen Spermatozoen — Nachweis der pathogenen Bedeutung (Dipl.-Arbeit). Betreuer: Doz. Dr. sc. med. Wolfgang DIEZEL, Hautklinik

Michael FISCHER: Untersuchungen zur Klärung der Beziehung zwischen einem schwangerschaftsassoziierten Protein (PAG) und dem Wachstum transplantabler Tumoren unter Berücksichtigung der Wirkung steroidaler Hormone am Kaninchenauge (Diss. A). Betreuer: Doz. Dr. sc. med. Gerhard BUNDSCHUH, Abt. Klinische Immunologie

Heidrun FLÜGEL: Das Hämolytisch-urämische Syndrom bei Kindern (Dipl.-Arbeit). Betreuer: Prof. Dr. sc. med. Peter GROSSMANN, Kinderklinik

Zeno FÖLDES-PAPP: Untersuchung zur Bindung der Glutathion-Reduktase an Erythrozytenmembranen (Dipl.-Arbeit). Betreuer: Dr. rer. nat. Dieter MARETZKI und Dr. med. Thomas TSAMALOUKAS, Institut für Physiologische und Biologische Chemie

Barbara FRANKE: Erarbeitung einer Studienanleitung für das Fernstudium der Fachrichtung Medizinpädagogik an der Humboldt-Universität zu Berlin für das Lehrgebiet Chemie/Biochemie (Dipl.-Arbeit). Betreuer: Dr. paed. Jutta ARNOLD, Abt. Medizinpädagogik

Stephan GROSSER und Gerhard LAU: Infektion nach Herzklappenersatzoperation (Dipl.-Arbeit). Betreuer: Prof. Dr. sc. med. Harry WARNKE, Chirurgische Klinik

Gola GUNTHRAM: Isoenzymmuster nach physischer Belastung bei Patienten mit chronisch ischämischer Herzkrankheit (Diss. A). Betreuer: Prof. Dr. sc. med. Claus-Ulrich WAGENKNECHT, Institut für Physiologische und Biologische Chemie

Carla HELLMANN: Untersuchungen über hämodynamische Nebenwirkungen von Prednisolon und Methylprednisolon unter besonderer Berücksichtigung des Nierenkreislaufes (Dipl.-Arbeit). Betreuer: OA Dr. med. Roland SCHUBERT, Urologische Klinik

Ute KARBE und Ilona MICHAELIS: Untersuchungen zur Überlebensprognose intensivpflegebedürftiger Neugeborener (Dipl.-Arbeit). Betreuer: Dr. sc. med. Wolf IHLE, Kinderklinik, Abt. Neonatologie

Ingo MELCHER und Karin MELCHER: Theorien und Hypothesen der Emotionen (Dipl.-Arbeit). Betreuer: Prof. Dr. sc. med. Karl HECHT, Nervenklinik, Abt. Neuropathophysiologie

José MENÉNDEZ BRAVO: Untersuchungen zur Beteiligung eines humoralen Faktors an dem Verhalten der renalen Natriumausscheidung nach Änderung des zentralvenösen Sauerstoffpartialdruckes an der Katze (Diss. A). Betreuer: Prof. Dr. med. habil. Ernst SCHUBERT, Physiologisches Institut

Wolfram NATHO: Probleme der Blutkonservierung unter besonderer Berücksichtigung der Konservierung der Erythrozyten (Belegarbeit). Betreuer: Prof. Dr. sc. nat. Gisela JACOBASCH, Institut für Physiologische und Biologische Chemie

Regine RICHTER: Wirkung der Protease Thermitase auf die Wundheilung (Dipl.-Arbeit). Betreuer: Dr. med. Cornelius FRÖMMEL und Dr. rer. nat. Wolfgang HÖHNE, Institut für Physiologische und Biologische Chemie

Peter UNGER: Die Bedeutung der peripheren Blutdruckmessung mit der Ultraschall-Doppler-Technik zur Diagnostik und Verlaufsbeurteilung organischer arterieller Durchblutungsstörungen (Dipl.-Arbeit). Betreuer: Prof. Dr. sc. med. Udo-Jürgen SCHMIDT, Klinik für Innere Medizin

Sandor VARI: Situative Veränderungen als Stress in der Pathogenese von psychiatrischen und psychosomatischen Erkrankungen (Dipl.-Arbeit). Betreuer: Prof. Dr. sc. med. Karl HECHT, Nervenklinik, Abt. Neuropathophysiologie.

Der besonderen Förderung von Talenten und Begabungen unter den Studenten dienen Vereinbarungen, durch die der Studienablauf der Besten und Leistungsfähigsten individuell gestaltet wird und zusätzliche Möglichkeiten eröffnet werden, Fähigkeiten und Fertigkeiten zu entwikkeln. Das wesentliche Ziel ist die der Leistungsfähigkeit angepaßte intensive Ausschöpfung wissenschaftlicher Potenzen bis zur Promotion zum Doktor eines Wissenschaftszweiges. Im Studienjahr 1980/81 wurden insgesamt 105 Beststudenten, d. h. etwa 4% aller Studenten im Direktstudium, in dieser Form durch Hochschullehrer und erfahrene Oberärzte individuell betreut und beraten, und zum Ende des Studienjahres liegen dem Direktorat für Erziehung und Ausbildung weitere Vorschläge von Hochschullehrern und vom Jugendverband zur speziellen Förderung ausgezeichneter Studenten vor.

Neben dieser Bestenförderung in der Medizin werden auch Begabungen auf den Gebieten Mathematik, Elektronik und Fremdsprachen durch Einbeziehung von Lehrkräften aus anderen Sektionen der Humboldt-Universität zielstrebig entwickelt.

Von besonderer Bedeutung für die Stimulation der wissenschaftlichen Tätigkeit der Studenten sind thematisch orientierte Konferenzen.

In derartigen wissenschaftlichen Konferenzen, die während des III., IV. und V. Studienjahres, im Rahmen der jährlichen FDJ-Studententage, im Rahmen nationaler Leistungsschauen und der Tagungen der medizinisch-wissenschaftlichen Gesellschaften der DDR sowie bei internationalen Leistungsvergleichen der Studenten sozialistischer Länder und Tagungen internationaler Gesellschaften stattfinden, stellen die Studenten die Ergebnisse ihrer wissenschaftlichen Arbeit vor und verteidigen sie.

Im Studienjahr 1980/81 haben sich insgesamt 234 Studenten aktiv an solchen wissenschaftlichen Konferenzen beteiligt. Davon wurden 73 Studenten zur Teilnahme an zentralen Veranstaltungen, z. B.

- Tagung der Internationalen Gesellschaft für Phoniatrie. Budapest, Ungarische Volksrepublik
- VIII. Internationale Studentenkonferenz auf dem Gebiet der Medizin. Hradec Kralove, ČSSR
- I. Wissenschaftliche Konferenz der Studenten der Medizin und Stomatologie. Halle, DDR u. a. m.

delegiert. Die vorgetragenen wissenschaftlichen Leistungen fanden Anerkennung und wurden durch die Verleihung von Preisen gewürdigt.

Die Möglichkeit des Studiums nach Sonderstudienplänen und die besondere Förderung durch Hochschullehrer, Oberärzte und Assistenten wird

- den Müttern unter unseren Studentinnen
- den an der Charité studierenden Leistungssportlern
- den ausländischen Studenten

zuteil.

Im Studienjahr 1980/81 studierten 275 Mütter mit einem Kind und 26 Mütter mit zwei Kindern. Das sind annähernd 20% aller Studentinnen. In Umsetzung der geltenden sozialpolitischen Maßnahmen wird ihnen zur qualitätsgerechten Erfüllung ihres Studienauftrages unter Berücksichtigung der besonderen Belastung eine erhöhte Aufmerksamkeit und Beratung bei der Erarbeitung individueller Studienpläne zuteil.

Im gleichen Zeitraum studierte an der Charité eine große Zahl von Leistungssportlern. Unter ihnen sind solche hervorragenden Sportler wie Jan Hoffmann, Marion Rohs, Liane Buhr, Rosemarie Gabriel, Marlis Binder und Carsten Bunk. Mit ihnen wurden Sonderstudienpläne und persönliche Betreuungsmaßnahmen durch die Fachvertreter vereinbart.

Die ausländischen Studenten aus 32 verschiedenen Ländern sind völlig in ihre Seminargruppen integriert. Die durch Sprachbarrieren bedingten Schwierigkeiten der ersten Wochen und Monate werden so am schnellsten überwunden. Für die guten Leistungen der ausländischen Studenten spricht, daß mehrere von ihnen

mit dem Humboldt- oder Robert-Koch-Preis ausgezeichnet werden konnten.
Das Studium der ausländischen Studenten wird durch teilweise Spezialisierung zunehmend auf die besonderen Bedürfnisse ihrer Länder hinsichtlich der ärztlichen Betreuung der dortigen Bevölkerung orientiert. So wurde in Zusammenarbeit mit dem Städtischen Klinikum Berlin-Buch 1980/81 erstmals ein fünfwöchiges Praktikum „Infektologie und Tropenkrankheiten" durchgeführt, das künftig einen festen Platz im Ausbildungssystem einnehmen wird.
Eine wichtige Aufgabe des Direktorats für Erziehung und Ausbildung ist die frühzeitige Information der Studenten über den gesellschaftlichen Bedarf an Fachärzten in den einzelnen Bezirken und Kreisen unserer Republik. Es wird damit der Forderung Rechnung getragen, gesellschaftliche Anforderungen und persönliche Interessen möglichst weitgehend und langfristig in Übereinstimmung zu bringen. Gleichzeitig wird gesichert, daß die Auswahl der Kader für Hochschuleinrichtungen, für die Akademie der Wissenschaften der DDR und andere zentrale Einrichtungen langfristig erfolgt, und durch Foren, Gespräche und Besichtigungen von Gesundheitseinrichtungen im Prozeß der Absolventenvermittlung wird ein Beitrag zur Überwindung fachrichtungsbezogener und territorialer Disproportionen in der ärztlichen und zahnärztlichen Grundbetreuung der Bevölkerung geleistet.
Zu Beginn des Studienjahres 1980/81 wurden 354 Direkt- und 34 Fernstudenten der Medizin, der Stomatologie und der Medizinpädagogik nach erfolgreich abgeschlossenem Studium feierlich verabschiedet. Sie haben ihre Tätigkeit in der Praxis des sozialistischen Gesundheitswesens in den Fachrichtungen und an den Orten in unserer Republik aufgenommen, wo sie am besten zum Wohl ihrer Patienten wirksam werden können.

Forschung

Von Chr. Thierfelder

Die Charité war, speziell im vorigen Jahrhundert und zu Beginn des 20. Jahrhunderts, führend in der Medizin der Welt. Hier wirkten bedeutende Wissenschaftler, und viele bahnbrechende Entdeckungen gehen auf die Charité zurück. In der Zeit der faschistischen Herrschaft ging diese herausragende Stellung dann verloren. Eine Reihe von Wissenschaftlern wurde entlassen, andere emigrierten, einige wurden verhaftet und ermordet.
Nach Beendigung des II. Weltkrieges war die Charité so stark zerstört, daß nur unter behelfsmäßigen Bedingungen eine notdürftige medizinische Betreuung und die Anfänge einer ärztlichen Ausbildung erfolgen konnten. Erste Forschungsaktivitäten gab es ab 1949. Im Verlaufe der folgenden 20 Jahre beteiligten sich nach und nach alle Kliniken und Institute an der Forschung, und die Zahl der Forschungsaufträge wuchs bis auf 205 (Tab. 1).
1969 wurde die auftragsgebundene Forschung bei aufgabenbezogener Finanzierung auch für die Medizin wirksam.

Tabelle 1: Entwicklung der Forschung an der Charité

Jahr	1949	1950	1951	1961	1963	1965	1967	1968	1969
Anzahl der Forschungsaufträge (FA)	19	57	36	75	75	103	205	179	139
Zahl d. beteiligten Kliniken/Institute	8	14	11	13	12	14	20	18	24
Koeffizient FA/Klinik bzw. Institut	2,4	4,1	3,3	5,8	6,2	7,4	10,2	9,9	5,8

Jahr	1970	1971	1972	1973	1974	1975
Anzahl der Forschungsaufträge (FA)	40	31	31	37	40	40
Zahl d. beteiligten Kliniken/Institute	29	30	30	30	30	32
Koeffizient FA/Klinik bzw. Institute	1,4	1,0	1,0	1,2	1,3	1,3

Damit waren gesichert:

- die gesellschaftliche Relevanz der Forschung,
- die kollektive, interdisziplinäre Bearbeitung,
- eine höhere Effektivität und
- die zügige Praxisüberführung.

Ab 1971 erfolgte die Durchführung der medizinischen Forschung nach Jahres- und Fünfjahrplänen. In den beiden bisher realisierten Fünfjahresplänen (1971 bis 1975 und 1976 bis 1980) wurde nach folgenden bewährten Prämissen gearbeitet:

- Konzentration der Forschungsthemen auf Gebiete mit hoher Bedeutung für unser Gesundheitswesen und/oder auf Gebiete von wissenschaftlicher Originalität und mit theoretischer Relevanz,
- Konzentration der Mittel und Kräfte auf Schwerpunkte,
- Erzielen praktikabler, komplexer Lösungen,
- nachhaltige Unterstützung wegweisender Forschungen,
- interdisziplinäre Forschung im weitesten Sinne bis hin zur internationalen arbeitsteiligen Kooperation.

Grundlage für die Forschungsarbeit im Fünfjahrplanzeitraum 1981 bis 1985 und darüber hinaus sind für alle Kollektive des Bereiches Medizin (Charité) der Beschluß des Politbüros des ZK der SED zur „Analyse der medizinischen Forschung und ihre Entwicklung bis zum Jahre 1990" vom 16. Januar 1980 sowie die Entwicklungskonzeption der Charité vom 10. Juni 1978. In Ableitung aus diesen Dokumenten wurden die Forschungsschwerpunkte des Bereiches Medizin auf folgende Gebiete orientiert:

- Stoffwechselregulation
- Organ- und Gewebetransplantation
- Nuklearmedizinische Diagnostik
- Soziale Gerontologie
- Blutgruppenserologie
- Ischämische Herzkrankheit
- Neurowissenschaften.

Die Charité ist Trägereinrichtung für folgende Hauptforschungsrichtungen (HFR) und Forschungsprojekte (FP):

- HFR Stoffwechselregulation (HFR 8)
  - wissenschaftliches Zentrum: Institut für Physiologische und Biologische Chemie
  - Beauftragter für die HFR: Prof. Dr. G. Gerber
- HFR Organ- und Gewebetransplantation
  - wissenschaftliches Zentrum: Chirurgische Klinik
  - Beauftragter für die HFR: Prof. Dr. H. Wolff
- FP Nuklearmedizinische Diagnostik
  - wissenschaftliches Zentrum: Klinik für Nuklearmedizin
  - Beauftragter für das FP: Prof. Dr. H.-J. Correns
- FP Soziale Gerontologie
  - wissenschaftliches Zentrum: Klinik für Innere Medizin
  - Beauftragter für das FP: Prof. Dr. U.-J. Schmidt

Darüber hinaus ist die Charité Hauptkooperationspartner der medizinischen Hauptforschungsrichtungen

- Diabetes und Fettstoffwechselstörungen
- Gastroenterologie
- Geschwulsterkrankungen
- Grippe und andere Infektionskrankheiten
- Künstlicher Organersatz und Biomaterialien
- Schwangerschaft und frühkindliche Entwicklung
- Karies und Periodontalerkrankungen

und der Forschungsprojekte

- Automatische Mikroskopbildanalyse
- Chronische Niereninsuffizienz
- Entzündliche und degenerative Gelenkerkrankungen
- Medizinische Aspekte des Umweltschutzes

– Psychonervale Störungen
– Ultraschalldiagnostik
– Beurteilung des Gesundheitszustandes
– EDV im Krankenhaus

sowie der Hauptforschungsrichtungen im Programm Biowissenschaften

– Enzymologie
– Neurobiologie und Hirnforschung
– Immunologie
– Wirkstofforschung
– Bionik/Biokybernetik.

Diese Vielzahl von Forschungsaufgaben mit hohem Stellenwert resultiert aus der relativ großen Kapazität und der Leistungsfähigkeit unserer Kollektive. Sie verpflichtet aber auch, im Konzentrations- und Profilierungsbemühen nicht nachzulassen. Schwerpunkt der Forschungsarbeit, der Leitungstätigkeit und der Wettbewerbsführung müssen Qualität und Niveau der Forschungsergebnisse sein. Dazu war, ausgehend von den Festlegungen im Forschungsbeschluß, ein anspruchsvoller Fünfjahrplan auszuarbeiten. Dieser Plan ist entsprechend den wachsenden Maßstäben, dem erreichten Ergebnisstand und der Entwicklung der Forschungsmethodik fortzuschreiben.
Mit der Forschungsberichterstattung haben die Kliniken und Institute über die Forschungsarbeit des Planjahres 1981 Rechenschaft abgelegt. In der Summation aller Berichte läßt sich der in Tabelle 2 dargestellte Ausweis geben.

Tabelle 2: Abschluß von Forschungsleistungen im Jahr 1981

Arbeitsstufe für die Abschlußleistung	Zahl der Abschlußleistungen	Überführung in die Praxis	
		zur Überführung übergeben	überführt
G 4	19	1	4
A 4	41	4	9

Der Bereich Medizin war 1981 für insgesamt 26 Leistungen im Staatsplan Wissenschaft und Technik bzw. im gemeinsamen Plan der Grundlagenforschung berichtspflichtig. 19 wurden termingerecht abgerechnet und 7 vorfristig erfüllt. Die vorfristig abgerechneten Leistungen wurden von folgenden Kollektiven erbracht: Prof. DAVID (Pathologie), Doz. LORENZ (Chirurgie), Prof. CORRENS (Nuklearmedizin), Prof. ROSENTHAL (Virologie), Prof. SCHULZE (Nervenklinik), Doz. BÜRGER (Chirurgie) und Dr. UEBELHACK (Nervenklinik).
Seit 1978 wird von der Bereichsleitung zu Beginn eines jeden Planjahres ein spezieller Maßnahmeplan zur leitungsmäßigen Führung, materiellen und personellen Absicherung und Kontrolle der berichtspflichtigen Leistungen verabschiedet. Er sieht die Sicherung der abgestimmten Verantwortlichkeit durch alle zuständigen Leiter vor (Themenverantwortlicher, Abteilungsleiter, Klinik- und Institutsdirektor, alle Funktionaldirektoren). Diese Leistungen waren auch im Führungsplan des Prorektors für Medizin und in den Wettbewerbsprogrammen verankert. Diese Verfahrensweise hat sich bewährt. Zusätzlich werden künftig die Themenkollektive noch über geforderte Leistungsabrechnungen entsprechend den Leistungsstufen, die rechtzeitige vorherige Verteidigung im wissenschaftlichen Rat der Hauptforschungsrichtung oder des Forschungsprojektes und die Anfertigung der erforderlichen Berichterstattung einschließlich Abschlußbericht unterrichtet.
Der frühzeitigen und möglichst umfassenden Überführung von Forschungsergebnissen in die Praxis messen wir besondere Bedeutung bei. Von Beginn der Forschungsarbeiten an müssen die Praxisbedingungen beachtet und die Industrie mit einbezogen werden. Unsere diesbezüglichen Bemühungen in den vergangenen Jahren und die Bereitschaft der Wissenschaftler, bis zur Nutzung der Forschungsergebnisse in der Praxis Verantwortung zu tragen, haben zu immer besseren Resul-

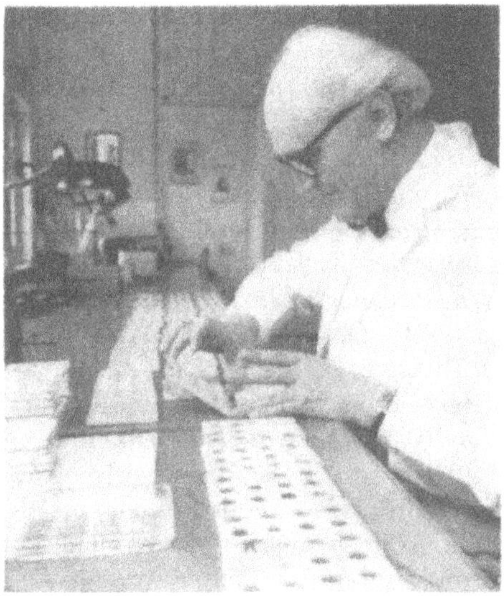

Prof. Prokop bei der Arbeit im Blutgruppenlabor des Instituts für Gerichtliche Medizin

taten geführt. Auch in diesem Jahr werden wieder bedeutsame Überführungsleistungen abgerechnet. Dazu zählen beispielsweise:

— die erstmalig in der DDR angewandte kombinierte medikamentös-chirurgische Behandlung des akuten Myokardinfarktes
— eine eigene, neuartige Methode zur Einspeisung von CT-Informationen in das Bestrahlungsplanungssystem
— Verfahren zur Prophylaxe und Therapie des Atemnotsyndroms bei Neugeborenen
— der Aufbau eines klinisch-pharmakologischen Therapie-Servicesystems
— die Entwicklung und Einführung neuer chirurgischer Nahttechniken
— Einführung der CT-gestützten Feinnadelpunktion von Leber und Pankreas
— Entwicklung und Erprobung eines standardisierten Untersuchungskatalogs schwerer Hirnstammfunktionsstörungen
— Ermittlung von Normwerten für pathologische Prozesse im Bereich mesopontiner Strukturen mit Hilfe der Auswertung von Massenverschiebungen und Dichtegradienten
— die Einführung der Kryokonservierung von Thrombozyten
— Entwicklung eines verbesserten, großtechnisch in der DDR produzierbaren Nierenperfusats
— verbessertes Verfahren zur prätherapeutischen Zytostatikasensibilisierungs-Testung.

Diese und weitere Überführungsleistungen werden nicht nur in der Charité angewandt, sondern auch den spezifischen Partnern direkt zugänglich gemacht. Bei der Fertigung dazu notwendiger Geräte konnten wir die Hilfe von uns traditionell verbundenen Kooperationspartnern in Anspruch nehmen. So erfolgte der Aufbau einer Leberperfusionsanlage gemeinsam mit dem Institut für Mechanik der AdW; das Forschungsinstitut für medizinische Diagnostik hat Unterstützung bei der Inbetriebnahme des Systems Scala für die Prozeß- und Datenverarbeitung der Laboranalytik gegeben; mit dem VEB Meßelektronik Dresden wurde eng bei der Konzeption des Funktionsmeßplatzes zusammengearbeitet; als Ergebnis der engen Zusammenarbeit mit dem Krankenhaus im Friedrichshain ist die Nierenkonservierungsmaschine entstanden, die gegenwärtig für alle Transplantationszentren bereitgestellt werden soll. Bei allen Fragen der Überführung greifen wir auf langjährig bestehende Kooperationspartner zurück. Dem Erhalten und Pflegen solcher Partnerschaftsbeziehungen messen wir größte Bedeutung bei. Solche Beziehungen müssen langfristig wachsen und sich zum beiderseitigen Nutzen immer wieder bewähren.

Zu den abrechenbaren Ergebnissen der Forschungsarbeit zählen auch Publikationen, Vorträge und abgeschlossene Graduierungsarbeiten. Die Zahl der fertiggestellten Buchmanuskripte liegt 1981 um ein Drittel höher als im Vorjahr (23 : 33). Bei den wissenschaftlichen Originalarbeiten konnte mit 1210 eine Zahl erreicht

Tabelle 3: Publikationen und Vorträge 1981

		Anzahl
1.	Den Verlagen übergebene Manuskripte von	
1.1.	Hochschullehrbüchern	10
1.2.	anderen Lehrbüchern	8
1.3.	Monographien	8
1.4.	Sammelbänden, Handbüchern usw.	7
2.	Übergebene Forschungsberichte und Studien	90
3.	Erschienene Lehrbriefe	17
4.	Erschienene Artikel	
4.1.	Wissenschaftliche Artikel	1210
4.2.	Populärwissenschaftliche Artikel	119
5.	Verteidigte Dissertationen	
5.1.	Dissertationen A	149
5.2.	Dissertationen B	23
6.	Gutachten zu Dissertationen A/B	322/96
7.	Vorträge insgesamt	2254
7.1.	davon im Inland	1861
7.2.	davon im Ausland	393
7.3.	davon auf Kongressen in der DDR mit internationeler Beteiligung	376
8.	Propagandistische und populärwissenschaftliche Vorträge	283

werden, die es nie zuvor an der Charité gab. Auch bei den Vorträgen wird mit 2254 die bisher höchste Zahl registriert. Die Zahl der Promotionen A (149, davon 112 externe) und Promotionen B (22, davon 5 externe) entspricht der des Vorjahres. Alle anderen Positionen liegen über den Ausweisen der Vorjahre (Tab. 3).
Von Mitarbeitern der Charité wurden 1981 viele wissenschaftliche Veranstaltungen geleitet oder organisiert. Davon waren 13 in Verantwortung der Humboldt-Universität. Als Beispiele sollen hier genannt werden:

— Wissenschaftskonferenz zu Fortschritten in der Organ- und Gewebetransplantation
— 4. Symposium über Tieftemperaturkonservierung von Zellen, Geweben und Organen
— 25 Jahre Nuklearmedizin in der DDR und in der Charité
— Systematische Erkennung, Beurteilung und Behandlung der arteriellen Hypertonie
— II. Berliner Neurophysiologisches Symposium
— 60 Jahre Kinderneuropsychiatrie an der Charité
— Anwendung der Mikrorechentechnik in der medizinischen Forschung und Praxis
— Interactions of Transmission Systems in the Central Nervous System
— 16. Arbeitstagung Mycoplasmen
— III. Chirurgisches Charité-Symposium zu Schilddrüsenerkrankungen.

Einige Kongresse und Symposien medizinisch-wissenschaftlicher Gesellschaften wurden durch die wesentliche Unterstützung und Mitverantwortung der Charité gesichert. Dazu gehören:

— 5. Gemeinschaftstagung der Gesellschaft für experimentelle Medizin der DDR
— 13. Kongreß der Gesellschaft der Augenärzte der DDR
— Dermatologenkongreß der DDR
— Symposium für gerichtliche Medizin
— Sitzungen der Berliner Physiologischen Gesellschaft
— 13. Jahrestagung der Biochemischen Gesellschaft der DDR.

Darüber hinaus kann das wissenschaftliche Leben an der Charité durch 375 interne Veranstaltungen charakterisiert werden (Tab. 4).
Der wissenschaftliche Meinungsstreit hat deutlich an Quantität, aber auch qualitativ gewonnen. Regelmäßig finden jetzt in allen Forschungsgruppen thematische und methodische Diskussionen statt, die zur Erhöhung der Kreativität und der Forschungseffektivität beitrugen.
Die außerordentliche Steigerung gegenüber dem Vorjahr resultiert aus einem sehr starken Bemühen der staatlichen Leitung, das wissenschaftliche Leben zu intensi-

Tabelle 4: Interne wissenschaftliche Veranstaltungen

	1981	Vergleichszahlen 1980
Anzahl der Veranstaltungen	375	300
Teilnehmer	14000	8500
davon Mitarbeiter der Humboldt-Universität	48%	80%
davon Studenten	4%	3%
davon Praxiskader	46%	16%
davon Ausländer	2%	1%

vieren. Die Erhöhung der Beteiligung von Praxisvertretern, Studenten und auch ausländischen Wissenschaftlern läßt auf eine Verbreiterung der Diskussionsbasis schließen und entspricht den Notwendigkeiten. Es gibt an der Charité keine Einrichtungen mehr ohne regelmäßige wissenschaftliche Veranstaltungen. Besonders aktiv sind die großen Kliniken (Chirurgie, Innere Medizin, Nervenklinik), aber auch die Institute für Biochemie und für Klinische Pharmakologie. Bewährt haben sich besonders die Konferenzen für Nachwuchswissenschaftler, Eröffnungs- und Abschlußverteidigungen, methodische Symposien und forschungsbezogene Fortbildungsveranstaltungen. Die meisten Kliniken und Institute führen wöchentlich oder monatlich Konferenzen mit Kurzvorträgen über den Stand der Forschungsarbeit, Reiseberichte und neue Methoden durch.

Wie aus der Tabelle 5 hervorgeht, wurden die vielfältigen Möglichkeiten zur Teilnahme an Veranstaltungen in der DDR und im Ausland von einem Großteil unserer Wissenschaftler genutzt. Vor allem im Ausland war nahezu jede Kongreßteilnahme mit einer aktiven Beteiligung (Vortrag oder Poster) verbunden. Gegenüber dem Vorjahr konnten 550 mehr Kongreßteilnahmen innerhalb der DDR ermöglicht werden, und bei den Auslandskongressen konnten die bereits hohen Zahlen des Vorjahres bei den besuchten Veranstaltungen (309/361) und den Teilnehmern aus unserem Bereich (413/420) wiederum überboten werden. Damit wird dem Bedürfnis nach direkter Information und dem internationalen Meinungsstreit genügend Rechnung getragen. Wir bemühen uns künftig ausdrücklich nicht mehr um eine weitere quantitative Steigerung, sondern um eine bessere Vorbereitung und Auswertung sowie eine gezieltere Delegierung.

Der gezielten methodischen Weiterentwicklung und der Verbesserung der Forschungstechnologie wollten wir uns mit Beginn des neuen Fünfjahrplanes besonders widmen. Zum Jahresende konnte eine Fülle neuer Methoden, die der Forschung, aber auch z. T. der medizinischen

Tabelle 5: Teilnahme an Veranstaltungen in der DDR (außerhalb der Hochschule/des Bereiches) und im Ausland

		Besuchte Veranstaltungen	Teilnehmer aus dem Bereich	gehaltene Vorträge
Veranstaltungen in der DDR	Insgesamt:	962	2587	1861
	davon Kliniken:	704	1922	1482
	davon Institute:	258	665	379
Veranstaltungen im Ausland	Insgesamt:	361	420	393
	davon Kliniken:	280	321	313
	davon Institute:	81	99	80

Betreuung dienen, als erprobt abgerechnet werden. Dazu gehören beispielsweise:

- neuartiges Transplantationsmodell für die auxiliäre Lebertransplantation
- Hochdruckflüssigkeitschromatographie
- Bestimmung von Spurenelementen mit einer Kombination von Plasma-Emissionsspektrometrie und flammenloser Atomabsorptionsspektrometrie
- Elemente- und Enzymbestimmung im Mikrobereich mit dem Großautomaten „Prisma"
- Einführung des Laborrechnersystems „Scala"
- Einführung neuer angiokardiographischer Abbildungsverfahren
- Ultraschallgewebedifferenzierung
- isoelektrische Fokussierung
- Zweifarben-Fluoreszenz
- Einsatz von Chemolumineszenz-Methoden zur Vitalitätstestung
- NMR-Technik zur Vitalitätstestung.

Speziell durch die Inbetriebnahme des Bauteiles 1 des Neubaus für die operativ tätigen Disziplinen konnten im Verlaufe dieses Planjahres neue methodische Möglichkeiten in einer außerordentlichen Dimension in Nutzung genommen werden. Die daraus resultierenden Ergebnisse sind aber erst in den kommenden Jahren zu erwarten.

In der Studentenforschung bauen wir auf stabile Fundamente und bewährte Verfahrensweisen auf. Unser Bemühen ging in diesem Jahr vor allem dahin, das Niveau der Betreuung zu erhöhen. Dies sollte in erster Linie durch die verstärkte Integration der Studenten in die auftragsgebundene Forschung erreicht werden. Nur etwa 10% der Studenten forschen noch auf Gebieten, die nicht den Hauptforschungsrichtungen oder Forschungsprojekten zugeordnet sind. Von den 1981 abgeschlossenen Diplomarbeiten sind 80% aus Planaufgaben hervorgegangen. Die Zahl der außerhalb der Hauptforschungsrichtungen und Forschungsprojekte liegenden Diplomarbeiten muß weiter schrittweise reduziert werden, damit auch die studentische Forschungskapazität voll planwirksam wird (Tab. 6, 7, 8).

In der internationalen Forschungskooperation ist es im Jahr 1981 zu keinem einschneidenden Wandel gekommen. Die Zahl der bilateralen Verträge wurde um einen erhöht. Die seit 1980 bestehenden Freundschaftsverträge wurden beibehalten.

Es konnten aber den ausländischen Partnern mehr Ergebnisse (32) übergeben und auch mehr übernommen werden (31) als im Vorjahr (11/5).

Im Rahmen unserer Freundschaftsverträge reisten 1981:

- 11 Wissenschaftler an das II. Medizinische Institut Moskau
- 13 Wissenschaftler an die Semmelweis-Universität Budapest
- 15 Wissenschaftler an das Hochschulinstitut für Medizinische Wissenschaften Havanna
- 5 Wissenschaftler an die Teikyo University Tokio.

Die vielfältigen Initiativen zahlreicher Mitarbeiter des Bereiches Medizin (Charité) u. a. auf den Gebieten wissenschaftlicher Gerätebau für die Forschung, medizinische Betreuung, Verbesserung der Arbeitsorganisation, Energieeinsparung und Arbeits- und Lebensbedingungen fin-

Tabelle 6: Angaben zur studentischen Forschung

1. Stud. Forsch.-Kapazität (in VbE) 103,7
2. Zahl der Studenten, die außerhalb der Forschungsaufträge wiss. arbeiten 146
3. Anzahl der abgeschlossenen Diplomarbeiten 360
4. Einsatz der Studenten in:

	Zahl der Objekte	Anzahl der mitwirkenden Studenten
Jugendobjekten:	10	71
Studentenzirkeln:	13	163

Tabelle 7: Studentenzirkel

Klinik/Institut	Bezeichnung des Studentenzirkels	Anzahl mitwirkender Studenten
Augenklinik	Wissenschaftlicher Studentenzirkel	10
Chirurgische Klinik	Wissenschaftlicher Chirurgiezirkel, 3. Studienjahr	20
	Chirurgiezirkel, 4. Studienjahr	20
Frauenklinik	Soziale Gynäkologie — Partnerschaft, Ehe, Familie	6
Nervenklinik	Neurologie	10
	Gerichtspsychiatrischer Studentenzirkel	10
	Neuropathophysiologie	18
Institut für Röntgendiagnostik	Computertomographie	10
Poliklinik für Physiotherapie	Abhärtung und Leistung	4
Anatomisches Institut	Hirnforschung	15
Institut für Mikrobiologie	Diplomandenzirkel	27
Institut für Physiologische und Biologische Chemie	In-vitro-Reifung von Retikulozyten	4
Hygiene-Institut, Lehrstuhl für Angewandte Hygiene	Krankenhaushygiene	9

Tabelle 8: Jugendobjekte

Klinik/Institut	Bezeichnung des Jugendobjektes	Anzahl mitwirkender Studenten
Frauenklinik	Modell zur Optimierung der Schwangerenbetreuung unter Einbeziehung eines Stadtbezirkes	10
Geschwulstklinik	Konstitutionelle Faktoren bei der Tumormanifestation	11
HNO-Klinik	Stimmlippenlähmungen in der Praxis	4
Klinik für innere Medizin	Wissenschaftliche Verordnungsweise von Medikamenten sowie von Blut und Blutderivaten in ausgewählten medizinischen Abteilungen	4
	Soziale Gerontologie	6
Poliklinik für Konservierende Stomatologie	Geschichte der Stomatologie Berlins	6
Poliklinik für Chirurgische Stomatologie	Orale Implantologie	12
Orthopädische Klinik	Degeneratives Gelenk	11
Institut für Transfusiologie und Transplantologie	Experimentelle Kryokonservierung-Kryoprotektion	7

den ihren Niederschlag in ausgezeichneten Ergebnissen der Neuererbewegung. Die in der Tabelle 9 aufgeführten Kennziffern sollen einen Vergleich der letzten 4 Jahre ermöglichen.

Tabelle 9: Entwicklung der Neuerertätigkeit 1978–1981

	1978	1979	1980	1981
Beteiligung insgesamt	234	243	253	302
davon Frauen	54	63	69	88
davon Jugendliche	16	22	16	22
Neuerervereinbarungen	24	22	26	29
eingereichte Neuerervorschläge	161	163	151	200
davon Neuererleistungen	20	25	20	25
Nutzen (in TM)	689,4	1400,0	623,8	1902,0

Die Arbeit mit Schutzrechten und Patenten konnte 1981 weiter verbessert werden. So konnten insgesamt 15 Erfindungen über die Charité hinterlegt werden und zusätzlich noch 6 Erfindungen über Fremdeinrichtungen mit Erfindern der Charité. Als Erfinder traten insgesamt 38 Mitarbeiter, davon 5 Frauen auf. Sehr erfreulich ist die Erteilung eines Patents für 2 geprüfte Erfindungen:

- WP G01N/196 202 – 128 578
  „Verfahren zur Sichtbarmachung von Wirkstoffkonzentrationen durch Sättigungsanalyse"
  Erfinder: Dr. rer. nat. habil. G. Ittrich, Frauenklinik
- WP A61K/218 864 440
  „Verfahren zur Herstellung einer Arzneimittelkombination"
  Erfinder: Doz. Dr. sc. med. H. Meffert, Hautklinik.

Beide Patente erbringen einen gesellschaftlichen Nutzen von 34790,– M.

Für 2 weitere Erfindungen ist das Prüfungsverfahren positiv abgeschlossen, und

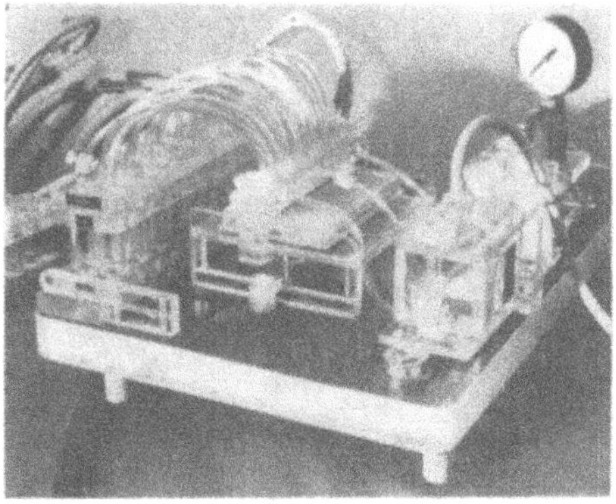

Von Dr. Klaus Waschke (Abt. Klinische Immunologie) entwickeltes Gerät zur Verbesserung der Ausbeute von Mikrozellkulturen

für 5 Erfindungen werden Benutzungsanträge zur Einleitung des Prüfungsverfahrens gestellt.

Für die Erfindung „Vorrichtung und Verfahren zur Erzeugung objektbezogener Markierungspunkte in Szintigrammen" wurden Auslandsanmeldungen in der BRD, Frankreich, Großbritannien und Ungarn getätigt. Ein weiterer Erfinderpaß für eine Auslandsanmeldung wurde für die „Anordnung zur Erzeugung eines druckkonstanten Perfusatstromes zur Organkonservierung" erarbeitet.

Die kadermäßigen und materiellen Voraussetzungen für die medizinische Forschung sind an der Charité in den vergangenen Jahren deutlich verbessert worden und jetzt insgesamt als gut einzuschätzen. Unsere Wissenschaftler sind bereit, den qualitativ neuen Anforderungen der 80er Jahre gerecht zu werden. Die Atmosphäre ist besonders durch den Politbürobeschluß zur medizinischen Forschung noch „forschungsfreundlicher" geworden. Es gibt keine Zweifel, daß von unseren Kollektiven Leistungen von internationaler Geltung erwartet werden. Deshalb bewerten wir hauptsächlich nach solchen Maßstäben die erreichten Ergebnisse.

Insbesondere zu den Forschungsschwerpunkten konnte durch den konzentrierten

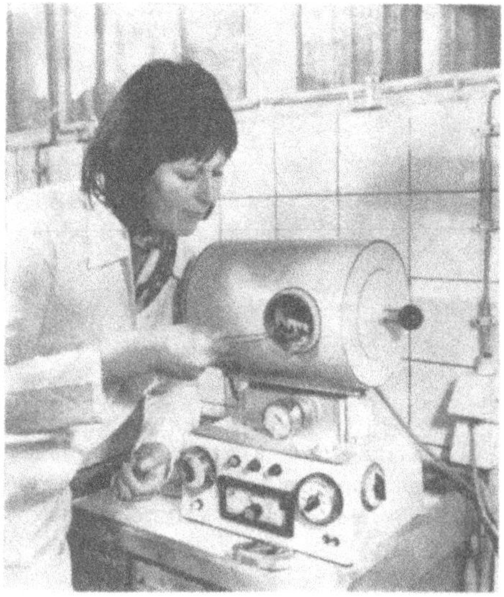

Zahntechnikermeisterin Dagmar Ludewig beim Brennen einer Metall-Keramikbrücke in der Poliklinik für Prothetische Stomatologie

Einsatz der Kader und Mittel sowie zusätzliche flankierende Maßnahmen ein beachtlicher Erkenntnisgewinn erreicht werden. Darunter befinden sich so bedeutsame Leistungen wie:

- Beiträge zum Experiment Biosatellit Kosmos 1129
- Entdeckung und Einführung neuer serologischer Verfahren
- Modellierung der Wirkungsbedingungen von Neuropsychopharmaka
- Abschluß der Experimente für die auxiliäre Lebertransplantation
- Entwicklung und Testung eines neuen Virostatikums.

Von besonders hervorzuhebender wissenschaftlicher und/oder gesellschaftlicher Bedeutung sind weiterhin folgende Ergebnisse:

- Medizinische Konfiguration eines nuklearmedizinischen Meßplatzes
- Transcription der T_3-DNA (umfangreiche Charakterisierung der Polymerase-Aktivität)
- Biochemische und neurophysiologische Untersuchungen zur Differentialdiagnostik neuropsychiatrischer Erkrankungen
- Zelluläre Grundlagen der Alternsabhängigkeit der Wundheilung
- Methodenspektrum zur Diagnostik von Enzymopathien
- Pyruvatkinase-Mutantenkatalog
- Allogene Inseltransplantation
- Meßverfahren für Viruspolymerasen.

Alle diese Leistungen wurden vor sachkundigen Gremien verteidigt und Niveau und Konsequenzen verbindlich eingeschätzt.

Wissenschaftliche Konferenz am Bereich Medizin (Charité) der Humboldt-Universität zu Berlin „Fortschritte in der Organ- und Gewebetransplantation"

Eröffnung

Von H. Wolff

Spektabilis, hochverehrte Herren Prorektoren, meine Damen und Herren!

Als Leiter dieser kurzen wissenschaftlichen Veranstaltung und als Direktor dieser Klinik begrüße ich Sie auf das herzlichste. Der Gruß ist für die Chirurgische Klinik verbunden mit einem großen Dank an den Rektor unserer Universität, Prof. Dr. Dr. Klein, der uns nicht nur bei der Lösung von Klinikaufgaben stets zur Seite steht, sondern auch die Renovierung und damit die Wiedereröffnung dieses Hörsaales veranlaßte.
Gestatten Sie, daß ich die Bedeutung des Hörsaales hervorhebe, einmal für die Chirurgische Klinik, die nunmehr wieder diese Stätte für die Ausbildung der Studenten und des ärztlichen Nachwuchses zur Verfügung hat, zum anderen ist dieser Hörsaal, der vor etwa 80 Jahren mit dem Bau der Klinik eröffnet wurde, ein Stück Geschichte der Charité und der Berliner Chirurgischen Gesellschaft. Hier sind viele Ärztegenerationen ausgebildet worden, und viele chirurgische Veranstaltungen, Sitzungen der Berliner Gesellschaft haben hier stattgefunden. Unbestritten ist die hervorragendste Persönlichkeit, die an dieser Stelle tätig war, Ferdinand Sauerbruch. Zwei Gründe lassen uns besonders zurückdenken an die Jahre 1945—1947, lassen uns zurückdenken an den Mann, der 1945 den Neubeginn wagte. Seine selbstkritische Analyse des dunkelsten Abschnittes deutscher Geschichte, 1947 ausgesprochen, widerspiegelt den starken Willen zu einem Neubeginn.
Er sagte damals: „Rücksichtsloser Zwang, der sich bis zur Vergewaltigung des Volkes steigerte, bedrohte viele, die darum ihr Vaterland verließen. Aufrechte Männer, die die Gefahr der drohenden Entwicklung erkannten, standen unter einer Diktatur, die Widerstand und Abwehr grausam unterdrückte. Was unter diesem unglücklichen Regime an Katastrophen geschah, wird Deutschland wieder gutmachen. Es ist dazu verpflichtet und bereit."
Ich glaube, das sind Worte, die uns heute noch etwas zu sagen haben, die uns erinnern an unser humanistisches Anliegen einer unbedingten Friedensbemühung.
Der zweite Grund, warum in uns die Erinnerung an Ferdinand Sauerbruch wachbleiben sollte, ist seine kritische Einstellung zur wissenschaftlichen Arbeit. So sagt er auf der 49. Tagung der Deutschen Gesellschaft für Chirurgie: „In den medizinischen Gesellschaften wird zu viel geredet und zu wenig kritisiert." Er bezog diese kritische Einstellung aber auch auf sich selbst, indem er an anderer Stelle

feststellte: „Die sicherste Stütze der Chirurgie aber ist die Wahrhaftigkeit, und wer Fehlschläge zu entschuldigen versucht, verstößt gegen das vornehmste Gesetz seiner Zunft."

Meine Damen und Herren, dieser Rückblick, glaube ich, war notwendig, um uns auf die heutige Thematik in diesem historischen Hörsaal einzustimmen. Diese Veranstaltung, die im Hinblick auf einen großartigen, an der Charité noch nie dagewesenen Neubau einer chirurgischen Wirkungsstätte veranstaltet wird, ist zugleich auch Dank an die Partei und Regierung, die uns solche großen Möglichkeiten ärztlichen Wirkens bieten.

Beginnen wir jetzt mit dem wissenschaftlichen Programm.

I. Stand der Organtransplantation

Aus der Urologischen Klinik (Direktor: Prof. Dr. sc. med. M. Mebel) des Bereiches Medizin (Charité) der Humboldt-Universität zu Berlin

Fortschritte der Nierentransplantation

Von M. Mebel

In den letzten Jahren sind keine spektakulären Ereignisse auf dem Gebiet der Nierentransplantation zu verzeichnen; trotzdem gibt es eine ganze Reihe von Ergebnissen, die praxisrelevant sind und zur Verbesserung der Überlebensrate von Empfänger sowie Transplantat beigetragen haben.

Mit zunehmender Erfahrung sind operationstechnische Komplikationen seltener geworden, sie liegen derzeit bei ca. 5–7%. Die Häufigkeit gastrointestinaler Komplikationen, die früher bei ca. 50% der Transplantierten beobachtet wurden, konnte im eigenen Krankengut auf 1% gesenkt werden. Neue Untersuchungsverfahren gestatten eine bessere Überwachung der Transplantatfunktion. In das Mosaik der frühzeitigen Diagnose der Abstoßungsreaktion konnten neue Elemente eingefügt werden. Das Regime unterschiedlicher Konservierungsverfahren wurde durch unsere Forschungsarbeiten und klinischen Erfahrungen genau definiert und vervollkommnet.

Schon immer haben wir der Vorbereitung prospektiver Empfänger in enger Gemeinschaftsarbeit mit unseren Kollegen aus den Dialysezentren und nephrologischen Dispensaires größte Aufmerksamkeit gewidmet.

Wir konnten bereits vor Jahren nachweisen, heute ist es Allgemeingut geworden, daß ein optimal vorbereiteter Rezipient in der Dauerdialyse, der auch sozial rehabilitiert ist, eine größere Erfolgschance bei der allogenen Nierentransplantation hat. Die in der DDR praktizierte Durchuntersuchung prospektiver Empfänger beinhaltet unter anderem, daß mögliche Risikofaktoren bzw. Zweiterkrankungen rechtzeitig erkannt und behandelt werden. Derzeit bieten auch Systemerkrankungen, wie beispielsweise der Diabetes mellitus, Kollagenosen, Tuberkulose, keine absolute Kontraindikation mehr für die Nierentransplantation.

Der positive Effekt von Bluttransfusionen beim Empfänger vor der Transplantation gilt heute international als gesichert. Wir berichteten darüber bereits 1977 auf dem EDTA-Kongreß in Helsinki (Abb. 1).

Aus der Abbildung ist ersichtlich, daß die Anzahl der Bluttransfusionen einen positiven Einfluß auf die Transplantatüberlebensrate hat. Dabei übersehen wir nicht die negativen Auswirkungen einer Transfusionstherapie: die Präsensibilisierung gegen HLA-Antigene. Art der Blutkonserven, Zeitpunkt und Häufigkeit der Verabreichung sind deshalb Gegenstand umfangreicher wissenschaftlicher Untersuchungen und internationaler Studien.

Als gewisse Zwischenstufe von der heute noch unspezifischen Immunsuppression mit Imuran und Prednison zu einer spezifischen Suppression scheint sich bei Lebendspendern die mehrmalige präoperative Transfusion von Spenderblut zum Empfänger zu bewähren.

Nach wie vor ist die Frage der immunologischen Kompatibilität zwischen Spenderniere und Empfänger der Dreh- und Wendepunkt in der Organtransplantation,

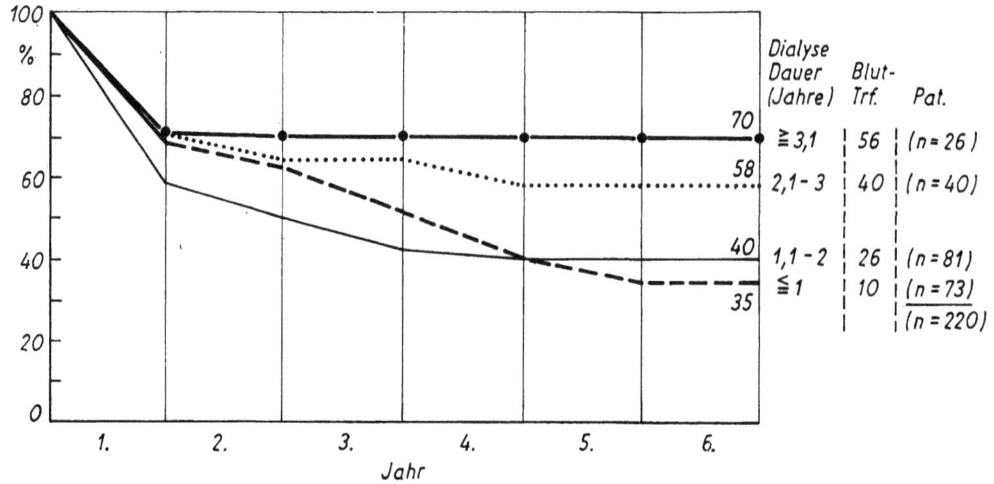

Abb. 1. Der Einfluß von Bluttransfusionen beim Empfänger vor der Transplantation auf das Überleben der Nierentransplantate (Mebel und Mitarb., 1977)

insbesondere in der allogenen Nierentransplantation. Irreversible akute und chronische Abstoßungsreaktionen stellen auch heute noch mit ca. 90% die häufigste Ursache der Transplantatverluste dar. Die Stärke der immunologischen Reaktion nach der Nierenüberpflanzung wird durch genetisch determinierte Immunfaktoren bestimmt.

Die Bedeutung der HLA-Antigen-Übereinstimmung für die Überlebensrate des Transplantates in der Spätphase konnten wir anhand eigener Erfahrungen bereits vor Jahren demonstrieren. Untersuchungen jüngster Zeit lassen vermuten, daß den Antigenen des HLA-D-Lokus eine noch größere Bedeutung für die Beurteilung der Histokompatibilität zwischen Spender und Empfänger zukommt. Wahrscheinlich können aber gewebespezifische Antigene, darunter auch der Niere, die Histokompatibilität wesentlich beeinflussen. Somit werden immer neue Faktoren entdeckt, die auf das Transplantatüberleben einwirken können.

Einige Worte zur immunologischen Überwachung unserer Patienten nach der Nierentransplantation. Die immunologischen Parameter sind fester Bestandteil eines bedeutend breiter gefaßten Kontrollsystems, das die kontinuierliche Bestimmung von unspezifischen Harnenzymen, radiologische und echographische sowie zytologische Methoden, bestimmte biochemische Werte und selbstverständlich die Klinik beinhaltet.

In der Tabelle 1 sind immunologische, morphologische und nuklearmedizinische Methoden aufgeführt, die zur Rejektionsdiagnostik herangezogen werden können.

Tabelle 2 zeigt biochemische Parameter, die bei uns kontinuierlich nach der Nierentransplantation bestimmt werden, und in der Tabelle 3 sind die klinischen Symptome dargestellt, die aber in der Regel erst dann auftreten, wenn die Abstoßungsreaktion voll im Gange ist.

Voraussetzung für ein funktionierendes integriertes Dialyse-Transplantationsprogramm ist die Verfügbarkeit einer genügenden Anzahl von Spendernieren. In den letzten Jahren ist international, darunter auch in der DDR, eine zunehmende Diskrepanz zwischen Patienten, die im Endstadium der chronischen Niereninsuffizienz auf eine Spenderniere warten, und der Zahl verfügbarer Leichenspender-

Tabelle 1: Komplexe Rejektionsdiagnostik nach Nierentransplantation. Immunologische Untersuchungen

Immunologische Untersuchungen	*Veränderungen bei Rejektion*
Hemmung der Leukozytenmigration (in Gegenwart von Spenderantigen)	> 20% Hemmung im Vergleich zur antigenfreien Kontrolle
Relative T-Lymphozytenzahl	↓ um 10–15% des Vorwertes
Lymphozytotoxische HLA-Antikörper gegen Mismatch-Antigene	positiver Nachweis
Morphologische Untersuchungen	
Harnsediment (Lymphozyturie)	
Histologie (Incl. Immunfluoreszenzhistologie)	
Ultraschall-Tomographie	
Angiographie	
Nuklearmedizinische Untersuchungen	
Isotopen-Clearance	
Isotopen-Nephrographie	
Funktions-Szintigraphie	

Tabelle 2: Komplexe Rejektionsdiagnostik nach Nierentransplantation. Biochemische Untersuchungen

Biochemische Untersuchungen		*Veränderungen bei Rejektion*
des Serums:		
	Kreatinin	↑ um ≧ 0,5 mg/100 ml
des Harns:		
	Kreatininausscheidung	↓ um ≧ 100 mg/24 Std.
	Natriumkonzentration	↓ auf < 50 mval/l
	Spaltprodukte von IgGu, IgA	pos. Nachweis (> 10 mg/l)
Tubuläre Enzymurie:		
	Alaninaminopeptidase	↑ um > 15 u/l
	N-Acetyl-β-D-Glukosamidase	↑ um > 15 u/l
Proteinurie nach Molekulargewicht:		
	Lysozym (14000 Dalton)	↑ um > 5 mg/l
	Albumin (68000 Dalton)	↑ um > 200 mg/l
	IgG (160000 Dalton)	↑ auf > 10 mg/l
	IgA (N · 160000 Dalton)	↑ auf > 10 mg/l
Harn-pH		↑ auf > 7,5

Tabelle 3: Komplexe Rejektionsdiagnostik nach Nierentransplantation. Klinische Untersuchungen

Klinische Untersuchungen	*Veränderungen bei Rejektion*
Temperatur	↑ (meist durch Infektion)
Blutdruck	↑ (Diastol. $\geqq$ 10 mm Hg)
Transplantat:	
Größe	↑
Geräusch (TG)	$+ \rightarrow (+) \rightarrow -$
Konsistenz	↑
Diurese	↓
Körpergewicht	↑

nieren zu verzeichnen. Derzeit beträgt die durchschnittliche Wartezeit auf eine Transplantation in der DDR ca. 2 Jahre.

Da die Anzahl entnommener Leichenspendernieren in den letzten Jahren nicht erhöht werden konnte, widmen wir, neben der Öffentlichkeitsarbeit und den rein organisatorischen Aspekten, den wissenschaftlichen Problemen der Erhöhung der Qualität der entnommenen Nieren und ihrer Nutzung zur Transplantation sowie der Erschließung neuer Spenderquellen besondere Aufmerksamkeit. Hierbei geht es um die Möglichkeit der Transplantation von Nieren verstorbener Neugeborener auf erwachsene Empfänger. Dieses Problem wird zur Zeit im Tierexperiment untersucht. Erste Ergebnisse liegen vor. Sie besagen, daß das Nierenparenchym der Spenderniere offensichtlich nach kurzer Zeit den funktionellen Anforderungen im Erwachsenenorganismus gerecht wird, jedoch das Wachstum der Magistralgefäße zurückbleibt. Der Fragenkomplex wird arbeitsteilig mit dem Institut für Experimentelle und Klinische Chirurgie in Tblissi bearbeitet, wo funktionelle und morphologische Untersuchungen an isolierten Nieren frischer Würfe durchgeführt werden.

Ein weitere Schwerpunkt unserer wissenschaftlichen Forschungsarbeit befaßt sich mit der Verbesserung der Qualität der Spendernieren, wobei der Nierenkonservierung unsere besondere Aufmerksamkeit gilt. Über eigene Fortschritte auf diesem Gebiet wird Dr. Scholz berichten (s. S. 239).

Wenn ich heute hier im Namen meiner Mitarbeiter in Klinik und Forschung berichten durfte, so wäre das Bild unvollständig, wollte ich nicht die ausgezeichnete interdisziplinäre Zusammenarbeit würdigen mit medizinischen Einrichtungen des Territoriums, Institutionen der AdW und mit entsprechenden Einrichtungen in der Sowjetunion und anderen sozialistischen Ländern im Rahmen des RGW. Ohne diese enge Kooperation wäre der Auf- und Ausbau einer gut funktionierenden Organisation der Nierentransplantion in unserer Republik nicht denkbar.

In den 3 Nierentransplantationszentren der DDR wurden bis zum 31. 12. 1980 729 Nierentransplantationen durchgeführt, davon 484 im Berliner Zentrum. Von den in Berlin transplantierten Patienten leben 84 im 5. bis 13. Jahr mit einem gut funktionierenden Transplanatat. 251 Leichenspendernieren wurden ins Ausland verschickt, davon 183 ins sozialistische und 68 ins kapitalistische.

Sowohl in bezug auf die Überlebensrate der Leichennierentransplantate als auch der Empfänger, aber auch in der kombinierten Behandlung: Dialyse—Nierentransplantation—Dialyse und, wenn möglich, Zweit- und Drittnierentransplantation, liegen unsere Ergebnisse über dem internationalen Durchschnitt.

Noch vieles bleibt zu tun, doch sind die Fortschritte sowohl in der experimentellen als auch in der klinischen Nierentransplantation offensichtlich.

Literatur kann beim Verfasser angefordert werden.

Anschr. d. Verf.: OMR Prof. Dr. sc. med. M. Mebel, Urologische Klinik des Bereiches Medizin (Charité), DDR-1040 Berlin, Schumannstr. 20/21.

Aus der Chirurgischen Klinik (Direktor: Prof. Dr. sc. med. H. Wolff) des Bereiches Medizin (Charité) der Humboldt-Universität zu Berlin

Die Lebertransplantation

Von H. Wolff

Von Albert Fromme, dessen 100. Geburtstag wir in diesem Jahr begehen, stammt der Satz: „Man muß sich an dem gelungenen Eingriff orientieren, weil er beweist, daß es geht".

Für keinen anderen Eingriff gilt dieser Satz mehr als für die Lebertransplantation. Die Fortschritte in der Chirurgie sind wohl alle über solche, vorerst vereinzelt gelungene Operationen erreicht worden.

Die erste klinische Lebertransplantation, 1963 von Starzl in Denver (Colorado) ausgeführt, ist schon Geschichte. Der erste Rezipient verblutete zwar auf dem Operationstisch, doch überlebten die nächsten Patienten schon Tage und Wochen. Inzwischen sind 18 Jahre vergangen, und auf den ersten Blick sind die erreichten Ergebnisse statistisch gesehen unbefriedigend.

Von den etwa 400 international bisher vorgenommenen Lebertransplantationen überlebten etwa die Hälfte 1 Jahr post transplantationem, und nur wenige Patienten mit einem sonst infausten Leberleiden überlebten bis 10 Jahre. Obwohl zeitlich begrenzt, führen die Patienten nach gelungener Leberübertragung ein annähernd normales Leben. Es erübrigt sich wohl darauf hinzuweisen, daß nicht wenige Karzinomerkrankungen, trotz modernem Einsatz der Chirurgie und zusätzlicher Maßnahmen, ähnlich niedrige Resultate aufweisen, z. B. das Oesophagus-Karzinom und das Pankreas-Karzinom, um nur zwei zu nennen.

Wichtig ist die Frage, welchen Nutzen hat die Lebertransplantation und was hat die damit verbundene Forschung der Chirurgie im allgemeinen gebracht?

Als erstes muß wohl die Leberteilresektion genannt werden. Ihre wissenschaftliche Bearbeitung und Durchdringung ist ohne die Kenntnis der Leberischämie, der Anatomie und der funktionellen Beschaffenheit der Leber nicht denkbar. Die Behandlung des hepatischen Komas und der Zirrhose hat wertvolle Anregungen durch die Transplantationsforschung bekommen, und auch die operative Technik, die Gefäßnaht, die Gallenwegsrekonstruktion und schließlich das operative Vorgehen bei der schweren traumatischen Leberverletzung haben eine wesentliche Verbesserung erfahren. Kenntnisse der Hämodynamik, der Regenerationskraft und der metabolischen Funktion haben dazu geführt, daß die Behandlung dieses größten und kompliziertesten Stoffwechselorgans verbessert werden konnte. Trotz alledem ist eine kritische Wertung und kritische Stellung zur Lebertransplantation unbedingt angezeigt, denn nur die kritische Analyse ermöglicht Fortschritte. Ich bin fest überzeugt, daß der Fortschritt in der Medizin entscheidend abhängig ist von der Kritikfähigkeit der Ärzte.

Die Lebertransplantation gilt wohl zu recht als der größte und anscheinend auch problemreichste Fortschritt in der Leberchirurgie der letzten 20 Jahre. Sie ist die schwierigste Organtransplantation überhaupt, da die Funktion der Leber durch Apparate oder andere Maßnahmen nicht ersetzt werden kann, auch nicht vorübergehend, die Ischämietoleranz dieses Organs

relativ gering ist und die Transplantation einen sehr großen operativen Aufwand erfordert.
Auf die wichtigsten Probleme sei hier kurz eingegangen. Für eine erfolgreiche Lebertransplantation ist die adäquate Organkonservierung eine der entscheidensten Vorbedingungen. Die Organgewinnung ist international weitestgehend standardisiert. Sie muß bei erhaltenem Kreislauf erfolgen, deshalb ist die Donor-Konditionierung eine unbedingte Notwendigkeit und bei uns verbesserungswürdig. Die Hypothermie der Leber zur drastischen Reduktion des Stoffwechsels findet allgemein Anwendung. Lediglich die Perfusionsmedien unterscheiden sich in den einzelnen Zentren, wobei sich zwei Perfusionslösungen weitgehend durchgesetzt haben. Einmal die proteinhaltige PPF-Lösung (Tab. 1) und zum anderen die

Tabelle 1: Plasmaprotein-Lösung zur Leberkonservierung

1 l Stammlösung enthält:	
Plasmaprotein 50 g	
Zu 1 l sind hinzuzugeben:	
$MgSO_4$	4,2 mmol
K_2HPO_4	7,5 mmol
HCl	21,6 mmol
Heparin	2000 IE
Hydrocortison	250 mg
Ampicillin	1 g
Dextrose	4,4 mmol
pH	7,10

proteinfreie Collins-Lösung (Tab. 2). Obwohl mit beiden Perfusionsmedien in Hypothermie funktionstüchtige Organe noch nach Ischämiezeiten von mehr als 6 Stunden erhalten werden, sind doch Ischämieschäden nicht zu vermeiden, die sich im Ansteigen von Enzymaktivitäten und einem posttransplantativen Ikterus äußern.
Das zweite, nicht minder wichtige Problem bei der Lebertransplantation sind die chirurgisch-technische Durchführung und die damit im Zusammenhang stehenden Komplikationen. Die Lebertransplantation (Abb. 1) ist vor allem ein präparativ-gefäßchirurgisches Vorgehen. Die 4 Gefäß-

Tabelle 2: Collins-C2-Lösung zur Leberkonservierung

1 l Stammlösung enthält:	
K^+	115 mmol
Na^{++}	10 mmol
Mg^{++}	30 mmol
Cl^-	15 mmol
CO_4^{--}	30 mmol
HCO_3^-	10 mmol
HPO_4^{--}	42,5 mmol
H_2PO_4	7,5 mmol
Na-ÄDTA	0,3 mmol
Zu 1 l sind hinzuzugeben:	
Heparin	2000 IE
Hydrocortison	250 mg
Ampicillin	1 g
Dextrose	4,4 mmol
pH	7,33

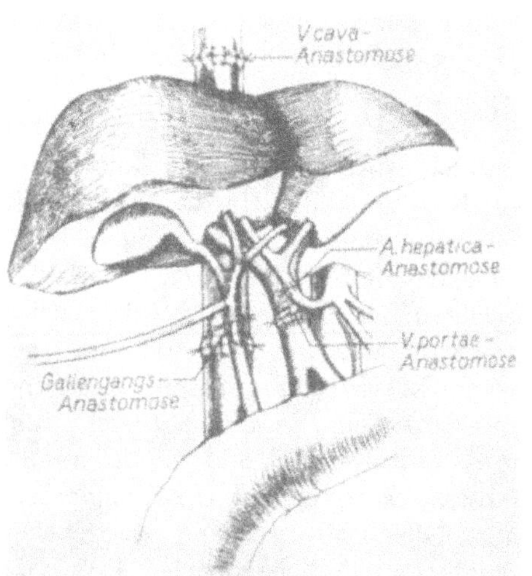

Abb. 1. Technik der orthotopen Lebertransplantation. Sämtliche Anastomosen werden termino-terminal ausgeführt. Über die Gallengangsanastomose wird ein T-Drain zur inneren Schienung geleitet.

anastomosen an unterschiedlich beschaffenen Gefäßen erfordern Geduld und größte Sorgfalt. Die meisten postoperativen Früh- und Spätkomplikationen bei über 50% der Patienten resultieren aber aus der galleableitenden Anastomose. Sowohl die übliche einreihige Allschichtnaht als auch der Vorschlag von CALNE, die Gallenblase als Zwischenstück zu interponieren, befriedigen anscheinend nicht. Die termino-terminale Choledochocholedochostomie in einer von uns praktizierten Technik (Abb. 2), die in einer isolierten atraumatischen Mukosanaht mit Kollagenfäden 6 × 0 mit nur drei Muskularisnähten besteht und für die notwendige Spannungsfreiheit der zarten Muskosanaht sorgt, erscheint uns recht erfolgreich.

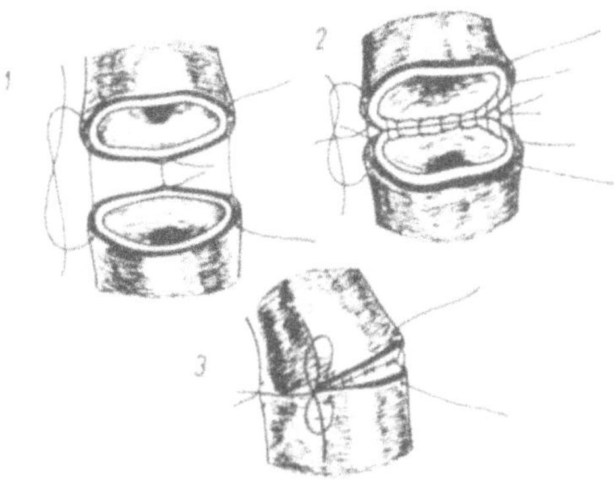

Abb. 2. Technik der termino-terminalen Choledochocholedochostomie. Einzelknopfnähte der Mukosa mit resorbierbarem Nahtmaterial (6 × 0 bzw. 7 × 0). 3–4 Adventitia-Muscularisnähte, um Spannungsfreiheit zu erreichen

Ein weiteres sehr wichtiges Problem, das sich nach jeder Transplantation stellt, also auch nach der Lebertransplantation, ist die immunsuppressive Therapie. Die akute Abstoßungsreaktion ist zwar seltener als bei anderen Organübertragungen (Tab. 3), jedoch ist die subakute und chronische Rejektion nicht zu unterschätzen. Die Rejektion äußert sich im Bilirubin-Anstieg, einer Transaminasenerhöhung

Tabelle 3: Abstoßungsreaktionen nach Lebertransplantation

Rejektionsform	klinischer Verlauf
anikterisch	Hepatomegalie abdominelle Symptomatik reversibel
krisenhaft	Krankheitsgefühl Ikterus gestörte Leberfunktionsparameter reversibel
indolent	Leberminderdurchblutung Leberzellnekrosen chronisch-progredient

und einer Leukozytose. Bei Verdacht einer Abstoßung erhalten wir durch transkutane Leberbiopsien, die für uns freundlicherweise von der Medizinischen Klinik durchgeführt werden, in Verbindung mit der histologischen Untersuchung durch das Pathologische Institut des Bereiches Medizin eine weitgehende Sicherung der Rejektion.

Die suppressive Therapie kann mit einer täglichen Gabe von 20 mg Prednisolon und 50 mg Azathioprin niedrig gehalten werden. Bei der subakuten Rejektion erhöhen wir die Dosis auf das Zwei- bis Dreifache und erreichen damit wieder eine Normalisierung der Leberfunktion. Anti-Lymphozytenglobulin brauchten wir bisher noch nicht einzusetzen. Neuerdings gewinnt das Cyclosporin A immer mehr Beachtung. Nach den Berichten auf dem internationalen Transplantationskongreß in Boston 1980 wird dem Cyclosporin eine suppressorische Wirkung auf die proliferierenden T-Zellen und die zytotoxischen T-Lymphozyten zuerkannt. Die ersten klinischen Versuche zeigen eine gute suppressive Wirkung auch bei der Lebertransplantation. Obwohl auf eine Prednisolonmedikation nicht verzichtet werden kann, zeichnet sich ein evtl. Ersatz des

Tabelle 4: Indikationsstellung für Lebertransplantation

1. Leberzirrhose
2. Malignome der Leber und lebernahen Gallenwege
3. Gallengangsatresien
4. Konnatale metabolische Defekte (M. Wilson, Galaktosämie usw.)
5. Parasitosen, Budd-Chiari-Syndrom

lebertoxischen Azathioprins durch Cyclosporin ab.

Als letztes Problem wäre die Indikationsstellung zu nennen. Im allgemeinen gelten als Indikation zur Lebertransplantation nach wie vor alle inkurablen Leberleiden, die mit keiner anderen Methode mit meßbarem Erfolg behandelt werden können (Tab. 4). Starzl, der über die größte Transplantationsserie verfügt, führt die Lebertransplantation vorrangig bei benignen Lebererkrankungen durch. Das Hauptkontingent bilden die kindlichen Gallengangsatresien. Bei Calne, Cambridge, steht das Malignom der Leber an erster Stelle. Die bisherigen Erfahrungen zeigen, daß die längste Überlebenszeit von über 11 Jahren bei einem Kinde mit einer Gallengangsatresie, also einer gutartigen Erkrankung, erreicht wurde, aber auch bei primärem Malignom der Leber ist eine Überlebenszeit von über 5 Jahren doch recht beachtlich.

Bei unseren in Dresden und Berlin vorgenommenen Lebertransplantationen haben wir nur zweimal die Indikation wegen Zirrhose gestellt und 8mal wegen Neoplasma. So sehen wir die Indikation zur Lebertransplantation beim Leberkarzinom gegeben, wenn keine Metastasen nachweisbar sind und das Lebensalter unter dem 5. Dezennium liegt. Die Transplantation kommt sowohl beim Leberzellkarzinom als auch beim Cholangiokarzinom und beim nicht resezierbaren Hiluskarzinom in Frage.

Der postoperative Verlauf, d. h. die Überlebenszeiten sind schließlich und endlich

Tabelle 5: Eigenes Krankengut — Patienten mit kurzer Überlebenszeit

Indikation	Todesursache	Überlebenszeit
Zirrhose	Koagulopathie	6 h
Zirrhose	Koagulopathie	8 h
Cholangio-Ca	Thrombose der V. portae	3 d
Cholangio-Ca	Endocarditis	8 d
Lebermetastasierung	Anomalie der A. hepatica	8 d
Leber-Tumor	meso-dienzephales Syndrom	3 d

Tabelle 6: Eigenes Krankengut — Patienten mit längerer Überlebenszeit

Indikation	Todesursache	Überlebenszeit
Zentrales Gallenwegs-Ca	chron. Rejektion	1 Jahr/ 11 Monate
Leber-Tumor	Metastasierung	8 Monate
Zentrales Gallenwegs-Ca	Tumor-Rezidiv	11 Monate
Eosinophiles Leber-Ca	—	1 Jahr/ 10 Monate

der alleinige Maßstab über Wert oder Unwert einer Behandlungsmethode. Bei etwa 420 in der Welt durchgeführten Lebertransplantationen liegt die Zahl der noch Lebenden zwischen 40 und 50, natürlich mit unterschiedlich langen Überlebenszeiten bis zu 10 Jahren.

Von unseren 10 in Dresden und Berlin durchgeführten Lebertransplantationen lebten 4 Patienten länger als 1/2 Jahr, 3 verstarben unmittelbar post transplantationem innerhalb von 24 Stunden, und 2 Patienten verstarben am 3. bzw. 6. postoperativen Tag (Tab. 5 und 6).

Abschließendes Resumé:

1. Die Indikationsstellung zur Lebertransplantation muß streng eingegrenzt

werden. Bei gutem Allgemeinzustand können Patienten bis zum 50./55. Lebensjahr transplantiert werden. Es kommt hier mehr auf das biologische Alter an.

2. Die Konservierung einschließlich der damit verbundenen Ischämie bedingt einen beträchtlichen Leberschaden, der sich negativ auf den weiteren Verlauf auswirkt. Die Zurverfügungstellung von entsprechenden Spenderorganen sollte besser organisiert werden.
3. Die technische Durchführung der Transplantation ist bei uns weitgehend standardisiert. Die Operationszeit beträgt zwischen 5 und 8 Stunden. Die anästhesiologischen und Überwachungsaufgaben bedürfen einer besonderen Sorgfalt.
4. Im postoperativen Verlauf sind die ersten 4—5 Tage kritisch und erfordern eine intensive Überwachung und parenterale Substitution. Im allgemeinen können die Patienten nach 4—6 Wochen das Krankenhaus verlassen.

Literatur kann beim Verfasser angefordert werden.

Anschr. d. Verf.: Prof. Dr. sc. med. H. Wolff, Chirurgische Klinik des Bereiches Medizin (Charité), 1040 Berlin, Schumannstr. 20/21

Aus der Klinik für Anaesthesiologie und Intensivtherapie (Direktor: Prof. Dr. sc. med. M. Schädlich) des Bereiches Medizin (Charité) der Humboldt-Universität zu Berlin

Anästhesiologische Probleme bei der Lebertransplantation

Von M. Schädlich, E. Friis und Karin Wolff

Die volle Problematik der Lebertransplantation, einer bisher einzigartigen komplexen operativen Handlung, die praktisch nach dem „Alles oder Nichts"-Gesetz abläuft, kommt dadurch zum Ausdruck, daß man sich konfrontiert sieht mit einer Konzentration von schwer überschaubaren pathologischen Prozessen, die im Sinne des totalen Leberversagens zu entgleiten drohen, wenn sie nicht durch einen letzten Versuch in Form einer Organtransplantation wieder unter Kontrolle gebracht werden. Das heißt zugleich, daß einem schwerstgeschädigten Organismus paradoxerweise zusätzlich eine der schwersten „Körperverletzungen" zugemutet werden muß, die man unter den operativen Eingriffen überhaupt kennt. Hieraus erwachsen die speziellen Aufgaben für den Anästhesiologen angesichts dieses Eingriffes.

Prinzipiell geht es bei diesem außerordentlich starken Streß im Sinne Selyes darum, die Aggresivität der Operation möglichst dahingehend zu beeinflussen, daß drohende schwerste katabole Prozesse wirksam gehemmt werden, d. h., es müssen überschießende Gegenregulationen und Gefahren möglicher totaler Entgleisung autonomer Funktionen mit konsekutiver Erschöpfung aller energetischen Reserven gezielt abgefangen werden.

Im Augenblick des Operationsbeginns setzt ein Wettlauf mit der Zeit ein, der nur durch schnelles, zielsicheres, präzises Operieren und durch exakte Narkoseführung mit laufender engmaschiger Überwachung und Kontrolle der lebenswichtigen Organsysteme bewältigt werden kann. Dazu sind folgende Maßnahmen unumgänglich:

1. Kontinuierliche Kontrolle des Herzkreislaufsystems durch Elektrokardiographie, direkte blutige arterielle und zentralvenöse Blutdruckbestimmung und Herzfrequenzmessung.
2. Kontrolle der Lungenfunktion bzw. des Gasaustausches durch engmaschiges Ermitteln der Blutgasparameter und kontinuierliches exspiratorisches Monitoring der Atemvolumina und -gase.
3. Kontrolle der Nierenfunktion, speziell im Hinblick auf Urinproduktion, Elektrolyte, Kreatinin, Protein, Hämoglobinurie und Osmolarität.
4. Kontinuierliche Überwachung der Hirnfunktion mit der Elektroenzephalographie. Engmaschige Messungen der Serumelektrolyte, des Säure-, Basen- und Wasserhaushaltes, der leberspezifischen Enzyme, des Blutzuckers und des Gerinnungspotentials.

In Abhängigkeit von bestimmten, sehr entscheidenden Operationsphasen entsteht eine unterschiedlich schwere Belastung der genannten Organsysteme, die jeweils bestimmte Abwehr- bzw. Gegenregulationen einleitet, die unter Kontrolle gebracht werden müssen.
Unterbrechung der V. cava caudalis:
Die Folgen eines sich daraus entwickelnden „Kompressionssyndroms" sind einzukalkulieren. Sie stellen sich im allgemeinen dar durch:

- erhöhten Sympathikotonus,
- Umverteilung des venösen Rückflusses, vorwiegend über den Plexus venosus vertebralis und die V. azygos, sofern dieser Umweg noch passierbar ist,
- Stauung des Plexus vertebralis und Verkleinerung des Periduralraumes. Daraus resultieren im allgemeinen ein Blutdruckabfall von durchschnittlich 30% sowie eine Lungenstauung mit der Gefahr des akuten Lungenödems und rückwirkend akutem Links-Herz-Versagen, insbesondere bei vorgeschädigtem Herzen. Dies führt zu einer relativen Hypovolämie mit Eiweißmangel, Anämie mit isotoner bzw. hypotoner Dehydration und schließlich zu einer Hypokapnie mit nachfolgender Verminderung der Durchblutung der Leber und des Splanchnikusgebietes.

Die Intensität des initialen Blutdruckabfalls ist unterschiedlich. Sie hängt ab von der Ausbildung des Kollateralkreislaufs, die durch „Probedrosselung" überprüft werden kann. Die Sequestrationsrate in das Splanchnikusgebiet nach zusätzlicher Unterbrechung der Pfortader wurde wahrscheinlich überschätzt. Nach Elmann und Coll versacken wahrscheinlich nur 3% des akut zirkulierenden Volumens. Sofortiger adäquater Volumenersatz in Kombination mit positiv-inotrop wirkenden Medikamenten kann zunächst ausreichen. Man wird dabei vorrangig Glukoseinfusionen verabfolgen, um den negativen Auswirkungen, insbesondere der anhepatischen Phase, rechtzeitig zu begegnen. Hypotensionen sind bei der Lebertransplantation jedoch überwiegend Folgen von Blutverlust. Im Durchschnitt sind für eine derartige Operation 50–350 ml Blutersatz pro kg Körpergewicht notwendig. Die Schätzung des Blutvolumenmangels wird durch Aszitesverlust und Verwendung von Spülflüssigkeiten erschwert.
Von größtem Vorteil für diesen Eingriff sind verständlicherweise Frischblutkonserven. Darauf konnten wir fast immer zurückgreifen. Die Toleranzbreite infundierten Zitratblutes ist zu klein. Bei vorhandener Azidose wird sie noch mehr vermindert, woraus eine zunehmende myokardiale Leistungsminderung und Verschlechterung der peripheren Perfusion resultieren.
Eine vorhandene hypokalzämische Depression wird durch eine gleichzeitige Hyperkaliämie potenziert. Damit ist um so mehr zu rechnen, als der Zitratmetabolismus bei derartig schweren Lebererkran-

kungen erheblich gestört ist. Zusätzlich weisen die meisten Empfänger akute, starke Hemmungen der Koagulationsfaktoren hepatischen Ursprungs sowie Thrombozytopenien und Fibrinolysen auf. Die Heparinisierung ist demnach bei Lebertransplantationen nur unter strengster Indikation und Kontrolle anwendbar.

Die anhepatische Phase:
Die Einmaligkeit der Lebertransplantation ergibt sich durch die anhepatische Phase. Sie erstreckt sich vom Beginn des totalen Durchblutungsstops des erkrankten Organs bis zum Beginn der Revaskularisierung des implantierten Organs. Sie dauert im Durchschnitt 45–90 min. Erfahrungsgemäß setzt sie jedoch funktionell bzw. partiell früher ein. Dies ist im Zusammenhang mit den notwendigen chirurgischen Manipulationen im Verlauf der Präparation des zu entfernenden, häufig massiv bis weit in die Umgebung hinein verwachsenen, monströsen Organs mit ausgedehnter Kollateralenbildung zu sehen. Gemeint sind die sehr gefährlichen Manöver der passageren Luxation der Leber und Torsionen der großen Gefäße sowie die äußerst schwierigen Präparationen in einem schwer überschaubaren Operationsfeld.
Schon diese Belastungen manifestieren sich in intermittierenden Blutdruckabfällen und nachfolgender Hypoperfusion im Wechsel mit gegenregulatorischen, überschießenden posthypotensiven Hypertonien und Tachykardien. Die kardialen Energiereserven werden dadurch notgedrungen auf das äußerste gefordert, weshalb eine entsprechende Unterstützung dringend erforderlich ist.
Die genannten kreislauf- und stoffwechselregulierenden Maßnahmen verlangen bereits zu diesem Zeitpunkt größte Aufmerksamkeit, um den Zustand des Rezipienten nicht dahingehend zu gefährden, daß der Effekt der Implantation fragwürdig wird.
Im Rahmen der eigentlichen anhepatischen Phase sind folgende Besonderheiten dominierend, die spätestens mit dem Beginn der Revaskularisierung abgefangen werden müssen:

- Die Azidose und deren Folgen für das Implantat. Sie verstärkt sich proportional zur Dauer der Leberischämie und ist für diese ein potenzierender Faktor. Daraus wird die Bedeutung der Organentnahme beim Spender und der sich daran anschließenden Konservierung besonders deutlich. Die sich durch die Stase bzw. das „Bluttrapping“ im Splanchnikusgebiet nach Unterbrechung der Pfortader zusätzlich entwickelnde Azidose ist erfahrungsgemäß weniger gravierend als erwartet. Die Schwere der metabolischen Azidose kommt hauptsächlich dadurch zum Ausdruck, daß diese auf den Versuch einer respiratorischen Kompensation mit Hyperventilation nicht anspricht. Mit dem Absinken des PA CO_2 hält die fallende Tendenz des pH an, bis eine gezielte Therapie mit potenten Puffersubstanzen einsetzt.
- Der sehr schnelle Abfall der Glukosekonzentration im Blut. Die Ursache ist wahrscheinlich eine verstärkte Stimulation der Insulinsekretion durch exogene Glukosezufuhr sowie die damit verbundene beschleunigte Resorption des Blutzuckers durch andere Gewebe, z. B. die Muskulatur.

Bei hyperkatabolen Zuständen ist im Regelfall noch genügend oder zu viel Insulin vorhanden. Gestört sind hierbei mehr die kontrainsulinären Faktoren. Insulin ist in dieser Situation, selbst bei deutlich höheren Konzentrationen, nicht mehr in der Lage, eine ausreichende Gegenwirkung zu den katabolen Hormonen zu entfalten. Trotz Erhöhung der Insulinkonzentration kann sich bei stärker ausgeprägter Störung, besonders des Glukose-Fettsäure-Zyklus, eine Hyperglykämie entwickeln, die bei nicht rechtzeitiger Beachtung bis zum hyperosmolaren Koma führen kann.
Die Leberischämie führt zur Kaliumfreisetzung aus den Hepatozyten und zum er-

höhten Serumkaliumspiegel, der jedoch im allgemeinen schon nach der Revaskularisierung zurückgeht.

Revaskularisierung:
Dieser Prozeß bildet das Ende der anhepatischen Periode. In Vorbereitung auf die Durchblutung des neuen Organs müssen alle Maßnahmen getroffen werden, die mit Sicherheit garantieren, daß dieses Organ nicht zusätzlich geschädigt wird. Es müssen Voraussetzungen geschaffen werden, die auf der Basis optimaler Blutdruckverhältnisse und optimaler metabolischer Bedingungen eine Organperfusion sichern, die eine möglichst unmittelbare Übernahme der Leberfunktion gestatten.
Für die Durchführung von Lebertransplantationen stellen die Narkoseführung und die Überwachung des Patienten unter Berücksichtigung der angegebenen pathophysiologischen Zustände zentrale Faktoren dar. Dabei ist die Wahl des Narkotikums nach den bisherigen Erkenntnissen zweitrangig. Auf Grund unserer Erfahrungen vertreten wir jedoch den Standpunkt, daß Anästhesieverfahren mit vorwiegend selektiv wirkenden Pharmakakombinationen, wie z. B. die Neurolept-Anästhesie, den Vorrang haben sollten, weil damit am ehesten die Streßintensität eines jeden Eingriffes zumindest reduziert werden kann.
Literatur kann beim Verfasser angefordert werden.

Anschr. d. Verf.: OMR Prof. Dr. sc. med. M. Schädlich, Klinik für Anaesthesiologie und Intensivtherapie des Bereiches Medizin (Charité), DDR-1040 Berlin, Schumannstr. 20/21

II. Stand der Gewebetransplantation

Aus der Augenklinik (Direktor: Prof. Dr. sc. med. H. Gliem) des Bereiches Medizin (Charité) der Humboldt-Universität zu Berlin

Beitrag zum Stand der Keratoplastik und die Vitalität des Hornhautendothels

Von H. Gliem

Vor genau 150 Jahren — im Jahre 1831 — veröffentlichte der Berliner Chirurg und spätere Direktor des Universitätsklinikums in der Ziegelstraße Johann Friedrich Dieffenbach in v. Ammons Zeitschrift für Ophthalmologie den Aufsatz „Beitrag zur Verpflanzung der Hornhaut" und äußerte als erster in der Geschichte der Medizin Vorstellungen über die Möglichkeit der Transplantation einer fremden klaren Hornhaut in das Auge eines Blinden. Aller Wahrscheinlichkeit nach hat er selbst diesen kühnen Eingriff nie ausgeführt, aber doch eine jener klugen Fragen gestellt, die Generationen von Wissenschaftlern beschäftigen können. Mit Recht weist deshalb die Augenheilkunde Dieffenbach einen Ehrenplatz unter den grossen Ophthalmologen zu, die die wissenschaftliche Entwicklung dieser Königin der augenärztlichen Operationsmethoden bestimmt haben.

Die Keratoplastik wird heute mit einer Reihe von Zielstellungen ausgeübt. Die wichtigste ist die optisch-kurative Keratoplastik, mit der die Transparenz der Cornea wiederhergestellt werden soll. Klar und durchsichtig bleibt die Hornhaut aber nur, wenn mit dem strukturellen Ersatz auch die volle Funktionstüchtigkeit des Organteiles gewährleistet werden kann. Die normale Funktionstüchtigkeit möglichst auf Dauer ist also das eigentliche Ziel derartiger Transplantationen und impliziert eine Reihe von Voraussetzungen und Bedingungen, die der Operateur bei Strafe eines Mißerfolges zu bedenken und zu berücksichtigen hat. Sie beginnen mit der Notwendigkeit eines quantitativ und qualitativ „normalen" Tränenfilmes und exakter Lidfunktion, werden durch eine Reihe gewebsmechanischer Erfordernisse fortgesetzt, die bei der Wahl der Transplantatgröße und der Transplantationstechnik zu erfüllen sind, und erstrecken sich auf die völlige Wiederherstellung der Barrierenfunktion des Endothels gegenüber dem Kammerwasser, die aus noch zu erörternden Gründen durch eine Vielzahl pathologischer Bedingungen gefährdet werden kann. Die biochemische und immunologische Situation aller lebenden Teile des Transplantates muß so gestaltet sein, daß die Größe und reguläre Anordnung der Kollagenfibrillen den Lichtdurchgang gewährleisten, und daß Trigeminusfasern schnell, aber Gefäße nie einsprossen.

Zu einer therapeutischen, tektonischen oder auch dringlichen Keratoplastik sind wir gezwungen, wenn es gilt, die Kontinuität der Bulbushüllen und damit den Bestand des Auges selbst zu erhalten.

Die refraktive Keratoplastik stellt hohe Anforderungen an die Verantwortlichkeit des Operateurs. Die Operation bezweckt eine Änderung des Krümmungsradius und damit der Parameter, die die Abbildungseigenschaften der Cornea bestimmen. Da mit einer Hyperopie, Myopie oder einem Astigmatismus keine eigentlichen Krankheiten, sondern eher Anomalien durch Eingriffe an der sonst gesunden und klaren Hornhaut behandelt werden, gehören die Keratophakie und die Keratomileusis in den Bereich diskussionswürdiger Grenzgebiete.

Die Keratoprothetik stellt dagegen einen letzten Ausweg für anderweitig hoffnungslos Erblindete dar. Wenn Netzhaut und Sehnerv noch funktionsfähig sind, kann nach Entfernung der Linse eine Kunststoffscheibe mit lichtsammelnder optischer Wirkung in die Hornhaut implantiert werden. Die große Gefahr für ein derartig behandeltes Auge besteht darin, daß die Keratoprothese oft abgestoßen wird, wobei der Bulbus selbst nicht selten verloren geht.

Nach der Operationstechnik unterscheiden wir die perforierende Keratoplastik von der lamellären Keratoplastik. Während die erstere eine günstigere Statistik in optischer Hinsicht liefert, aber andererseits das größere Operationsrisiko bietet, zeichnet sich die lamelläre Operationsweise durch den Vorteil aus, den Bulbus nicht eröffnen zu müssen. Sie hat aber auch den Nachteil, daß fast immer eine Resttrübung in der Tiefe der Cornea zurückbleibt. Welches Verfahren zu verwenden ist, muß letztlich stets individuell entschieden werden.

Eine Analyse der Mißerfolge bei perforierenden Keratoplastiken klärt uns darüber auf, daß nicht nur immunologische und technisch bedingte Fehler wie bei anderen Transplantationsverfahren in der Medizin an vorderer Stelle der Ursachenhäufigkeit stehen, sondern vor allem auch Vitalitäts- und Funktionsmängel des kornealen Endothels, das wir transplantieren. Wir haben uns in den letzten Jahren verstärkt diesem Schlüsselproblem zugewendet. Ich möchte es in gebotener Kürze zusammenfassen:

Das Corneaendothel aller Primaten ist nur in sehr beschränktem Maße fähig, sich durch mitotische Zellteilung zu regenerieren. Entstehende Defekte werden ausschließlich durch Migration gedeckt. Benachbarte Zellen versuchen den Ausfall durch zugrunde gegangene Zellen auszugleichen, indem sie sich strecken, größer werden und von ihrer hexagonalen Form abweichen. Da das nur in gewissem Ausmaß möglich ist, führen umfangreichere Endothelzellschäden zu einer Unterbrechung der für die Transparenz entscheidenden Barrierenfunktion der Endothelschicht, zur endothelialen Hornhautdystrophie und damit zur Eintrübung der Cornea. Die nach dem Tode überlebenden Endothelien sind deshalb von ausschlaggebender Bedeutung für den Erfolg der Transplantation. Die Zahl, die Größe und die Form der Endothelien eines Spenders sind somit Meßgrößen für die Transplantationsfähigkeit. Wir haben uns deshalb in den letzten Jahren damit beschäftigt, diese Zahlen durch fotografische Dokumentation des Endothels von außen zu ermitteln und können das jetzt nicht allein am enukleierten Spenderauge, sondern auch an der Hornhaut des Patienten selbst.

Damit steht uns jetzt eine wichtige Entscheidungsmöglichkeit über die Qualität eines Spendermaterials zur Verfügung. In Verbindung mit einer Kurz-, wenn möglich aber auch einer Langzeitkonservierung ohne jeglichen Vitalitätsverlust der Endothelzellen sind damit die wichtigsten Voraussetzungen für eine moderne Arbeitsweise einer Augenbank gegeben.

Literatur kann beim Verfasser angefordert werden.

Anschr. d. Verf.: OMR Prof. Dr. sc. med. H. Gliem, Augenklinik des Bereiches Medizin (Charité), DDR-1040 Berlin, Ziegelstr. 5/9

Aus der Klinik für Hals-Nasen-Ohren-Erkrankungen, Gesichts- und Halschirurgie (Direktor: Prof. Dr. sc. med. H.-J. Gerhardt) des Bereiches Medizin (Charité) der Humboldt-Universität zu Berlin

Homologe und allogene Transplantate in der funktionellen Mittelohrchirurgie

Von H.-J. Gerhardt

Während sich für den Verschluß kleiner und mittlerer Trommelfellperforationen freie Transplantate aus der Fascia temporalis bereits zu Beginn der 60er Jahre gut bewährt hatten, waren die Ergebnisse mit dieser Technik bei subtotalen Trommelfelldefekten nicht befriedigend. Nach primärer Einheilung der Faszientransplantate bei solchen Patienten kam es im Verlauf der folgenden Monate zu einer fortschreitenden Atrophie der rekonstruierten Trommelfelle und in fast 50% schließlich zur Reperforation.

In dem Bestreben, den Trommelfellersatz dauerhafter zu machen, begannen wir 1963 mit einem 2schichtigen Perforationsverschluß: Nach der üblichen Entepithelisierung des in der Regel nur noch stehenden Annulus fibrosus und des Hammergriffes wurde zuerst ein etwa halbmondförmiges Stück homologer lyophilisierter Kinderdura zur Deckung des Defektes so eingelegt, daß es peripher dem Annulus fibrosus auflag, im Umbobereich jedoch unter den unteren Teil des Hammergriffs geschoben wurde, um die erforderliche physiologische Trichterform des Trommelfells wieder zu erzielen. Die Gehörgangshaut wurde in Form von 3 am Gehörgangseingang gestielten Hautlappen zurückgeschlagen, so daß als zweite Schicht ein den Trommelfelldefekt weit überlappender und auf dem Knochen des Gehörgangs aufliegender Faszienlappen eingelegt werden konnte. Auf dessen Ränder wurden die Hautgehörgangslappen zurückgeschlagen und der Gehörgang mit antibiotikumgetränktem Gelatineschwamm locker austamponiert.

Durch Einführung dieser Technik gelang es in den folgenden Jahren, auch beim subtotalen Trommelfelldefekt eine dauerhafte Heilungsquote von etwa 90% zu erzielen. Eine Analyse von 7jährigen Erfahrungen mit dieser Technik wurde 1970 veröffentlicht.

In der Otosklerosechirurgie wurde etwa 1960 die bis dahin geübte Stapesmobilisation durch die Stapesplastik abgelöst, wobei in den folgenden Jahren zunächst die von Zangemeister und Heermann angegebene Technik eingesetzt wurde. Nachteil dieser Technik war die nicht immer optimale Bruchlinie der frakturierten Steigbügelschenkel, die nach Entfernung der Fußplatte und ihrem Ersatz durch ein Bindegewebsläppchen wieder über das runde Fenster reponiert werden mußten. Besonders bei engem ovalen Fenster durch einen vorgelagerten Nervus facialis oder bei ausgedehnter Nischenotosklerose gelang die Zentrierung der Stapesschenkel nicht optimal. Die Folge war, daß nur bei etwa 70% der Patienten ein sehr gutes Ergebnis erzielt wurde. Bei 20% war zwar eine Besserung von mehr als 10 dB zu erzielen, die Restschalleitungskomponente aber noch größer als 10%. Etwa 10% wurden nicht gebessert.

Durch die 1964 erfolgte Einführung der Methode nach Schuknecht, bei der der ganze Steigbügel entfernt und durch eine Prothese aus monofilem Stahldraht 5×0 mit eingeknüpftem Bindegewebsläppchen ersetzt wurde, gelang es fast schlagartig, den Prozentsatz der sehr guten Ergebnisse auf über 90% zu steigern. Der Stahldraht führt zwar zu geringen Druckarrosionen im Bereich des langen Amboßschenkels, die aber praktisch nie so erheblich sind, daß die Kontinuität der Schallleitungskette gefährdet wird.

Für obliterierende Nischenotosklerosen hat sich darüber hinaus vor allem die kombinierte Teflon-Draht-Prothese gut bewährt. Durch den Einsatz dieser Prothese gelang es uns, bei etwa 90% dieser sonst prognostisch ungünstigen Fälle ein gutes bis sehr gutes Ergebnis zu erzielen.

Ein weiteres Problem der Tympanoplastik ist der Ersatz von Ossikulateilen, die als Folge eines entzündlichen Prozesses oder eines Traumas für die Funktion verloren gegangen sind oder bei Mißbildungen des äußeren und Mittelohres nicht angelegt wurden. Die anfangs geübte Interposition von entsprechend geformtem Tragusknorpel hat sich langfristig nur für kurze Distanzen, d. h. zum Beispiel zur Interposition zwischen Steigbügel und Trommelfell, bewährt. Eine längere Knorpelkolumella gewinnt nicht rechtzeitig den Anschluß an die Blutversorgung, verliert ihre Festigkeit und damit die erforderliche „Schallhärte" zum Übertragen der Schwingungen vom Trommelfell auf die Fußplatte.

Da sich die von anderer Seite in den letzten Jahren vielfach verwendeten Kunststoffe zur Interposition langfristig nicht bewährt haben und das letzte Wort auch über die Keramikprothesen, die in den letzten 3 bis 4 Jahren angeboten wurden, noch nicht gesprochen ist, werden gegenwärtig in unserer Klinik vor allem homologe Ossikula (Hammer und Amboß) in entsprechender Formung zur Interposition mit gutem Erfolg verwendet. Bei über 600 Fällen kam es bisher nie zu einer Abstoßung, die allein dem Transplantat angelastet werden könnte. Zur Konservierung dieser Transplantate wurden nach der Fixierung in 10%igem Formalin Cialit- oder Thiomersal-Lösungen mit gutem Erfolg verwendet.

Gut haben sich auch die in unserer Klinik erstmalig verwendeten Knorpel-Draht-Bindegewebe-Prothesen zur Interposition zwischen Trommelfell und Fußplatte bzw. Trommelfell und Vestibulum bewährt.

Eine besonders schwierige Problematik bieten die partiellen, subtotalen und totalen Adhäsivprozesse im Mittelohr. Durch Einsatz dünner Silastikfolie zur Interposition ist es uns seit 1966 gelungen, auch bei solchen Befunden in einem hohen Prozentsatz eine erhebliche Hörverbesserung zu erzielen, wenn die Tube selbst noch luftdurchgängig war. Das gilt für die Tympanoplastiktypen I, III und IV.

Als absolut ungelöstes Problem galt über lange Zeit der komplette Adhäsivprozeß bzw. die komplette Obliteration des Mittelohres bei irreversibel verschlossener Tube. Die Hörminderung ist in solchen Fällen besonders groß, weil zu der Aufhebung jeglicher Schwingungsfähigkeit von Gehörknöchelchenkette und Trommelfellresten als negativer Faktor hinzukommt, daß auch die für den Schwingungsvorgang in der Schnecke erforderliche Phasendifferenz der Schwingung beider Labyrinthfenster aufgehoben ist. Die resultierende Schalleitungsstörung liegt bei etwa 50 bis 60 dB.

Nach langen Vorversuchen ist es uns gelungen, einen geeignet geformten luftgefüllten Hohlkörper aus Silastikteilen herzustellen, der so über das runde Fenster implantiert wird, daß er die Funktion einer kleinen Pauke (Tympanoplastik Typ IV) übernehmen kann. Das Hörvermögen kann dadurch in vielen Fällen erheblich gebessert werden. Es resultiert in etwa das Ergebnis eines gut funktionierenden Tympanoplastiktyps IV, wenn beide Fenster normal schwingungsfähig sind. Leider ist dies bei solchen kompletten Mittelohrobliterationen nur bei einem Teil der Fälle gegeben. Immerhin verfügen wir aber bei einigen Patienten schon über stabile Hörverbesserungen in einem Zeitraum

von mehr als 5 Jahren. Das beweist, daß auch Langzeitergebnisse mit dieser Methode durchaus zu erzielen sind.
Literatur kann beim Verfasser angefordert werden.

Anschr. d. Verf.: OMR Prof. Dr. sc. med. H.-J. Gerhardt, Klinik für Hals-Nasen-Ohren-Erkrankungen, Gesichts- und Halschirurgie des Bereiches Medizin (Charité), DDR-1040 Berlin, Schumannstr. 20

Aus der Chirurgischen Klinik (Direktor: Prof. Dr. sc. med. H. Wolff) des Bereiches Medizin (Charité) der Humboldt-Universität zu Berlin

Die Inseltransplantation

Von D. Lorenz, H. Wolff und H. Lippert

In den Sommermonaten des Jahres 1921 führten Banting und Best in Toronto die entscheidenden Versuche durch, mit denen sie nachweisen konnten, daß ein aus dem Pankreas gewonnener Extrakt den Blutzuckeranstieg bei diabetischen Hunden verhindert. Bereits im Frühjahr 1922 erfolgte die klinische Anwendung, und noch im selben Jahr begann die industrielle Insulinproduktion in den Lilly-Laboratorien in Indianapolis.

50 Jahre vorher hatte Langerhans, der spätere Pathologe in Freiburg, hier in Berlin im Rahmen seiner Doktorarbeit erstmals die eigenartigen Zellhaufen beschrieben, die als Inseln in das Pankreasgewebe eingestreut sind und später, seinen Namen tragend, diese enorme Schlüsselstellung in der Diabetesforschung erhalten sollten.

Spätestens in den 50er Jahren stand dann fest, daß die unmittelbare Gefahr für Diabetiker, die Ketoazidose, durch die Therapie mit Insulin beherrscht werden kann. Das Auftreten von Gefäßkomplikationen kann jedoch damit nicht verhindert werden. Diese diabetischen Angiopathien beeinträchtigen die Lebenserwartung, insbesondere der juvenilen Diabetiker, entscheidend. Das führte dazu, daß verstärkt nach neuen Möglichkeiten in der Diabetesbehandlung gesucht wurde.

Der im Dezember 1966 von Lillehei und seinen Mitarbeitern begonnene Weg, die gesamte Bauchspeicheldrüse zu verpflanzen, wurde Anfang der 70er Jahre wieder aufgegeben, da die hohe Komplikationsrate in keinem Verhältnis zu den erzielten Resultaten stand. Von den 57 im Zeitraum 1966—1977 transplantierten Pankreata hatten nur 3 eine Funktionszeit, die über 12 Monaten lag.

Heute wird versucht, mit der segmentalen Pankreastransplantation bessere Ergebnisse zu erzielen. Die Transplantation isolierter Langerhansscher Inseln und die ersten an Versuchstieren gewonnenen Resultate ließen die Hoffnung aufkommen, eine für den Patienten effektive und gefahrlose Behandlungsform zu entwickeln. Das entscheidende Moment dabei ist die Isolierungstechnik. Beim Kleintier relativ leicht durchführbar, birgt dieses Verfahren beim humanen Pankreas noch viele Probleme.

Die von uns entwickelte Methode schließt neben einer groben Zerkleinerung die Feinzerteilung des Pankreas in Partikel von 500 μ ein (Abb. 1). Problematisch ist der Verdauungsprozeß des exokrinen Pankreas

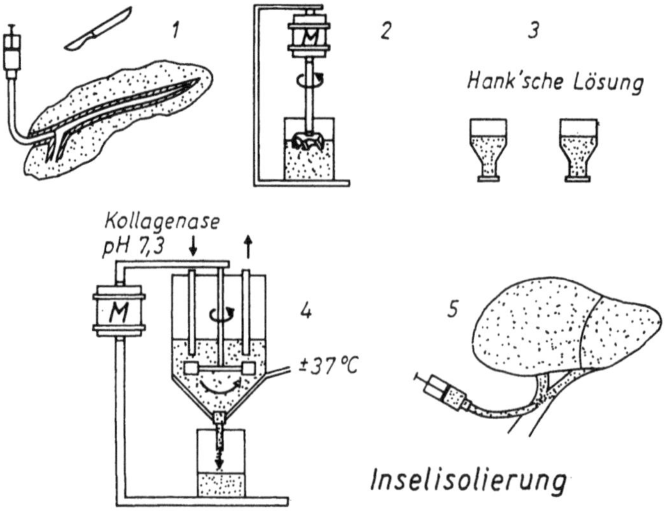

Abb. 1. Schematische Darstellung der Isolierung Langerhansscher Inseln

mittels Kollagenase. Gegenwärtig gelingt es uns, etwa 20% des endokrinen Gewebes aus einem Pankreas vital zu isolieren.

Von allen bisher untersuchten Transplantationsorten haben sich Leber und Milz am besten bewährt, und die Leber kann hinsichtlich der allogenen Inseltransplantation als immunologisch privilegiertes Organ bezeichnet werden.

Neben isolierten Langerhansschen Inseln kamen auch nicht speziell isolierte Pankreasfragmente, fetales und neonatales Pankreas, kultivierte Inseln und kryokonservierte Inseln zum Einsatz.

Wir konnten mit kultivierten Inseln einen experimentellen Diabetes sehr gut beeinflussen, und bei parallel dazu von uns durchgeführten Versuchen mit kryokonservierten Inseln zeigten sich die kultivierten Transplantate den kryokonservierten überlegen. Ein wesentlicher Vorteil der Inselkultur, die heute über einen Zeitraum von 12 Monaten und länger möglich ist, besteht darin, daß man das Transplantat manipulieren kann, d. h., es besteht die Möglichkeit, die Immunogenität zu senken. Eine 5tägige Kultur bei Raumtemperatur, unter Einsatz von ALG und Bestrahlung, verlängert im Tierexperiment ohne Anwendung von Immunosuppressiva die Funktionszeit stark histoinkompatibler Inseltransplantate von 8 auf 180 Tage. Wir überprüfen gegenwärtig diesen Effekt in der humanen Inselkultur.

Eine Möglichkeit, die Wirksamkeit der Inseltransplantation unter Ausschluß immunologischer Faktoren zu überprüfen, besteht in der autologen Transplantation. Der Gedanke lag nahe, die Inselisolierung und Rückverpflanzung einzusetzen, wenn die gesamte Bauchspeicheldrüse oder mehr als 95% wegen benigner Erkrankung entfernt werden müssen, wie es bei schwerer chronischer Entzündung des gesamten Organs der Fall ist.

Erstmals im Jahre 1978 angewandt, führten wir die autologe intraportale Inseltransplantation am 18. Juni 1979 zum ersten Mal an unserer Einrichtung durch. Inzwischen konnte dieses Verfahren bereits achtmal bei uns angewendet werden. Sechsmal erfolgte eine Duodenopankreatektomie und zweimal beließen wir einen schmalen Saum an der Papille, da keine Indikation zur Entfernung des Duodenums gegeben war. Vier Patienten benötigen keine Insulinsubstitution, und 4 erhalten täglich zwischen 8 bis 18 Einheiten. Alle Stoffwechseluntersuchungen prä- und postoperativ wurden im ZID Karlsburg durchgeführt. Probleme von Seiten des Empfängerorgans, der Leber, haben wir bei keinem der Patienten beobachtet.

Der wichtigste Beweis für eine eigene Insulinproduktion der Patienten ist der Nachweis eines basalen und glukosestimulierbaren C-Peptidspiegels im Serum. Bei zwei Patienten lagen die basalen C-Peptidwerte zwischen 0,5 und 1,0 ng/ml und stiegen nach Glukosegabe auf 1,5 bis 2,0 ng/ml an. Das entspricht etwa 50% der Normalwerte.

Trotz guter Funktion der transplantierten Inseln gibt es unmittelbar postoperativ erhöhte Blutzucker, die mit Alt-Insulin-Injektionen zum Schutz der Transplantate ausgeglichen werden müssen. Unter kontinuierlicher Reduktion der Dosis kann nach etwa 7 bis 9 Tagen die Insulinzufuhr beendet werden.

Von den bisher ingesamt durchgeführten 59 autologen Inseltransplantationen benötigten 28 Patienten postoperativ keine Insulinsubstitution. Einschränkend muß man dabei berücksichtigen, daß nur bei zwei von diesen, die in unserer Einrichtung operiert worden waren, eine komplette Pankreasentfernung in Form der Duodenopankreatektomie erfolgt war (Tab. 1).

Die bisherigen Resultate nach allogener Inseltransplantation zeigen, daß 3 Patienten von 68 ohne Insulinsubstitution auskommen. In den übrigen Fällen konnte die Insulinmenge über Monate um 30—70% reduziert werden.

Tossati und Mitarb. verpflanzten 13mal adulte Inseln mit Hilfe von Millipore-Kammern subkutan, und 12mal transplantierten sie fetales Inselgewebe von 2—3 Spendern intramuskulär. Bei einem Empfänger konnte 5 Monate nach der Transplantation die Insulinsubstitution beendet werden. Ähnliche Resultate erzielten Lardiader und Chastan nach Verpflanzung von adulten bzw. fetalen Inseln in die

Tabelle 1: Statistik über die bis zum 31. 12. 1980 durchgeführten autologen Inseltransplantationen

Insel-Autotransplantation

Team	Patienten
Sutherland et al. (Minneapolis)	10
Tossati u. Valentes (Genua)	10
Wolff, Lorenz, Lippert (Berlin)	8
Cameron et al. (Baltimore)	8
Nardi (Boston)	5
Dobroschke et al. (Giessen)	4
Traverso et al. (Los Angeles)	4
Hinshaw et al. (Loma Linda, Calif.)	4
4 weitere Zentren	6
Gesamt	59

Frei von Insulinsubstitution: 28 Patienten

Milz und in die Muskulatur. Alle diese Transplantationen fanden in den letzten drei Jahren statt.

Die Ursachen, weshalb die allogene Inseltransplantation hinsichtlich der Stoffwechselbeeinflussung noch unsicher ist, liegen auf der Hand. Wenn es gelingen wird, durch eine verbesserte Isolierungstechnik — und daran wird an vielen Orten verstärkt gearbeitet — die Menge an Inseln aus einem Pankreas zu erhöhen, und wenn es gelingt, die Immunogenität des Transplantates durch Eliminierung von Lymphozyten und Makrophagen während der Inselkultur zu senken, dann könnte sich diese Methode in den nächsten Jahren in der Diabetesbehandlung entscheidend durchsetzen.

Literatur kann bei den Verfassern angefordert werden.

Anschr. d. Verf.: OA Doz. Dr. sc. med. D. Lorenz, Chirurgische Klinik des Bereiches Medizin (Charité), DDR-1040 Berlin, Schumannstr. 20/21

Aus der Orthopädischen Klinik (Direktor: Prof. Dr. sc. med. H. Zippel) des Bereiches Medizin (Charité) der Humboldt-Universität zu Berlin

Gegenwärtige Möglichkeiten und Grenzen der Knochen- und Gelenkknorpeltransplantation in der klinischen Praxis

Von H. Zippel

Die Knochentransplantation bezweckt,

- Teile des Skelettsystems, die durch Traumen, Infekte oder Tumoren verlorengegangen sind, in ihrer Funktion als Stützorgan zu ersetzen oder,
- beispielsweise bei Frakturen, Pseudarthrosen oder Osteomyelitiden, das entsprechende Gebiet zu stabilisieren und die Osteogenese anzuregen.

Vom Grundsatz her gelten für die Transplantation von Knochen die gleichen Bedingungen wie für andere Gewebe. Dabei besteht kein Zweifel darüber – und die praktische Erfahrung hat es tausendfach bewiesen –, daß der immunologisch und osteogenetisch beste Ersatz menschlichen Knochens der autogen transplantierte frische Knochen ist, wobei in bezug auf die osteogenetischen Potenzen der spongiöse dem Kortikalisknochen weitaus überlegen ist (Abb. 1). Der entscheidend limitierende Faktor für dieses Vorgehen besteht darin, daß frischer autogener Knochen – gleiches gilt auch für den Gelenkknorpel – nicht in genügendem Maße zur Verfügung steht, etwa zur Überbrückung großer Defekte nach Tumorresektionen, Infektionen und anderem, so daß auf die Verwendung von in der Regel gefrierkonservierten

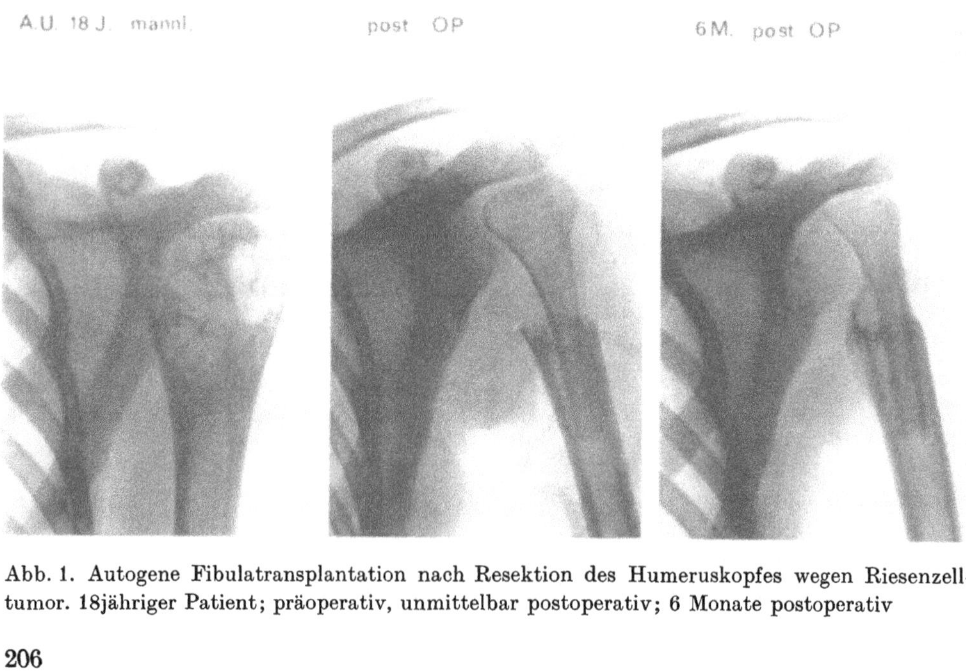

Abb. 1. Autogene Fibulatransplantation nach Resektion des Humeruskopfes wegen Riesenzelltumor. 18jähriger Patient; präoperativ, unmittelbar postoperativ; 6 Monate postoperativ

Fremdknochen zurückgegriffen werden muß (Abb. 2). Für den klinischen Erfolg ist es auch nicht Voraussetzung, daß der Knochen lebt.

Bei der Übertragung längere Zeit konservierter allogener Knochenabschnitte handelt es sich also nicht um eine echte Transplantation im biologischen Sinne. Durch die lange Konservierungsdauer sind in der Regel sämtliche osteozytären Zellelemente abgestorben. Damit sind die Voraussetzungen für die unveränderte Einheilung und für einen nur allmählichen Umbau im Rhythmus des normalen Knochenstoffwechsels nicht gegeben. Der gesamte übertragene Knochen muß vielmehr vom Wirtsorganismus ab- und neu aufgebaut werden. Das Transplantat muß dazu vaskularisiert und fest im Wirtsorganismus fixiert werden, um durch die Zellen des Wirtes ersetzt und, schließlich den funktionellen Anforderungen entsprechend, durch einen kontinuierlichen Knochenan- und -abbauprozeß strukturell umgebaut zu werden (remodeling).

Die Vaskularisation des Transplantats setzt ein gut vaskularisiertes Transplantatbett voraus, von dem aus Kapillaren in das Transplantat einwachsen, wobei offensichtlich bereits im Transplantat vorhandene Gefäße rekanalisiert werden können. Damit gewinnen das Transplantatlager und der enge unmittelbare Kontakt zwischen Lager und Transplantatgewebe für den Erfolg der Transplantation eine entscheidende Bedeutung. Bei großen kortikalen Transplantaten ist die Vaskularisation vom Wirtsorganismus aus problematisch. Die Folgen einer ungenügenden Gefäßversorgung sind Nekrosen und Resorptionserscheinungen.

Zwischensubstanzreiche, zellarme, hochdifferenzierte Stützgewebe können allerdings auch dann mechanische Aufgaben übernehmen und als vorfabrizierte Bauelemente je nach Größe, Form und Struk-

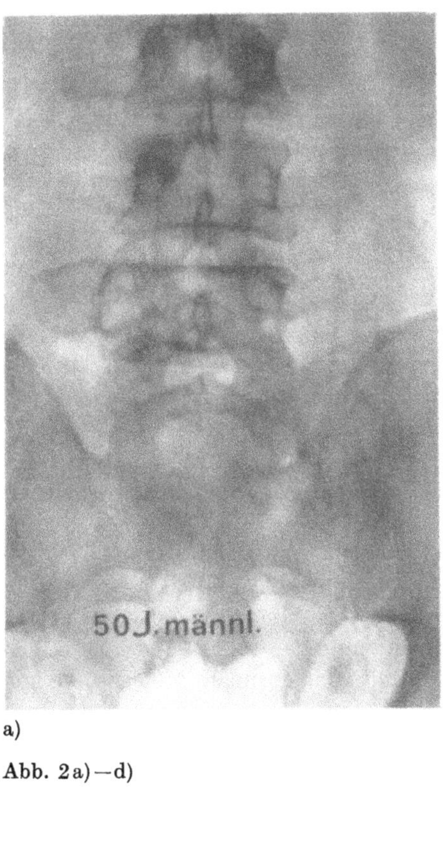

a)

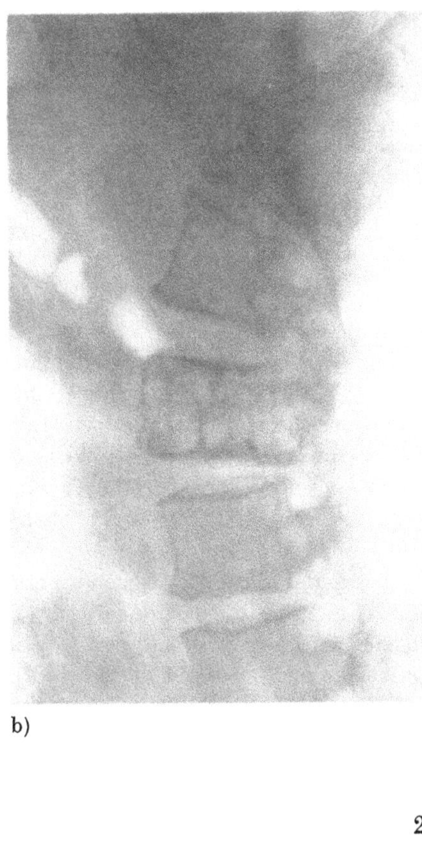

b)

Abb. 2a)—d)

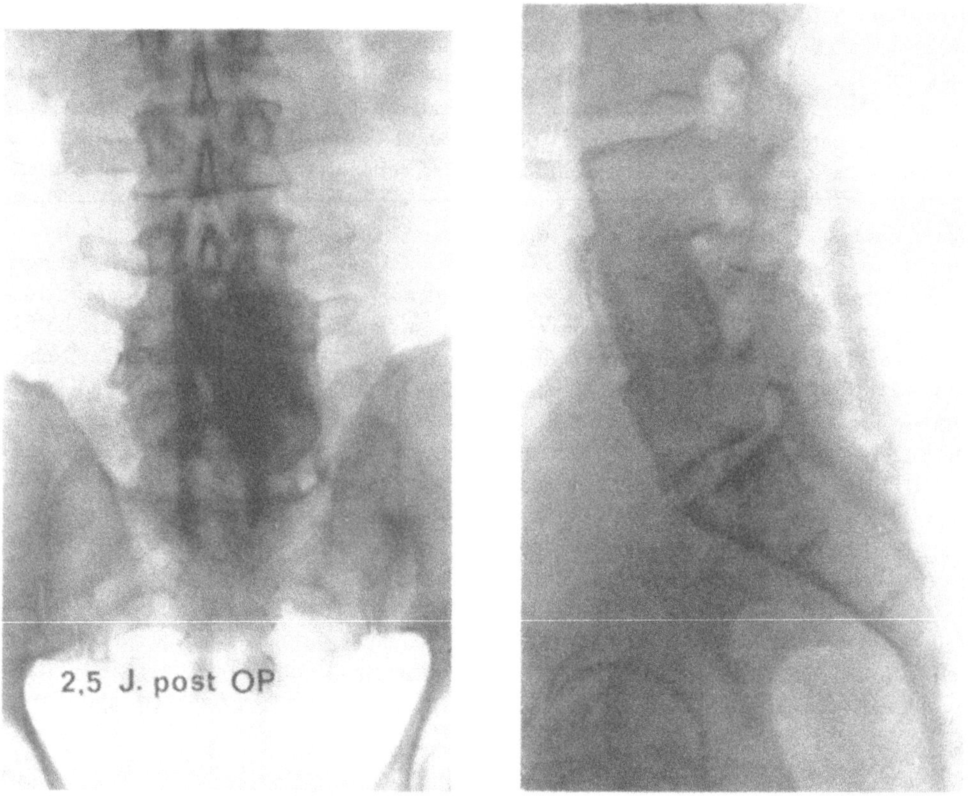

c) d)

Abb. 2. Hämangioperizytom des 4. Lendenwirbels bei einem 50jährigen Patienten. Wegen zunehmender neurologischer Ausfälle mit inkompletter Querschnittssymptomatik erfolgten nach Laminektomie und dorsaler Spondylodese die Wirbelkörpertotalresektion und der Ersatz des 4. Lendenwirbels einschließlich beider benachbarter Bandscheiben durch ein zylindrisches allogenes Knochentransplantat (Femurring). Zustand präoperativ (a, b) und 2,5 Jahre postoperativ (c, d)

tur in die dynamisch-statische Strukturordnung des Wirtes eingefügt werden, wenn die Durchblutung des Transplantats nicht an die Norm heranreicht. Die feste Inkorporation toter Knochenfragmente ist eine zeitlich begrenzte strukturelle Zwischenlösung, die der vollständigen schleichenden Substitution vorausgeht.

Wie bei anderen nicht autogenen Transplantationen sensibilisiert das übertragene allogene Knochentransplantat den Wirtsorganismus und leitet mit der Antikörperbildung eine immunologische Reaktion ein, die auf die Eliminierung des überpflanzten Gewebes hinzielt. Dieses Gesetz gilt für den Knochen genauso wie für andere Gewebe. Die Antigenität allogener Knochentransplantate ist im Vergleich zu anderen Organen allerdings so gering, daß sich für die klinische Anwendung der Methodik keine wesentlichen Probleme ergeben.

Weitaus problematischer gestaltet sich gegenwärtig noch die Transplantation hyalinen Gelenkknorpels. Bekanntlich sind Nachkömmlinge mesenchymaler Zellen sehr vom umgebenden Milieu abhängig, und zwar sowohl hinsichtlich ihrer morphologischen Differenzierung als auch hinsichtlich ihrer Stoffwechselleistung. Diese

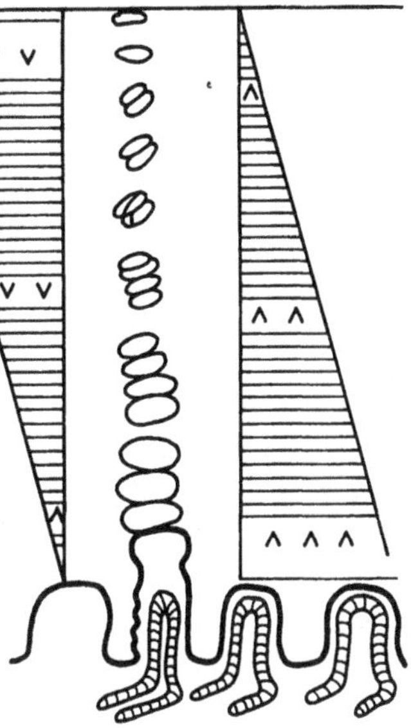

Abb. 3. Form- und Funktionswandel der Chondrozyten durch unterschiedliche Konzentrationsgradienten. Oberflächenwärts Abnahme der den Kapillaren entstammenden Substanzen, basalwärts Abnahme der Synoviabestandteile (nach OTTE, 1972)

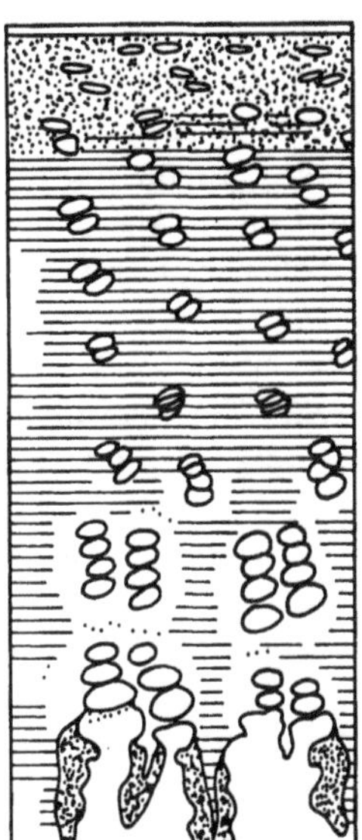

Abb. 4. Halbschematische Darstellung der Entwicklungsreihe der Chondrozyten als Grundlage für die Nichtumkehrbarkeit von „oben" und „unten" (nach OTTE, 1972)

Konzentrationsgradienten bewirken daher eine Polarisierung der histologischen Struktur. Im Gelenkknorpel gibt es also ein absolutes „oben" und ein „unten" (Abb. 3).
Insgesamt erklärt sich hieraus die Entwicklungsreihe der Chondrozyten, die an der Oberfläche durch Teilungsfähigkeit und besondere Syntheseleistung, an der Basis jedoch durch Hypertrophie, Verkalkung und Nekrose gekennzeichnet ist (Abb. 4). Nach Abschluß des Wachstums ändert sich die Situation. Es bilden sich eine kontinuierliche basale Verkalkungszone und eine subchondrale Lamelle mit undurchlässiger Isolierungseigenschaft.
Der Mitoseindex sinkt auf Null, das heißt, es finden keine Zellteilungen mehr statt (Abb. 5). Die metabolische Umsatzrate der Interzellularsubstanz bleibt allerdings auch nach Wachstumsabschluß hoch, wobei die Halbwertzeit der Glukosaminoglykane bei wenigen Wochen liegt. Das

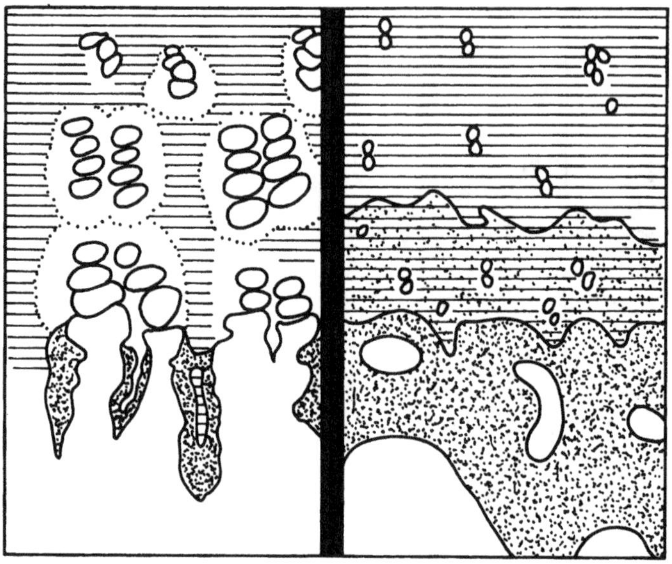

Abb. 5. Gegenüberstellung des wachsenden (links) und erwachsenen (rechts) Gelenkknorpels. Die während des Wachstums offene Knorpel-Knochengrenze stabilisiert sich durch Ausbildung einer Verkalkungszone (gepunktete Querschraffur) und einer kontinuierlichen Knochenlamelle (gepunktet) (nach OTTE, 1972)

heißt, daß im menschlichen Gelenkknorpel unabhängig vom Lebensalter Zerfallsrate und Grundsubstanzsynthese im Gleichgewicht stehen. Zusammengenommen bedeutet dies, daß die Chondrozyten des Erwachsenen offenbar Dauerzellen vom definitiv postmitotischen Typ sind, die auf eine normale Funktionsdauer von mehreren Jahrzehnten eingerichtet sind. Da andererseits die Integrität der Knorpelmatrix von der ständigen Substanzerneuerung durch die Synthesearbeit der Zellen abhängig ist, stellt die Erhaltung der Vitalität der Chondrozyten in situ ebenso wie im Transplantat das zentrale Problem dar. Die Überlebensnotwendigkeit der Chondrozyten erschwert die technischen Bedingungen der Transplantation und schließt eine Konservierung konventioneller Art aus.

Diese theoretische Erwartung kontrastiert allerdings mit zahlreichen klinischen Beobachtungen und vielfältigen Literaturmitteilungen über Erfolge von Knorpelübertragungen. So ist heute die autogene Replantation chondraler oder osteochondraler Fragmente nach flake-fractures insbesondere am Kniegelenk als Methode der Wahl anzusehen. Gleiches gilt für die Refixation bzw. Replantation in Abstoßung begriffener oder abgestoßener Bezirke der Gelenkoberfläche bei der Osteochondrosis dissecans. Erweist sich ein solches Vorgehen durch malazische Veränderungen der abgestoßenen Abschnitte als undurchführbar, können kleinere Gelenkabschnitte auch durch allogene paßgerechte Transplantate ersetzt werden (Abb. 6).

Die vorwiegende Ernährung der Chondrozyten durch Diffusion erklärt die lange Überlebenszeit allogener Transplantate mit fast völligem Fehlen immunologischer Reaktionen. Ähnlich wie bei den Knochentransplantaten nehmen die Schwierigkeiten der Einheilung mit der Größe der übertragenen Knorpeltransplantate zu. Trotz günstiger Überlebenschancen kommt es vielfach zu degenerativen Veränderun-

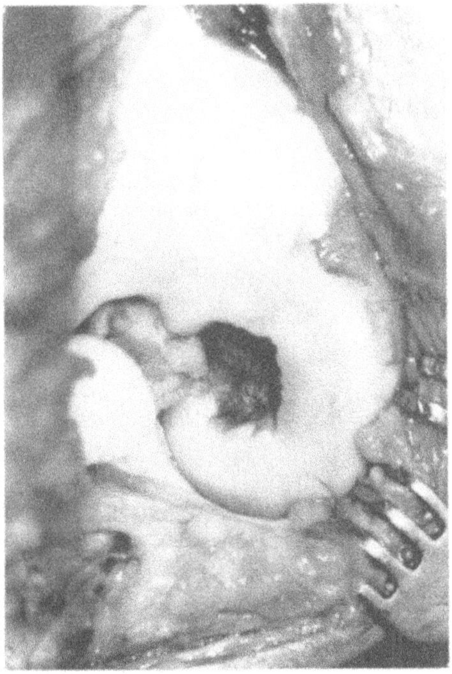

a)

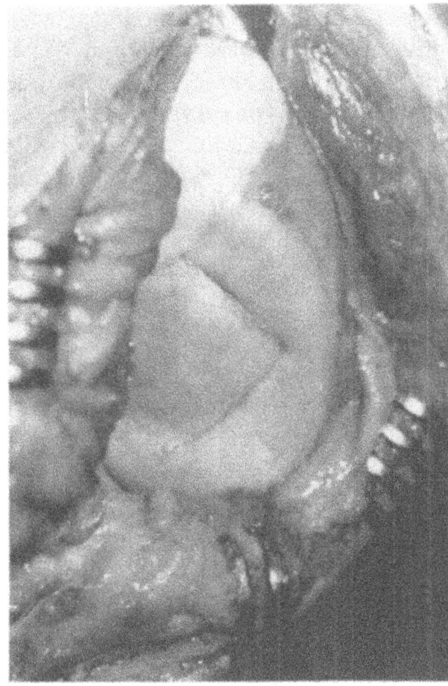

b)

Abb. 6. Osteochondrosis dissecans am medialen Femurkondylus bei einem 28jährigen Patienten mit markstückgroßem tiefen Knorpeldefekt in der Gelenkfläche (a). Zustand nach Defektdeckung mit einem Knorpel-Knochentransplantat (b)

gen, besonders in jenen Abschnitten, die einer verstärkten Belastung ausgesetzt sind. Nekrosen, Resorptions- und fibröse Umbauvorgänge sind vor allem bei devitalen allogenen Transplantaten zu erwarten, während bei kleinen vitalen Transplantaten mit Einheilung und langfristigem Fortbestand von Hyalinknorpel gerechnet werden kann. Die anfänglich guten Ergebnisse mit der Übertragung allogener Knorpelkappen, Halb- oder Ganzgelenke ließen sich mit wenigen Ausnahmefällen nicht aufrecht erhalten (ZIPPEL, 1976, 1979). Die Ganzgelenkübertragung muß aus der Sicht der Grundlagenforschung, aber auch in bezug auf die klinischen Spätergebnisse derzeit noch als Experiment angesehen werden, dessen Ausgang im Regelfall als fragwürdig bis unbefriedigend anzusehen ist, obwohl sie rein operationstechnisch ohne besondere Schwierigkeiten durchführbar ist. Bei einem sicheren Erfolg wäre es von der Transplantation eines ganzen Gelenkes bis zur Transplantation einer ganzen Extremität oder eines Extremitätenabschnittes wahrscheinlich kein allzu großer Schritt mehr.

Aber so leicht, wie es unsere Schutzheiligen Kosmas und Damian hatten, die ihrem Diener eines Nachts erschienen, um sein vom Krebs zerfressenes Bein zu heilen, ist es nun doch nicht. Der Gliedmaßenspender war die Leiche eines frisch begrabenen Mohren. Vom Genesenden heißt es: Er sprang in Freuden aus seinem Bett und erzählte den Menschen, wie er wäre geheilt worden. Der wirklich arme Mohr, dem das Bein des Kranken transplantiert wurde, erhielt lediglich die beruhigende Zusicherung des Erzengels Raphael, daß die Glieder am Tage der Auferstehung wieder zurückgetauscht werden sollten. Soweit eine Begebenheit aus der Legendia aurea des Jacobus de VORAGINE.

Immerhin wird hier und heute deutlich, wie sehr durch den Fortschritt in der Medizin trotz aller Begrenztheit unseres Wissens gegenwärtig schon Legende und Wunder in die Nähe greifbarer Wirklichkeit gerückt sind.

Literatur kann beim Verfasser angefordert werden.

Anschr. d. Verf.: Prof. Dr. sc. med. H. Zippel, Orthopädische Klinik des Bereiches Medizin (Charité), DDR-1040 Berlin, Scharnhorststr. 3

Aus der Unfallabteilung der Chirurgischen Klinik (Direktor: Prof. Dr. sc. med. H. Wolff) des Bereiches Medizin (Charité) der Humboldt-Universität zu Berlin

Zur Problematik von Replantationen im Extremitätenbereich

von N. BREWKA u. H.-J. PÄZOLT

Im Jahre 1965 wurde in China erstmalig eine traumatisch amputierte Hand erfolgreich replantiert. Danach folgten Berichte über gelungene Replantationen aus Japan, den USA und Australien. Seit 1974 gibt es in Wien und seit 1975 in der BRD Abteilungen für Extremitätenreplantationen.

Auch in der Sowjetunion existieren seit mehreren Jahren Replantationszentren. Aus der DDR sind bisher nur einzelne geglückte Replantationen bekannt geworden.

Es hat sich bei den Replantationen wegen der unterschiedlichen Problematik als zweckmäßig erwiesen, zwischen Makro- und Mikroreplantationen zu unterscheiden. Dabei verstehen wir unter Makroreplantationen Wiederherstellungen, bei denen die Amputation proximal des Handgelenks, am Bein entsprechend proximal des Fußgelenks, erfolgt ist. Die besondere Problematik bei Makroreplantationen liegt in der Empfindlichkeit der Muskulatur gegenüber Sauerstoffmangel. Dadurch wird die Replantationsfähigkeit auf eine Ischämiezeit von ca. 6 Std. begrenzt. Danach tritt eine schollige Degeneration der Muskulatur auf. Ein zweiter limitierender Faktor ist die Möglichkeit einer Schädigung des Gesamtorganismus durch das Replantat. Der Vorteil bei der Makroreplantation besteht in der einfachen Technik der Gefäßrekonstruktion, der Nachteil in der sich über viele Monate bis Jahre erstreckenden Nachbehandlung und der oft nur unvollständigen Rückkehr der Funktion.

Mikroreplantationen sind Replantationen distal des Handgelenks. In diesem Gebiet stellt neben der Knochen-, Sehnen- und Nervenrekonstruktion die Wiedervereinigung der Gefäße das zentrale Problem dar. Erst die Einführung der Mikrogefäßchirurgie unter dem Operationsmikroskop hat die erfolgreiche Replantation distaler Extremitätenteile ermöglicht. Muskelfreie Replantate, z. B. Finger, können bei sachgemäßer Kühlung bis zu 24 Std. nach dem Unfall noch erfolgreich replantiert werden.

Für eine sachgemäße Kühlung sollte das abgetrennte Extremitätenteil in eine Mulllage eingewickelt und in einem Plastebeutel aufbewahrt werden. Erst wenn dieser Beutel wasserdicht verschlossen ist, wird er in einen zweiten Plastebeutel gelegt, in dem sich Eiswürfel befinden. Das Replantat soll weder mit Wasser noch mit Eis direkt in Verbindung kommen.

Indikationen: Wichtigste Voraussetzung für eine Replantation sind ein guter Allgemeinzustand des Patienten und das Fehlen schwerer Begleitverletzungen. Ebenfalls bedeutsam ist der Zustand des Transplantats. Glatte Schnittränder bei sog. Guillotine-Verletzungen bieten die besten Voraussetzungen. Erfahrene Replantationschirurgen haben auch bei Quetschungen und selbst nach Ausrissen in Einzelfällen noch gute Ergebnisse erzielt. An der oberen Extremität stellen die Daumenamputation, Mehrfachamputationen von Fingern sowie die Mittelhand- und Handamputation eine absolute Indikation zur Replantation dar. Im Kindesalter ist wegen der guten Regenerationsfähigkeit bei allen Amputationen eine Replantation gerechtfertigt. Hohes Alter engt die Indikationsstellung ein, stellt aber keine generelle Kontraindikation dar. So hat Biemer noch bei einem 76jährigen Patienten eine erfolgreiche Replantation im Handgelenk durchgeführt. Die beruflichen und ästhetischen Belange des Patienten müssen ebenfalls berücksichtigt werden. In jedem Falle sollte vor der Replantation eine eingehende Aussprache über Erfolgsaussichten und voraussichtliche Behandlungsdauer erfolgen.

Zur Technik der Mikroreplantation

Als Anästhesieform ist eine Allgemeinnarkose wegen der größeren Ruhe der Extremität wünschenswert. Da die Operationsdauer, je nach Anzahl der zu versorgenden Finger, 6 bis 12 Std. und mehr betragen kann, wird häufig auf eine Leitungsanästhesie ausgewichen. Wegen der Länge der Operation muß auf eine besonders weiche Lagerung geachtet und gleichzeitig eine Auskühlung vermieden werden. Um die Zeitspanne zwischen Verletzung und Wiederanschluß an die Blutversorgung möglichst kurz zu gestalten, sind zwei Operationsteams und zwei Operationsmikroskope vorteilhaft. Während ein Team das Amputat vorbereitet, präpariert das zweite Team den Stumpf. Bei der Rekonstruktion wird mit der Osteosynthese begonnen. Anschließend nähen die meisten Operateure zuerst die Arterien, damit die Durchblutung wieder gewährleistet ist. Danach folgen Sehnennähte, Venenrekonstruktion und anschließend die Nervennähte.

Osteosynthese: Die Knochenstabilisierung erfolgt meist mit gekreuzten Kirschnerdrähten oder durch intraossäre Drahtnaht. Im Mittelhandbereich können auch kleine Metallplatten zur Fixation verwendet werden. Wenn die Amputation ein Gelenk kreuzt, wird primär eine Arthrodese in Funktionsstellung vorgenommen. Die möglichst stabile Osteosynthese ist eine wichtige Voraussetzung für eine komplikationslose Heilung und für den frühzeitigen Beginn der Übungsbehandlung.

Sehnennähte: Die Beugesehnen werden möglichst beide nach der Methode von Kleinert und Kessler mit Lupenbrille genäht. Die Strecksehnenvereinigung erfolgt entweder durch Schnürsenkelnaht oder Entlastungsnaht.

Nervennähte: Die Nervennaht soll spannungslos, epi-perineural unter dem Operationsmikroskop erfolgen. Bei Defekten werden Nerventransplantate von anderen amputierten Fingern oder vom N. suralis verwendet.

Arterien- und Venennähte: Die Qualität der Gefäßnaht entscheidet über Erfolg oder Mißerfolg der Mikroreplantation. Durchgängig bleiben nur Gefäße, die im Bereich der unverletzten Intima genäht wurden. Mitunter sind Veneninterponate vom Unterarm notwendig. Eine gute Naht ist nur unter dem Operationsmikroskop bei 12- bis 20facher Vergrößerung mit atraumatischem Nahtmaterial der Stärke 10×0 möglich. Der Gefäßdurchmesser bei Fingern schwankt zwischen 0,5 und

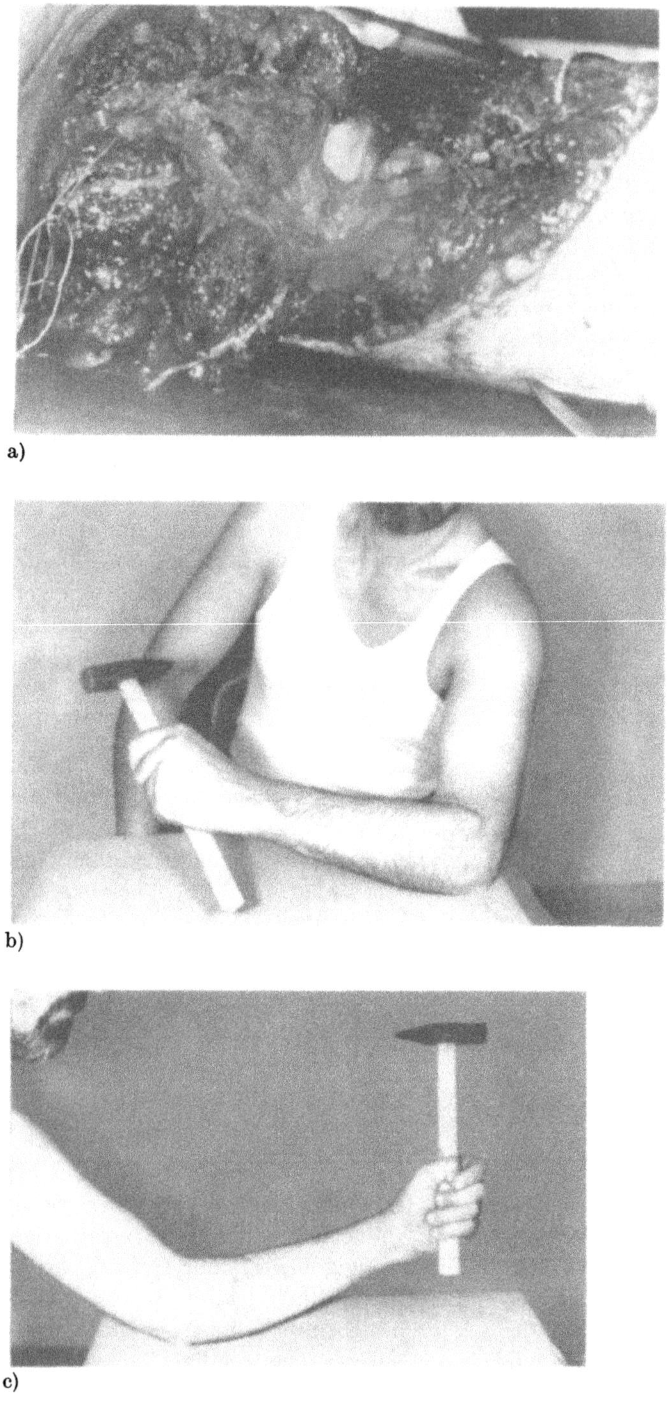

a)

b)

c)

Abb. 1. Pat. G. P., 28 J. Subtotale Durchtrennung des Ellenbogengelenks von volar
a) Zustand präoperativ. In der Tiefe ist die Gelenkfläche des Olekranons sichtbar
b) Behandlungsergebnis: Beugung im Ellenbogengelenk, kräftiger Faustschluß
c) Streckung im Ellenbogengelenk

1 mm. Es werden 4—6 Einzelknopfnähte gelegt. An den Fingern sollen möglichst beide volare Arterien und mehrere Venen genäht werden.

Zu den Ergebnissen der Replantationschirurgie

Aus unserem Krankengut möchten wir über zwei subtotale Amputationen im Ellenbogenbereich berichten: Beim ersten Patienten handelt es sich um einen 28-jährigen Mann mit einer Kreissägenverletzung des linken Armes. Der Patient traf erst vier Stunden nach dem Unfall bei uns ein. Das zersprungene Sägeblatt war direkt in die Ellenbeuge eingedrungen und hatte das Ellenbogengelenk weit eröffnet. Der Epicondylus radialis war mit einem Teil des Capitulum humeri radiale abgetrennt, Knorpelläsionen am Radiusköpfchen. Es waren alle drei Armnerven, die A. brachialis und die V. cubitalis sowie die gesamte Muskulatur durchtrennt (Abb. 1a).
Therapie: Stabilisierung des Epicondylus durch Bohrnähte, Naht der Gefäße durch Interposition von V. saphena-Transplantaten. Danach folgte die Naht des N. medianus und ulnaris. Der tiefe Ast des N. radialis hatte sich nach distal retrahiert. Von einer längeren Präparation wurde Abstand genommen. Naht der Muskulatur, Ruhigstellung im Oberarmgipsverband.
Die Angiographie zeigte 5 Monate nach dem Unfall eine ungestörte Durchblutung. Nach einem halben Jahr war im EMG bei den genähten Nerven nur noch eine geringe Einschränkung nachweisbar. Elf Monate nach dem Unfall war an allen 5 Fingern wieder eine Schutzsensiblität vorhanden. Infolge der Radialisparese besteht eine Streckhemmung der Finger. Der Patient verfügt über einen kräftigen Faustschlag. Er ist weiter in seinem erlernten Beruf als Polsterer tätig (Abb. 1b, c).
Beim zweiten Patienten vom Oktober 1980 handelt es sich um eine weit offene Ellenbogenluxation rechts. Er war von einer 3 m hohen Leiter gestürzt. Die Zirkumferenz war bis auf ein Drittel durchtrennt. Die Humerusgelenkfläche ragte aus der Wunde heraus. Der Unterarm war nicht durchblutet, eine Sensibilität nicht nachweisbar. Der N. medianus war erhalten, die Arteria und Vena brachialis waren durchtrennt.
Therapie: Reposition der Luxation. Die Vermeidung weiterer Reluxationen gelingt erst nach Naht der Seitenbänder des Ellenbogengelenks. Danach erfolgen die direkte Naht der Arterie und der Vene, die Naht der Muskulatur und die Ruhigstellung im Oberarmgipsverband. Als Nebenbefund ist noch eine offene distale Radiustrümmerfraktur an derselben Seite zu erwähnen.
9 Wochen nach dem Unfall und eine Woche nach der Gipsabnahme ergibt sich folgendes Funktionsbild: Patient kann mit Daumen und Zeigefinger gut zugreifen. Bei Digitus III—V ist der Faustschluß bereits vollständig. Eine Angiographie haben wir noch nicht durchgeführt, doch ist die gute Durchblutung bereits auf dem Farbdiapositiv erkennbar.
Die erfolgreiche Replantation eines Armes, einer Hand oder eines Daumens gibt dem Patienten seine Greiffunktion zurück, was nicht nur eine Wiedererlangung der vollständigen körperlichen Persönlichkeit bedeutet, sondern auch seine Arbeitskraft wesentlich erhöht. Da der personelle, zeitliche und instrumentelle Aufwand sehr groß ist, kann er wohl nur von Universitätskliniken getragen werden. Voraussetzung für die mikrochirurgischen Gefäßoperationen ist ein regelmäßiges Training an Tieren unter dem Operationsmikroskop.
Wir glauben, daß durch die Organisation des Replantationsdienstes für Extremitäten sowie durch Information der medizinischen Mitarbeiter und der Bevölkerung vielen Patienten geholfen werden kann, bei denen früher nur eine Stumpfversorgung möglich war.
Literatur kann vom Verfasser angefordert werden.

Anschr. d. Verf.: OA Dr. med. N. Brewka, Unfallabteilung der Chirurgischen Klinik des Bereiches Medizin (Charité), DDR-1040 Berlin, Ziegelstr. 5—12

Aus der Dermatologischen Klinik und Poliklinik (Direktor: Prof. Dr. sc. med. N. Sönnichsen) des Bereiches Medizin (Charité) der Humboldt-Universität zu Berlin

Möglichkeiten und Grenzen der freien Hauttransplantation

Von H. Winter und W. Lehnert

Die freie Hauttransplantation zur Deckung traumatischer, krankheitsbedingter und durch operative Eingriffe entstandener Hautdefekte hat heute einen gesicherten Platz im chirurgischen Behandlungskonzept. Die Indikation für eine bestimmte Art der freien Hauttransplantation ist maßgeblich von drei Gesichtspunkten abhängig:

1. von der Lokalisation und Größe des zu deckenden Defektes,
2. vom Zustand des Empfängerbettes und
3. von den morphologischen, funktionellen und ästhetischen Anforderungen.

Spalthauttransplantate können mit gewisser Einschränkung in beliebiger Größe entnommen werden. Durch Anwendung der Mesh-graft-Technik kann der entnommene Lappen in vielfach größere Maschentransplantate umgewandelt werden. Dadurch ist die plastische Deckung auch großflächiger Wundareale möglich. Spalthauttransplantate sind relativ anspruchslos. Nachteilig können sich aber in bestimmten Fällen eine Schrumpfungsneigung und spätere Pigmentverschiebungen auswirken.

Vollhauttransplantate werden in der Dermatochirurgie hauptsächlich für den Defektverschluß im Gesichtsbereich verwendet, falls Nahplastiken zu belastend erscheinen oder wegen pathologischer Veränderungen der Wundumgebung nicht möglich sind. Sie können aus den bevorzugten Spenderregionen nur in begrenzter Größe entnommen werden. Im Vergleich zum Spalthautlappen stellen sie höhere Anforderungen an das Empfängerareal. Vollhauttransplantate haben aber im Gesichtsbereich den Vorteil, daß sie sich später in ästhetischer Hinsicht am ehesten den Gegebenheiten der Umgebung anpassen.

Hauptindikation für die wenig anspruchsvolle und damit auch noch in schwierigen Fällen erfolgversprechende Reverdin-Plastik stellen chronische Ulzerationen mit gestörter Gewebstrophik dar.

Die Beherrschung der operativen Technik vorausgesetzt, hängt der Erfolg einer freien Hauttransplantation entscheidend von einem transplantationsfähigen Wundbett ab. Partielle oder lokale Transplantatnekrosen sind oft die Folge einer fehlerhaften Beurteilung des Transplantatlagers. Im Zweifelsfalle bedienen wir uns zusätzlich der histologischen Beurteilung nach Entnahme von Gewebsmaterial durch Probeexzision oder Stanzbiopsie. Bei minderdurchblutetem, infektionsgefährdetem Wundgrund sollte eine Transplantation erst nach entsprechender Vorbehandlung erfolgen.

Durch zielgerichtete Anwendung des Polyurethanweichschaum-Präparates SYSpur-derm[R] zur Wundreinigung und Granulationsanregung bei Hautdefekten verschiedener Genese sowie als temporärer Hautersatz mit nachfolgender Sekundärplastik kann das Spektrum der therapeutischen Möglichkeiten auf dem Gebiet der Hauttransplantation wesentlich erweitert werden. Selbst bei Problemfällen mit ungünstigen Vorbedingungen für plastische Operationsverfahren (Infektionsgefährdung, Gewebsschädigung u. a.) kann durch Vorbehandlung mit SYSpur-derm[R] ein transplantationsfähiges Wundareal erzielt werden. Durch gezielte Steuerung

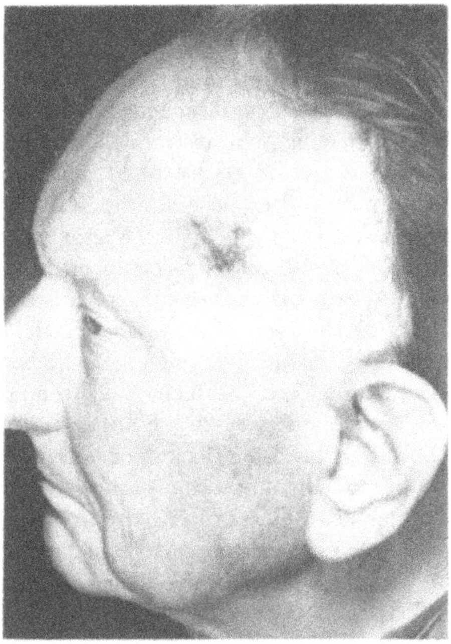

a)

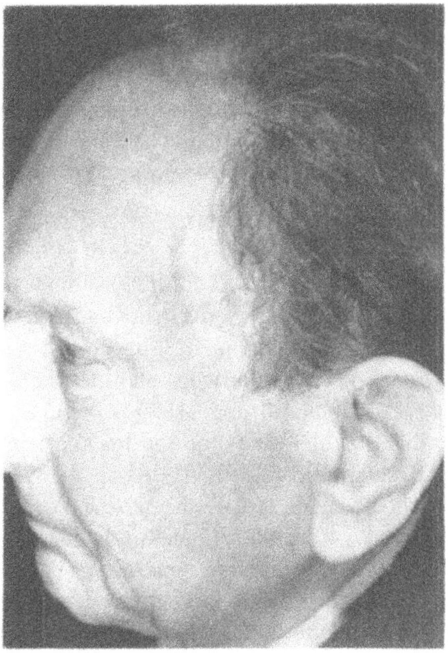

c)

Abb. 1. 73jähriger Patient (Rudolf D.) mit 3. Rezidiv eines Basalioms an der linken Schläfe und zusätzlicher Strahlenulkusbildung

a) Präoperativ
b) Temporäre Wundabdeckung mit SYSpur-derm^R nach Tumorexzision (Histografie)
c) Ergebnis 6 Monate nach Spalthauttransplantation

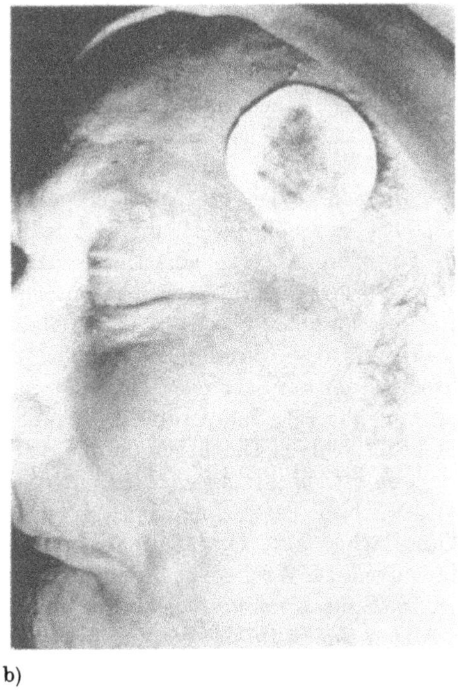

b)

der Ausbildung eines optimalen Granulationsrasens ist darüber hinaus mit besseren funktionellen und ästhetischen Ergebnissen zu rechnen. Handelt es sich um Patienten mit eingeschränkter Belastbarkeit, so ist nach Exzision des pathologisch veränderten Hautgebietes durch temporäre Wundabdeckung mit diesem synthetischen Hautersatz ein zweizeitiges operatives Vorgehen möglich, teilweise auch unter ambulanten Bedingungen. Bei der operativen Behandlung bestimmter Hauttumorformen oder bei Tumoren unklarer Dignität ist in unserer Abteilung unter Verwendung von SYSpur-derm^R als temporärer Hautersatz eine technisch vereinfachte und ökonomisch vertretbare Modifikation der Histographie erarbeitet worden.

Anhand von drei ausgewählten Fallberichten sollen die Möglichkeiten und Vorteile von Sekundärplastiken nach Vorbehandlung mit SYSpur-derm[R] aufgezeigt werden:

1. Fall (Abb. 1a—c):

73jähriger Patient (Rudolf D.) mit 3. Rezidiv eines Basalioms an der linken Schläfe bei Zustand nach Tumorexzesion (1975) und zweimaliger strahlentherapeutischer Behandlung (1975, 1979). Zusätzlich Strahlenulkusbildung im Zentrum des Bestrahlungsfeldes (Abb. 1a).

Wegen mangelnder Abgrenzbarkeit der tumorösen Veränderungen und der Infektionsgefährdung bei schmierig belegtem Wundgrund zweizeitiges operatives Vorgehen. Durch Anwendung der topographiegerechten histographischen Untersuchungstechnik (mikroskopisch dreidimensional kontrollierte Tumorexzision) bei optimaler Schonung nicht befallenen Gewebes konnte der Weichteildefekt so klein wie möglich und nur so groß wie unbedingt erforderlich gestaltet werden.

Nach Exzision in Lokalanästhesie zunächst temporäre Wundabdeckung mit SYSpur-derm[R] (Abb. 1b). Die nachfolgende histographische Untersuchung bestätigte die vollständige Tumorentfernung. Saubere und frische Granulationen nach 3wöchiger Behandlung mit SYSpur-derm[R]. Entschluß zur plastischen Dekkung in Lokalanästhesie. Transplantation eines Spalthautlappens mit Wundrandüberlappung, der durch kombinierte Naht- und Klebetechnik (Histoacryl[R]) fixiert wird. Gutes kosmetisches Ergebnis 6 Monate nach der Transplantation (Abb. 1c). Patient ist $1^1/_2$ Jahre nach der Operation rezidivfrei.

2. Fall (Abb. 2a—c):

84jährige Patientin (Elise D.) mit malignem Melanom an der rechten Schläfe (Histologie: noduläres Melanom, Clark Level 5) (Abb. 2a). Nebenbefunde: Herzinsuffizienz, Hypertonie, Diabetes mellitus.

Die Patientin war in Anbetracht des hohen Alters und der zusätzlichen Leiden bei hochgradig eingeschränkter Belastbarkeit für eine längere Narkose nicht geeignet. Deshalb in Absprache mit dem Anästhesisten zweizeitiges operatives Vorgehen.

Zunächst nur Tumorexzision in erforderlicher Allgemeinanästhesie (Lokalanästhesie bei Entfernung eines malignen Melanoms nicht statthaft!) mit einem Sicherheitsabstand von 3—5 cm und temporäre Wundabdeckung mit SYSpur-derm[R] (Abb. 2b). Plastische Deckung der Defektwunde mit einem Spalthautlappen 3 Wochen nach der Tumorentfernung in Lokalanästhesie. Vollständige Transplantateinheilung — Aufnahme 7 Wochen nach der Transplantation (Abb. 2c). Bei der letzten Nachkontrolle, 6 Monate nach der Operation, kein Anhalt für lokales Rezidiv oder Metastasierung.

3. Fall (Abb. 3a—e):

54jähriger Patient (Rolf B.) mit monströsen Spiegler-Tumoren an Kopf und Rücken (Abb. 3a). Übelriechende schmierige Beläge durch Ulzeration und Mazeration.

Großflächige Tumorentfernung mit primärer plastischer Deckung schon wegen der Infektionsgefährdung nicht möglich. Deshalb mehrzeitiges operatives Vorgehen. Zunächst Exzision des Haupttumorfeldes am Kopf in Allgemeinanästhesie (Abb. 3b). Galea aponeurotica wurde mit entfernt, da Tumoren besonders in der Okzipitalregion diese durchbrochen und sogar Druckusuren am Schädelknochen hervorgerufen hatten. Temporäre Abdeckung der großflächigen Defektwunde mit SYSpur-derm[R] (Abb. 3c). Bei täglichem Verbandswechsel transplantationsgerechte Wundfläche mit Granulationsrasen in Hautniveau 4 Wochen nach Behandlung mit SYSpur-derm(R). Mesh-graft-Plastik in Allgemeinanästhesie: vollständige Dekkung der Wundfläche mit zwei Maschen-

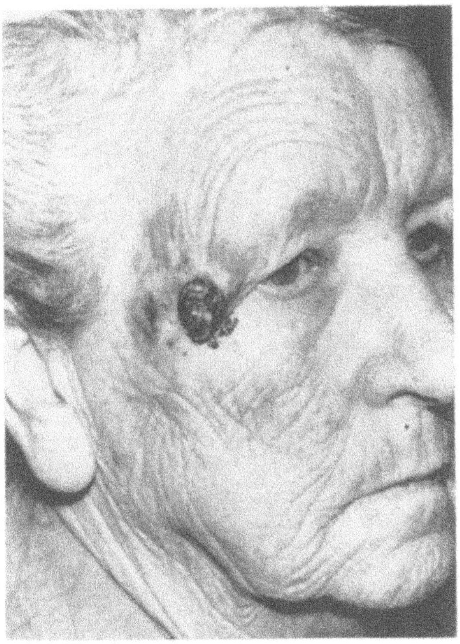

a)

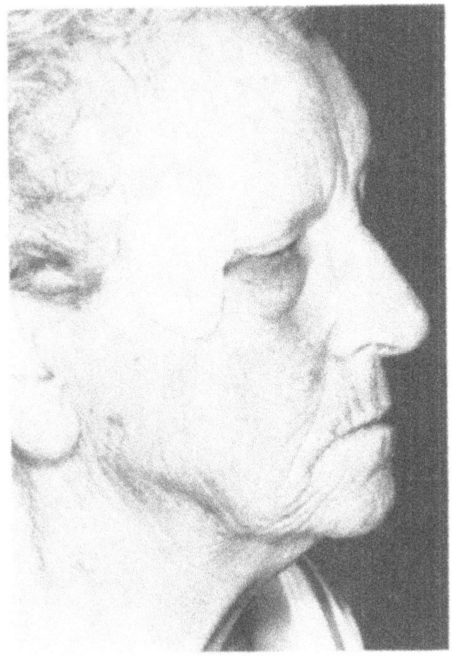

c)

Abb. 2. 84jährige Patientin (Elise D.) mit malignem Melanom an der rechten Schläfe

a) Präoperativ

b) Temporäre Wundabdeckung mit SYSpurderm[(R)] nach Tumorexzision

c) Ergebnis 6 Monate nach Spalthauttransplantation

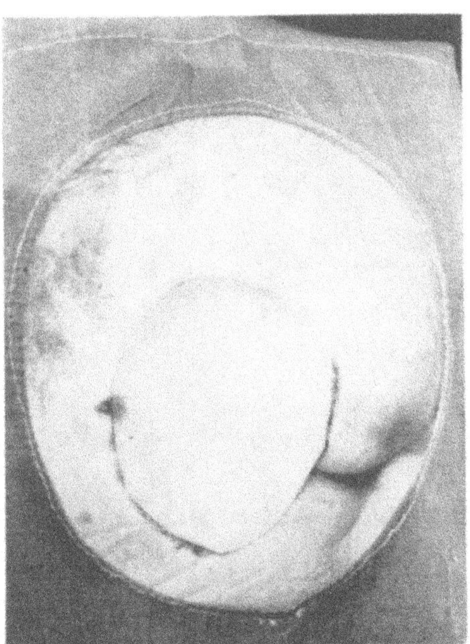

b)

transplantaten (Abb. 3d). Nach Einheilung der Mesh-graft-Transplantate Entfernung der restlichen Tumoren im Bereich der Nacken- und Halsregion in 2 Sitzungen in Lokalanästhesie. Gutes funktionelles und ästhetisches Ergebnis mit stufenlosem Übergang zwischen Hautniveau und Transplantatgebiet 3 Monate nach der erfolgreichen Transplantation (Abb. 3e).

Zusammenfassend ist festzustellen, daß die freie Hauttransplantation neben den Lappenplastiken einen gesicherten Platz im plastisch-chirurgischen Behandlungskonzept hat. Durch Anwendung des Polyurethanweichschaum-Präparates SYSpurderm[R] zur Wundreinigung und Granula-

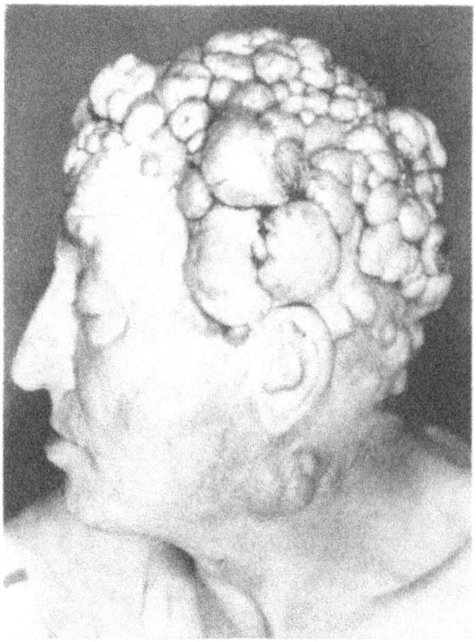

a)

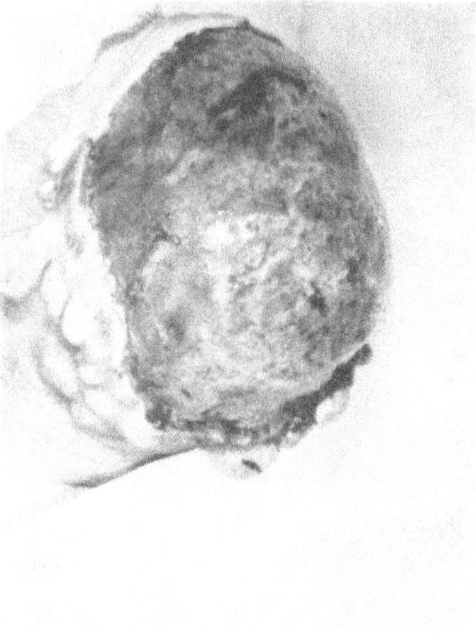

b)

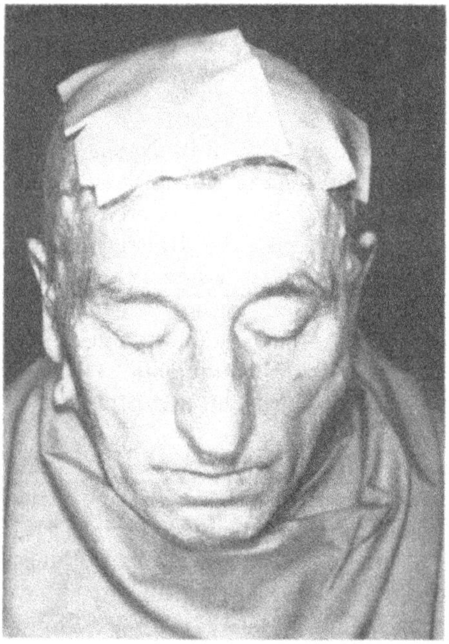

c)

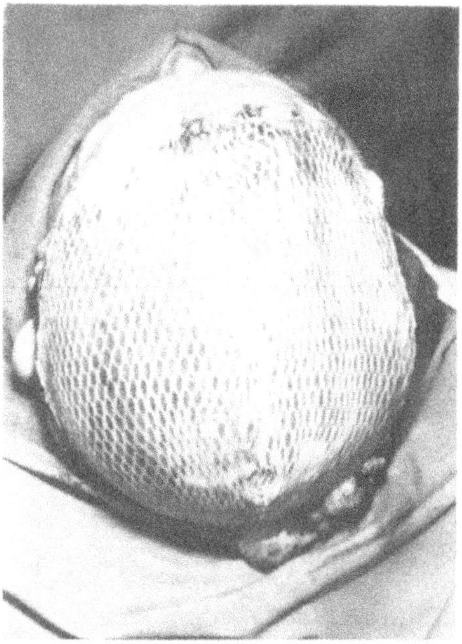

d)

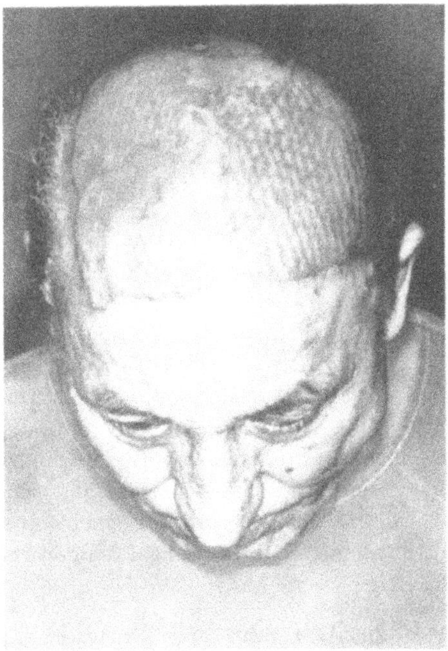

e)

Abb. 3. 54jähriger Patient (Rolf B.) mit Spiegler-Tumoren am Kopf

a) Präoperativ

b) Exzision des Haupttumorfeldes am Kopf (Skalpierung)

c) Temporäre Abdeckung der Defektwunde mit SYSpur-derm[R]

d) Deckung der Wundfläche mit zwei Maschen-Transplantaten nach 4wöchiger Vorbehandlung

e) Ergebnis 3 Monate nach der Transplantation und zwischenzeitlicher Exzision der restlichen Tumoren im Bereich der Nacken- und Halsregion

tionsanregung bei Hautdefekten verschiedener Genese sowie als temporärer Hautersatz ergeben sich zusätzliche erfolgversprechende Behandlungsmöglichkeiten bei Problemfällen und darüber hinaus neue Indikationsbereiche.

Literatur kann bei den Verfassern angefordert werden.

Anschr. d. Verf.: OA Dr. med. H. Winter, Dermatologische Klinik und Poliklinik des Bereiches Medizin (Charité), DDR-1040 Berlin, Schumannstr. 20/21

III. Experimentelle und klinische Untersuchungen zur Transplantationschirurgie

Aus der Chirurgischen Klinik (Direktor: Prof. Dr. sc. med. H. Wolff) und dem Pathologischen Institut (Direktor: Prof. Dr. sc. med. H. Simon) des Bereiches Medizin (Charité) der Humboldt-Universität zu Berlin

Grenzen der Leberkonservierung

Von G. Otto und H. David

Unter Organkonservierung versteht man definitionsgemäß die Zeitspanne zwischen Ektomie des Organs aus dem Spenderorganismus und seiner Wiederdurchblutung im Empfänger. Die Erhaltung der Vitalität in dieser Zeitspanne, d. h. das prinzipielle Vermögen, die Funktion wieder aufzunehmen, ist eine entscheidende Voraussetzung für den Erfolg einer Organtransplantation. Dies gilt in besonderem Maße für die Lebertransplantation. Das Fehlen von Möglichkeiten, die komplexen Funktionen des Organs auch nur temporär zu übernehmen, zieht hier unabdingbar den Tod des Patienten nach sich.

Jedoch auch weniger ausgeprägte Schäden sind mit großer Wahrscheinlichkeit begünstigend für das Zustandekommen von Komplikationen im späteren Verlauf. So werden biliäre Störungen und die Rejektion möglicherweise hierdurch gefördert.

Zwei Methoden der Leberkonservierung sind gegenwärtig von Bedeutung: die kontinuierliche, pulsatile Perfusion und die Lagerungskonservierung.

Zweifellos ist man mit Hilfe der kontinuierlichen Perfusion in der Lage, die Leber über eine längere Zeitspanne und besser funktionstüchtig zu erhalten als durch einfache hypotherme Lagerung. Maximale experimentelle Konservierungszeiten von 48 Std. wurden erreicht. Es ist jedoch dabei erforderlich, Flow- und Druckwerte sowie die Zusammensetzung des Perfusionsmediums den physiologischen Bedingungen anzugleichen. Dies macht die Anwendung komplizierter und damit in der Regel störanfälliger Perfusionsmaschinen erforderlich.

In eigenen Untersuchungen zur klinisch relevanten Lagerungskonservierung wurden an der Leber von Läuferschweinen verschiedene Konservierungslösungen verglichen:

1. Collins-C 2-Lösung; n = 5
2. PPF-Lösung 5% (Plasma-Protein-Fraktion); n = 5
3. Humanalbumin 5%; n = 7
4. Ringer-Laktat-Lösung; n = 5

(5. Ringer-Laktat-Tropfperfusion; n = 6).

Sämtliche Lösungen enthielten Zusätze von 2000 IE Heparin, 250 mg Hydrocortison und 1 g Ampicillin/l.

Wir untersuchten vor und nach 6stündiger Lagerung

1. das hämodynamische Verhalten
2. das Verhalten der Adeninnukleotide (TAN)
3. die elektronenmikroskopisch nachweisbare Schädigung (morphometrische Auswertung).

Es erfolgten hierzu eine typische Hepatektomie, eine initiale Flush-Perfusion mit 1 l auf 2 °C gekühlter Ringer-Laktat-Lösung, das Auffüllen der Leber mit 500—600 ml der eigentlichen Konservierungslösung und die anschließende Lagerung bei 4 °C.

Detaillierte Angaben zur Methodik finden sich in weiteren Publikationen.

Das Blutvolumen, das die kapillare Endstrombahn eines Organs erreicht, hängt

Tabelle 1: Portosystemischer Shuntwiderstand und Widerstand des sinusoidalen Endstromgebietes (Ausgangswert sowie nach PPF-, Collins- und Ringer-Lagerung)

	R_{Shunt} [Ns/m^5]	$R_{Sinusoid}$ [Ns/m^5]
Ausgangswert	$4 \cdot 10^9$	$1{,}5 \cdot 10^8$
PPF	$2 \cdot 10^9$	$3{,}5 \cdot 10^8$
Collins-C 2	$2{,}2 \cdot 10^9$	$2{,}2 \cdot 10^9$
Ringer-Laktat	$2{,}15 \cdot 10^9$	$1{,}86 \cdot 10^9$

wesentlich von der Weite präkapillärer Shunts und der der Kapillaren selbst ab. Tabelle 1 zeigt den Widerstand portosystemischer Shunts und des sinusoidalen Endstromgebietes vor und nach PPF-, Collins- und Ringer-Laktat-Lagerung. Man erkennt, daß der Shuntwiderstand bei allen Konservierungsarten abnimmt. Das Shuntvolumen nimmt damit zu. Die einzelnen Konservierungsmethoden unterschieden sich dabei nur wenig.

Die Konservierungszeiten werden im wesentlichen dadurch limitiert, daß es nach und nach zu einem Anstieg des intrahepatischen Gefäßwiderstandes kommt. Minderperfundierte Areale werden somit schwer geschädigt.

Die schwer beurteilbaren Schädigungsmöglichkeiten bei einer kontinuierlichen Perfusion und die Kompliziertheit der Perfusionsmaschinen haben dazu geführt, daß diese Perfusionsart gegenwärtig nur von experimentellem Interesse ist. Klinisch wird die Lagerungskonservierung angewandt. Collins-C2-Lösung oder die 5%ige Lösung einer Plasma-Protein-Fraktion (PPF) werden dabei allgemein verwendet. Die Hypothermie stellt die wichtigste Maßnahme dar, um den sofort nach Unterbrechung des Blutstromes einsetzenden Zelluntergang zu verlangsamen.

Schädigungen der Zellmembranen stehen offenbar im Vordergrund der ablaufenden Prozesse. Zwei pathophysiologische Mechanismen sind dabei von besonderer Aktualität: die Aktivierung der Phospholipasen, die zur Schädigung der Membranen der Zelle durch Abbau ihrer Phospholipidbausteine führt, und die vermehrte Bildung freier Radikale. Störungen des Ionengleichgewichtes sind die Folge solcher initialer Vorgänge. Die Feststellung, daß hierfür primär ein Energiemangel verantwortlich ist, trifft sicher nicht ohne weiteres zu. Umgekehrt gilt jedoch, daß die Aufrechterhaltung eines physiologischen Ionengleichgewichts bei verminderten Energiereserven nicht denkbar ist.

Man ist sich allgemein darüber einig, daß elektronenmikroskopische Untersuchungen besser als biochemische geeignet sind, den Zustand des Organs zu beurteilen, ohne daß damit jedoch ein echtes Vitalitätskriterium zur Verfügung steht. Bei der Komplexität der Zellschädigung ist ein solches auch sicher kaum zu finden.

Der sinusoidale Widerstand steigt dagegen an. Hier finden sich beträchtliche Unterschiede zwischen den einzelnen Konservierungslösungen. Die beiden eiweißhaltigen Lösungen weisen einen geringeren Anstieg als die Elektrolytlösungen auf.

Abbildung 1 zeigt das Verhalten der Summe der Adeninnukleotide (TAN). Die verschiedenen Konservierungslösungen beeinflussen den Energiegehalt der Leber unterschiedlich. Collins-C2-Lösung, Albuminlösung und PPF bedingen einen signifikant höheren Energiegehalt als Ringer- oder Ringer-Tropf-Konservierung.

Morphometrisch erwiesen sich die mitochondrialen Parameter als hochempfindliche Gradmesser der Schädigung. Als Beispiel sei der Schwellungszustand der Mitochondrien angeführt. Er findet im Quotienten Mitochondrienoberfläche/Mitochondrienvolumen (Svmo/Vvm) seinen Ausdruck (Abb. 2). Die Konservierung in Collins-C2-Lösung weist hierbei das günstigste Ergebnis auf.

Der Zustand der Sinusoide wurde anhand

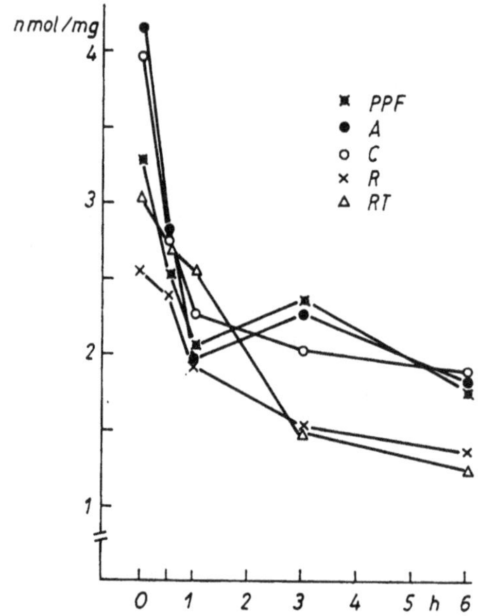

Abb. 1. Konzentration der Summe der Adeninnukleotide während 6stündiger Konservierung durch PPF-, Albumin-, Collins- und Ringer-Lagerung sowie Ringer-Tropf-Perfusion

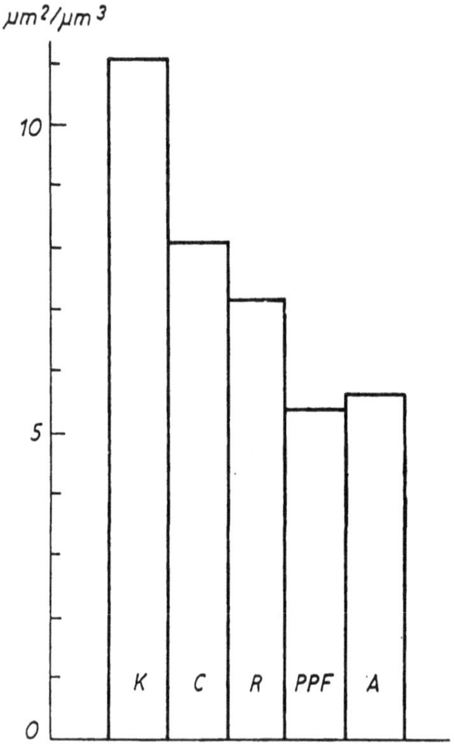

Abb. 2. Oberfläche der Mitochondrien-Außenmembran/Mitochondrien-Volumen(Svmo/Vvm) nach PPF-, Albumin-, Collins- und Ringer-Lagerung. (K = Ausgangswert)

der Weite des Disséschen Raumes und der Endothelschwellung für Collins- und PPF-Konservierung beurteilt (Tab. 2). Es ergibt sich eine geringere Schwellung und damit eine geringere hämodynamische Beeinträchtigung bei der PPF-Konservierung.

Der Schädigungsgrad der Hepatozyten nach Konservierung ist für die Wiederaufnahme der Zellfunktionen nach Transplantation von Bedeutung. Zum anderen ist für die funktionelle Restitution des transplantierten Organs ein Zustand des Gefäßsystems erforderlich, der eine ausreichende Durchblutung ermöglicht. Hepatozelluläres und sinusoidales Kompartiment der Leber müssen somit im Zusammenhang gesehen werden. Die Collins-Lagerung bedingt zweifellos die geringste hepatozelluläre Schädigung bei elektronenmikroskopischer Untersuchung. Man muß diesen Befund höher bewerten als die Ergebnisse der Adeninnukleotidbestimmungen. Die Adeninnukleotide

Tabelle 2: Zustand der Sinusoide nach PPF- und Collins-Lagerung (Zahlenangaben in mm bei 20000facher Vergrößerung)

	Endotheldicke	Weite des Disséschen Raumes
PPF	20,06 ± 8,08	16,60 ± 5,17
Collins-C2	37,81 ± 14,28	28,57 ± 11,75

scheinen weniger für die Verhinderung einer Zellschädigung als vor allem im Hinblick auf eine Regenerierung des Adeninnukleotidpotentials nach Wiederdurchblutung von Bedeutung zu sein. Die deutliche Diskrepanz zwischen den ähnlichen Adeninnukleotidkonzentrationen nach Collins-, PPF- und Albuminkonservierung und den unterschiedlichen mor-

phologischen Bildern unterstreicht die begrenzte Bedeutung der Adeninnukleotide für die Verhinderung der Zellschädigung.
Die morphometrischen Untersuchungen sinusoidaler Parameter und die hämodynamischen Messungen führten prinzipiell zum gleichen Ergebnis: Bei Collins-Lagerung kommt es zu einer erheblichen Beeinträchtigung der Sinusoide, die bei PPF begrenzt ist. Aus den Messungen der Shunt- und Sinusoidalwiderstände lassen sich dabei folgende Strömungsvolumina errechnen: Vor der Konservierung fließen nahezu 90% des gesamten Strömungsvolumens über das sinusoidale Stromgebiet, nach PPF-Lagerung noch 65%, nach Collins-Lagerung jedoch nur ca. 20%. Inwieweit durch diese Minderdurchblutung der Sinusoide nach Wiederdurchblutung im Empfänger ein zusätzlicher normotherm-ischämischer Schaden besonders nach Collins-Konservierung aufgepropft wird, ist weiter zu untersuchen. Sicher ist, daß unterschiedliche Zellfunktionen und -strukturen bei Anwendung verschiedener Konservierungsverfahren ein unterschiedliches Schädigungsspektrum zeigen können. Auf Grund unserer begrenzten pathophysiologischen Kenntnisse der Zellschädigung sowie der unzureichenden Beurteilungsmöglichkeiten dieser Prozesse lassen sich ursächliche Zusammenhänge bisher nicht aufzeigen. Somit werden die Bemühungen erheblich erschwert, auch nur geringe Verbesserungen der Leberkonservierung zu erreichen. Trotzdem lohnt es sich, Zeit und Mühe zu investieren, da die Lebertransplantation die einzige therapeutische Maßnahme für schwerkranke Patienten darstellen kann.
Literatur kann bei den Verfassern angefordert werden.

Anschr. d. Verf.: OA Dr. sc. med. G. Otto, Chirurgische Klinik des Bereiches Medizin (Charité), DDR-1040 Berlin, Schumannstr. 20/21

Aus dem Pathologischen Institut (Direktor: Prof. Dr. sc. med. H. Simon) des Bereiches Medizin (Charité) der Humboldt-Universität zu Berlin

Automatisierte Mikroskopbildanalyse an tumortragenden Lebern im Rahmen der Lebertransplantation

Von K. Wenzelides, D. Kranz, H. Simon und K. Voss

Seit 2 Jahren hat die Leberchirurgie an der Charité einen hohen Stellenwert. Dies bedeutet auch erhöhte qualitative Anforderungen an den Morphologen. Neben der histologischen Beurteilung der Transplantatlebern gilt es für den Pathologen vor allem, die feingewebliche Charakterisierung von Leberexzisionspräparaten vorzunehmen. So erhielten wir im letzten Jahr Exzisionsmaterial von zwei Leberadenomen und einem hepatozellulären Karzinom. Das Tumormaterial wurde jungen Frauen entnommen, die längere Zeit Kontrazeptiva eingenommen hatten. Seit Einführung oral anwendbarer Steroide mit kontrazeptiver Wirkung wurde wiederholt über das Auftreten von Nebenwirkungen an der Leber berichtet. In den letzten Jahren mehren sich die Mitteilungen über den Zusammenhang zwi-

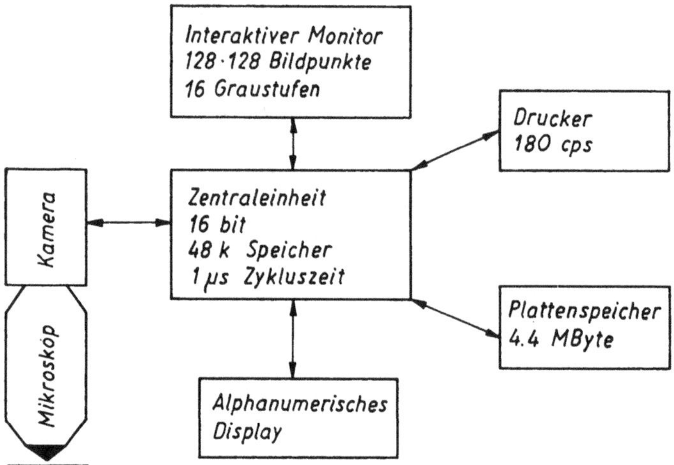

Abb. 1. Hardware-Konfiguration des Mikroskopbildanalysesystems AMBA

schen der Einnahme von Kontrazeptiva und dem Auftreten von gutartigen Lebertumoren (Düsel u. Mitarb., 1980), in extrem seltenen Fällen auch von Leberkarzinomen (Neuberger u. Mitarb., 1980; Nime u. Mitarb., 1979).

Unser Anliegen war es, am vorliegenden Material zu prüfen, ob es Kriterien gibt, die die Möglichkeit eines schrittweisen Überganges von der häufigen Kontrazeptivahepatose zu den seltenen Lebertumoren wahrscheinlich machen. Diese Untersuchungen wurden mit einem System zur automatischen Mikroskopbildanalyse (AMBA) durchgeführt.

Mit dieser modernen Methode ist es möglich, innerhalb kürzester Zeit eine große Menge quantitativer Daten aus einem histologischen Präparat zu ermitteln. Unser System (Simon u. Mitarb., 1980) setzt sich aus folgenden Einzelbausteinen zusammen (Abb. 1 und 2): Die elektronisch steuerbare Kamera (Image Dissector ODD, Princetone, USA) erlaubt die freie Aussteuerung eines Bildpunktes und die lineare bzw. logarithmische Messung der Lichtintensität dieses Bildpunktes mit einer Genauigkeit von 10 bit.

Der Prozeßrechner EPR 1100 (Krupp-Atlas-Elektronik, BRD) ist bisher in der Medizin in den Kandi-Systemen eingesetzt worden. Seine Konfiguration und seine Peripherie erlauben einen optimalen Einsatz in der AMBA. Insbesondere der interaktive Monitor gestattet bei entsprechender Programmierung sowohl die ständige Kontrolle der im Rechner ablaufenden Bild- und Objektanalyse als auch über den Lichtgriffel den direkten Eingriff in das Bild (Abb. 3).

Auf dieser Basis wurde ein Programmsystem aufgebaut (Voss u. Mitarb., 1981), wobei die einzelnen Unterprogramme durch ein programmiertes Minibetriebssystem miteinander verkoppelt werden.

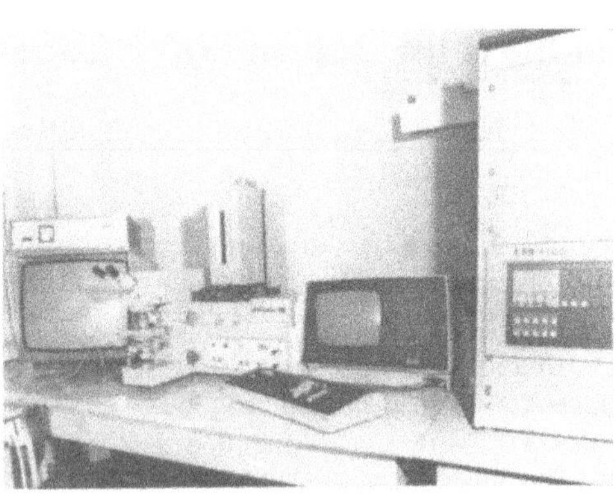

Abb. 2. Bildanalysesystem AMBA mit Rechner, Display, Mikroskop, Kamera und Monitor (von rechts nach links)

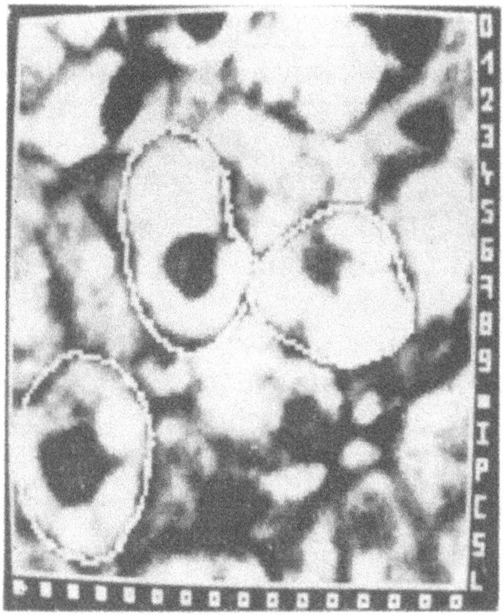

Abb. 3. Digitalisiertes Monitorbild von Lebergewebe mit Lichtgriffelumrandung der Zellgrenzen

Die Algorithmen, die diesen Unterprogrammen zugrunde liegen, sind durch jahrelange Erfahrung ständig verbessert worden. Es konnte so eine immer stärkere Anpassung an die morphologischen Fragestellungen erreicht werden. Die Abtastung eines Teilbildes von 128×128 Bildpunkten (Intensitätsmessung, Digitalisierung, Grauwertberechnung und Speicherung im Computer) dauert etwa 1,3 Sekunden.

Allein mit dieser Technik läßt sich aber noch keine optimale Bildanalyse vornehmen. Voraussetzung ist eine gute Präparationstechnik, d. h. die Fixierung, die Herstellung der histologischen Schnitte und die Färbung der Gewebestrukturen müssen mit großer Sorgfalt unter standardisierten Bedingungen erfolgen.

Unser Untersuchungsmaterial (KRANZ u. Mitarb., 1980) umfaßte eine große Stichprobe histologischer Präparate von gesunden Lebern und kontrazeptivabedingten Hepatosen unterschiedlicher Schweregrade (Leberbiopsien) und Einzelpräparate, die aus dem Operationsmaterial (Leberzelladenome, ein hepatozelluläres Karzinom) gewonnen wurden. Für die automatische Mikroskopbildanalyse wurden 4 µm dicke Schnitte verwendet und durch ausgewählte Färbungen (Feulgen, Feulgen-Lichtgrün, Kresylviolett) unterschiedliche Parameter ermittelt. Die Ergebnisse sind der Tabelle 1 zu entnehmen.

Die Meßergebnisse stellen Mittelwerte von mehr als 500 Objekten eines Kresyl-Violett-Präparates (Zeile 3, 4, 5) bzw. Mittelwerte von mehr als 20 Feulgen- bzw. Feulgen-Lichtgrün-Präparaten (Zeile 1, 2) dar. Die statistisch bedingten Fehler der aufgeführten Zahlen sind in jedem Fall kleiner als 5%. Die in der 3. Zeile aufgetragenen Werte repräsentieren eine extreme Kontrazeptivahepatose, wie sie normalerweise nicht im Biopsiematerial unseres Instituts vorkommt.

Zu den auffälligsten zytopathologischen Erscheinungen unserer Zellanalyse gehören Veränderungen der Kern- und Nukleolenfläche; Erscheinungen, wie sie bereits im Tierexperiment nach Intoxikation und Kanzerisierung der Rattenleber beobachtet worden sind (BANNASCH, 1975; GRUNDMANN, 1954). Bei der kontrazeptivabedingten Schädigung erfolgt in Abhängigkeit von deren Schweregrad eine ständige Zunahme der Kernfläche, während die mittlere Extinktion (EXTM) und Zentrierung (ZNTR) sowie ZSTE, SGFL und ZSIN abnehmen. Beim hepatozellulären Karzinom werden die Kerne derart aufgehellt, daß mit dem für alle Messungen verwendeten Standardprogramm relativ wenige erfaßt wurden und eine statistische Sicherung dadurch nicht möglich war. Im Karzinomgewebe konnten auch keine Sternzellen mehr registriert werden; die peliosisartigen Erweiterungen der Sinusoide im Adenomgewebe wurden von vornherein nicht berücksichtigt.

Die Abnahme der Dichte des Chromatins (Extinktion) bedeutet nicht unbedingt eine Verringerung der Gesamtmenge von

Tabelle 1: Untersuchung von Leberpräparaten mittels automatisierter Mikroskopbildanalyse

Leberveränderung	KOFL	EXTM	ZNTR	NUKF	FLVH	NUKZ	ZSTE	SGFL	ZSIN
Normalleber	1706	602	0,76	184	0,11	1,32	38	276	41
kontrazeptiva-bedingte Hepatose	1822	633	0,74	201	0,11	1,35	64	424	54
kontrazeptivabedingte Hepatose in dem nicht-adenomtragenden Leberlappen (Nadelbiopsie)	1890	570	0,61	221	0,12	1,09	62	754	84
hepatozelluläres Adenom	2628	460	0,51	272	0,11	0,95	5	192	33
hepatozelluläres Karzinom	2594	—	—	370	0,15	1,19	—	—	—

Abkürzungen:

KOFL = mittlere Fläche der Leberzellkernanschnitte
EXTM = mittlere Dichte des Chromatins in den Leberzellkernanschnitten
ZNTR = mittlere Zentrierung (Verteilung) des Chromatins in den Leberzellkernanschnitten
NUKF = mittlere Fläche der Nukleolenanschnitte je Leberzellkernanschnitt
FLVH = NUKF/KOFL
NUKZ = mittlere Anzahl der Nukleolenanschnitte je Leberzellkernanschnitt
ZSTE = mittlere Anzahl der Sternzellkernanschnitte je Gesichtsfeld
SGFL = mittlere Gesamtfläche aller Sinusoidanschnitte je Gesichtsfeld
ZSIN = mittlere Anzahl der Sinusoidanschnitte je Gesichtsfeld

DNA. Dieser Effekt kann durch eine Zunahme der Größe der Kerne und damit der mittleren Fläche der Leberzellkernanschnitte (KOFL) kompensiert oder sogar überkompensiert werden.
Aus der Tabelle ist weiterhin zu ersehen, daß Änderungen der Mittelwerte beim Übergang in eine andere Krankheitsgruppe auch sprunghaft erfolgen. So kann der Abfall von NUKZ beim Übergang von der kontrazeptivabedingten Hepatose zur extrem gesteigerten Kontrazeptivahepatose bereits ein erster Hinweis auf eine beginnende Gewächsbildung sein. Die eigentliche Malignisierung ist am Verhalten der NUKF und des FLVH abzulesen. Beide Werte nehmen beim Übergang zum Karzinom sprunghaft zu, d. h., die Größenzunahme des Nukleolus übertrifft sogar die des Leberzellkerns.
Unsere Meßergebnisse deuten auf einen schrittweisen Übergang von der kontrazeptivabedingten Hepatose über das hepatozelluläre Adenom bis zum Karzinom hin. Durch weitere, vor allem experimentelle Untersuchungen wollen wir diese Ergebnisse untermauern.
Literatur kann bei den Verfassern angefordert werden.

Anschr. d. Verf.: Dr. K. Wenzelides, Pathologisches Institut des Bereiches Medizin (Charité), DDR-1040 Berlin, Schumannstr. 20/21

Aus der Nuklearmedizinischen Klinik (Direktor: Prof. Dr. sc. med. H. J. Correns) und Chriurgischen Klinik (Direktor: Prof. Dr. sc. med. H. Wolff) des Bereiches Medizin (Charité) der Humboldt-Universität zu Berlin

Nuklearmedizinische Diagnostik bei der Lebertransplantation — Möglichkeiten und erste Ergebnisse

Von K. Buchali, H. J. Correns, Karin Sydow uud H. Wolff

Trotz bisher geringer eigener Erfahrungen mit Versuchstieren und bei Patienten nach Lebertransplantation stellen sich einige Indikationen nuklearmedizinischer Verfahren heraus:

— Nachweis von Suffizienz und Durchgängigkeit der Gallenwegs- und Gefäßanastomosen
— Nachweis bzw. Ausschluß intrahepatischer Komplikationen, wie Infarkte, Abszesse, Tumorrezidive
— Früherkennung einer Rejektion
— Beurteilung der Funktion der Leberzellen (Verlaufskontrollen)
— getrennte Funktionsbeurteilung beider Lebern nach auxiliärer Transplantation.

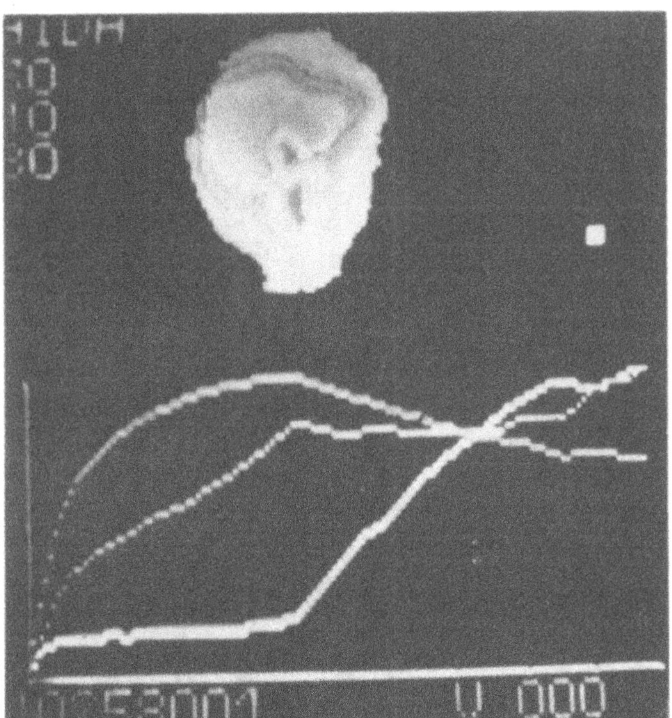

Abb. 1. Funktionskurven über Leber, Gallenblase und Duodenum (von oben nach unten) nach Injektion von ^{99m}Tc-Hida bei Zustand nach orthotoper Lebertransplantation mit Choledocho-Choledochostomie. Unauffälliger Funktionszustand

Mehrfache und kurzfristige Kontrollen dieser morphologischen und funktionellen Größen erfordern einfache, nichtinvasive Verfahren, die auch einem schwerkranken Patienten zumutbar sind.

Durch Einsatz des ^{99m}Tc-HIDA sind funktionell-morphologische Aussagen über die Gallenausscheidung möglich (Abb. 1 und 2), die noch bei höheren Graden eines Ikterus über Abflußstörungen und ihre Lokalisation Auskunft geben können. Besonders zusammen mit den Möglichkeiten der genaueren morphologischen Analyse durch Sonographie stellt das Verfahren eine wesentliche Bereicherung dar. Dies wird durch die Erfahrungen von Starzl unterstrichen, daß nahezu alle Lebertransplantierten mit längerer Überlebenszeit einen Ikterus aufweisen und Spättodesfälle überwiegend infolge biliärer Obstruktion auftreten.

Szintigramme mit verschiedenen Radiopharmaka zeigen die Verteilung funktionstüchtigen Parenchyms. Zugleich erlauben sie eine Größenbeurteilung der Leber. Intrahepatische Prozesse sind allerdings erst bei einer Größe über 2 cm nachweisbar, so daß der isolierte Einsatz des

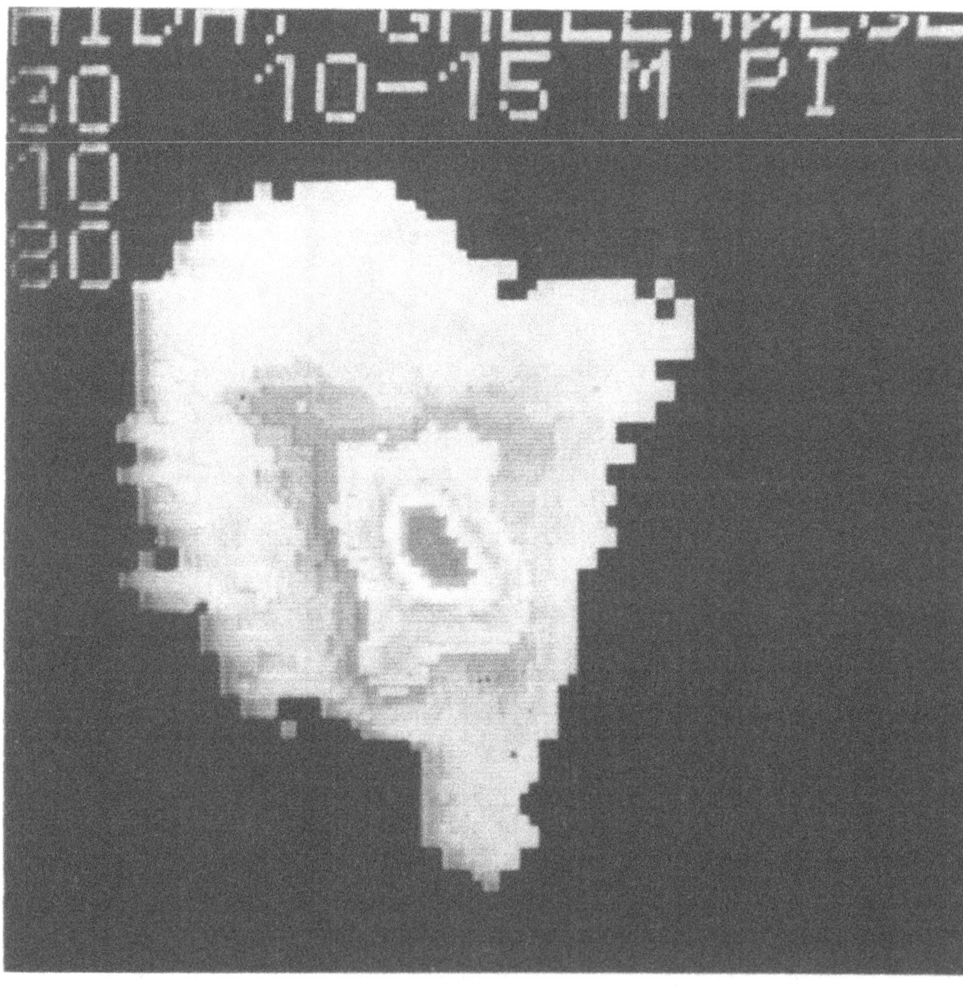

Abb. 2. Gleicher Patient wie Abb. 1. Darstellung der Gallengewebe: Y-förmige Figur der Ductus hepatici und des Choledochus, kleine Gallenblase, beginnender Abfluß ins Duodenum

Szintigramms von der Sonographie abgelöst werden wird.
Für die Früherkennung einer Rejektion scheint neben immunologischen und biochemischen Parametern die Leberdurchblutung wesentlich zu sein, findet sich doch nach GROTH im Beginn eine zentrilobuläre Stauung der Lebersinus mit nachfolgender zentraler Läppchennekrose. Dabei wird offenbar das portale Niederdrucksystem funktionell am stärksten beeinträchtigt. Für Messungen der Leberdurchblutung haben wir das Edelgasauswaschverfahren nach Inhalation von ^{133}Xe in einer eigenen Berechnungsvariante entwickelt. Der Vorteil dieser nichtinvasiven Methode liegt in der Bestimmung der echten Parenchymdurchblutung auf der Ebene der Sinusoide, zumal globale Dilutionsmethoden durch intrahepatische Shunts verfälscht werden können.

Tabelle 1: Leberdurchblutungsmessung nach intraarterieller Injektion von ^{133}Xe bei Schweinen nach experimenteller auxiliärer Lebertransplantation. Auffällig starke Einschränkung der portalen Durchblutung bei reduzierter Transplantatfunktion (letzte drei Tiere)

Schwein	Transplantat art.	Transplantat port.	eig. Leber art.
1	82	150	24
Isolde	54	220	108
Fritz	53	250	26
Detlev	42	63	46
Favorit	33	37	106
Wildfang	—	0	63

Eine Aufteilung in die arterielle und portale Fraktion ist allerdings bisher nur invasiv möglich. Bei der experimentellen Transplantation zeigt sich dann die bereits erwähnte starke Beeinträchtigung des portalen Stroms bei schlecht funktionierenden Lebern (Tab. 1). Die Durchblutungsmessung mit ^{133}Xe eignet sich zusätzlich zur Voruntersuchung von Spenderorganen. In Tierexperimenten fanden wir teilweise eine erhebliche Minderperfusion peripherer Leberabschnitte, die nach Einsatz einer verbesserten pulsatilen Perfusion nicht mehr beobachtet wurde.
Die Beurteilung der Funktion der Hepatozyten mit ^{131}J-Bromsulfan (BSP) ist vorwiegend für die Einschätzung der Organleistung in der Langzeitkontrolle und für die Beurteilung auxiliärer Transplantate von Bedeutung. Im letzteren Fall reicht die globale BSP-Umsatzrate nicht aus. Verfahren zur getrennten Bestimmung der Funktion beider Lebern sind noch Gegenstand weiterer Untersuchungen.
Der Einsatz des hier skizzierten Repertoires erlaubt eine Beurteilung aller Zellsysteme der Leber. Völlig offen sind für uns noch die Fragen der Sauerstoffaufnahme und des Energiestoffwechsels der Leberzelle, die nach gegenwärtigem Wissen nur mit ultrakurzlebigen Zyklotronnukliden ermittelt werden können.
Literatur kann bei den Verfassern angefordert werden.

Anschr. d. Ver.: OA Doz. Dr. sc. med. K. Buchali, Nuklearmedizinische Klinik und Poliklinik des Bereiches Medizin (Charité), DDR-1040 Berlin, Schumannstr. 20/21

Aus der Chirurgischen Klinik (Direktor: Prof. Dr. sc. med. H. Wolff) des Bereiches Medizin (Charité) der Humboldt-Universität zu Berlin

Die auxiliäre Lebertransplantation im Tierexperiment

Von H. Pahlig

Der Versuch, Lebergewebe zu transplantieren, reicht bis ins vergangene Jahrhundert zurück. Bereits 1898 berichtete Ribbert über die heterotope Transplantation von kleinen Leberfragmenten und isolierten Leberzellen bei Ratten und Mäusen ins Subkutangewebe, in Lymphknoten, das Mesenterium, die vordere Augenkammer, in Nieren und Milz. In allen Fällen kam es zur raschen Regression des Gewebes ohne Nachweis einer auch nur vorübergehenden Funktionsaufnahme.

Seit 1952 wurden experimentelle Arbeiten intensiviert, größere Leberanteile zu transplantieren, sie mit einer eigenen Zirkulation zu versehen und damit eine Funktionsaufnahme zu erreichen. So berichteten seit 1952 Van der Heyde und Mitarb. und seit 1956 Goodrich und Welch über Teilerfolge bei der autologen, heterotopen Leber- oder Leberteiltransplantation im Hunde- und Schweineexperiment. Im Langzeitversuch kam es jedoch nach wie vor zur progredienten Atrophie des Transplantates und Funktionsverlust spätestens 8 Monate post transplantationem. Die genannten Wissenschaftler versuchten neben zahlreichen anderen Autoren, diese Ergebnisse besonders dadurch zu verbessern, daß sie durch veränderte Insertionstechniken eine Optimierung der totalen Leberdurchblutung anstrebten.

Mit diesen Modellen wurde der grundsätzliche Beweis angetreten, daß ein heterotop transplantiertes Organ zur Funktionsaufnahme gebracht werden kann. Nach wie vor ist es jedoch augenfällig, daß nach unterschiedlich langer Zeit ein Funktionsverlust zu verzeichnen ist. Morphologisch ist er gekennzeichnet durch zunehmende Leberzellnekrose, Verfettung und Fibrosierung bis zur kompletten Atrophie des Organs.

Ursächlich werden verschiedene Gründe für diesen Verlauf diskutiert:

1. Konservierungsschäden
2. Immunologische Prozesse
3. Hämodynamische Faktoren — besonders unphysiologisch niedriger Druck in der und unphysiologisch niedriger Flow durch die Pfortader
4. Mangel an Faktoren, die für die Leberzellfunktion und die Leberzellregeneration essentiell sein sollen, z. B. Glukagon, Insulin und ein bisher nicht identifizierter sog. hepatotropher Faktor
5. Eine gegensätzliche Beeinflußbarkeit von Wirts- und Spenderleber, die sog. interliver competition.

Nach den ersten erfolgreichen orthotopen humanen Lebertransplantationen Mitte der 60er Jahre führten Fortner und Mitarb. im Memorial Hospital for Cancer, New York City, im April 1969 die erste heterotope Transplantation durch. Als Indikation kommen in Betracht:

- Leberzirrhose im Terminalstadium
- Gallengangsatresie
- in der Leber lokalisierte metabolische Defekte
- akutes toxisches Leberversagen.

Theoretisch sind von der auxilären gegenüber der orthotopen Organtransplantation drei Vorteile zu erwarten:

1. Das Operationstrauma durch die Empfängerhepatektomie entfällt.

2. Die Implantation der Spenderleber ist operationstechnisch weniger riskant.
3. Die Restfunktion der eigenen Leber bleibt dem Empfänger erhalten.

Die klinische Praxis konnte jedoch diese theoretischen Erwartungen nicht bestätigen. Von April 1969 bis Oktober 1980 wurden international insgesamt 44 heterotope Lebertransplantationen durchgeführt, davon 7 von der Arbeitsgruppe um FORTNER. Von diesen Patienten überlebte einer 3 Monate, einer 8 Monate post transplantationem, und ein dritter lebt nun länger als 6 Jahre bei Wohlbefinden. Alle anderen kamen in der unmittelbar postoperativen Phase zwischen 1. und 36. Tag ad exitum.

Diese Erfahrungen haben offensichtlich eine gewisse Resignation bewirkt, was am deutlichsten durch zwei Zahlen ausgedrückt werden kann: Von 1969–1973 liegen Publikationen über 34 Transplantationen vor, von 1973–1980 nur noch über 10. Die unbefriedigenden Ergebnisse rechtfertigen es unseres Erachtens jedoch nicht, den endgültigen Wert dieser Behandlungsmethode zu bestimmen. Zu viele Fragen sind noch ungeklärt und stehen der Bearbeitung offen.

Wir haben deshalb tierexperimentelle Arbeiten zu diesem Thema aufgenommen. Im Januar 1980 begannen wir mit Versuchen zur homologen heterotopen Lebertransplantation beim Schwein. Verwendet wurden antigenfrei aufgezogene Minischweine mit einem durchschnittlichen Gewicht von 25 kg.

Wir binden an dieses Modell folgende, vorläufige Fragestellungen:

1. Realisierung einer Implantationsvariante, bei der weitgehend physiologische Parameter der Hämodynamik geschaffen werden.
2. Das der Vena portae zugeführte Blut soll in seiner Zusammensetzung ebenfalls den physiologischen Verhältnissen nahekommen.
3. Im Langzeit-Überlebensversuch sollen das funktionelle Verhalten und die morphologische Entwicklung beider Organe durch biochemische, histologische, angiographische und nuklearmedizinische Verlaufskontrollen verfolgt werden.

Seit Mai 1980 haben wir unsere Versuchsreihe unter nun standardisierten Modellbedingungen begonnen. Die Spenderhepatektomie erfolgt in typischer Weise:

— Isolierung des Ductus choledochus und der Vena portae im Ligamentum hepatoduodenale.
— Isolierung der supra- und infrahepatischen Vena cava inferior.
— Präparation des Truncus coeliacus und eines langen Aortensegmentes.
— Hepatektomie nach in situ begonnener Schwerkraftperfusion durch die Vena portae.

Die Transplantation wird in folgender Weise durchgeführt (Abb. 1):

— End-zu-Seit-Anastomose der infrahepatischen V. cava des Spenders mit

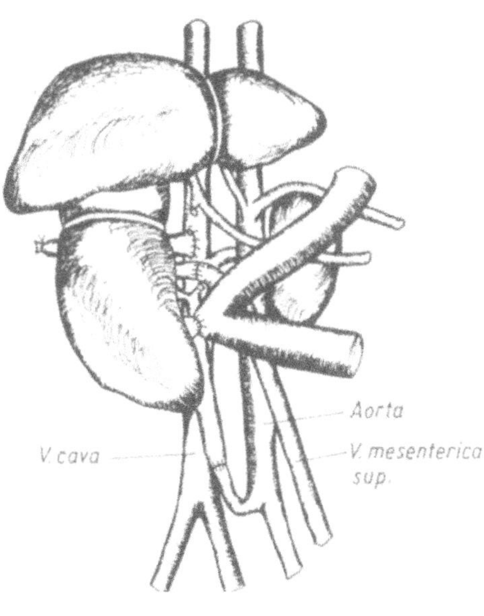

Abb. 1. Gefäßanastomosen und Galleableitung bei der homologen heterotopen Lebertransplantation beim Schwein (nach WOLFF, 1978)

der V. cava inferior des Empfängers zentral der Nierenvenenzuflüsse.

- End-zu-End-Anastomose der Spenderpfortader mit der V. mesenterica superior, die unmittelbar peripher des Milzvenenzuflusses abgetrennt wird.
- End-zu-End-Anastomose der A. hepatica über das mitpräparierte Aortensegment mit der hochgeschlagenen A. iliaca dextra.
- Die suprahepatische V. cava inferior wird ligiert, der Ductus choledochus blind verschlossen und die Galleableitung über eine Cholezystojejunostomie realisiert.

Mit dieser Transplantationstechnik nach WOLFF erreichen wir Flow-Werte durch die A. hepatica von durchschnittlich 260 ml/min und die V. portae von durchschnittlich 410 ml/min nach der Transplantation, während wir vor der Transplantation bei der Wirtsleber in diesen Gefäßen Durchflußgrößen von durchschnittlich 300 bzw. 650 ml/min gemessen haben. Der portale Durchfluß durch die Wirtsleber wird damit also nach Abtrennung der V. mesenterica um durchschnittlich zwei Drittel reduziert.

Bisher wurden nach dieser Methode 17 Transplantationen durchgeführt. Sechs Tiere kamen unmittelbar post operationem ad exitum. Vier Tiere überlebten bis zu 3 Wochen, 7 Tiere länger als 6 Wochen. Die Todesursache derjenigen Versuchstiere, die die unmittelbar postoperative Phase überlebten, war in jedem Fall durch Sekundärkomplikationen bedingt; die frühen Todesfälle sind operationstechnisch begründet.

Von 7 Schweinen, die länger überlebten, wurde in der 6. postoperativen Woche die Transplantatfunktion durch angiographische und nuklearmedizinische Untersuchungen überprüft. Das Endergebnis war fünfmal sehr gut, einmal gut und einmal schlecht.

Nachfolgend wird eine Auswahl angiologischer und nuklearmedizinischer Nachuntersuchungsergebnisse demonstriert:

- Mit unserer operationstechnischen Variante ist die Funktionsaufnahme eines heterotopen Lebertransplantates zu erreichen.
- Besonders nuklearmedizinische Ergebnisse zeigen, daß die Spenderleber der Wirtsleber funktionell gleichwertig, in einigen Fällen sogar überlegen sein kann.
- Bioptisch-histologische Verlaufsuntersuchungen ergeben deutliche Befunde einer Reaktion an beiden Organen, wobei die Spenderleber quantitativ stärker betroffen ist.

Literatur kann beim Verfasser angefordert werden.

Anschr. d. Verf.: OA Dr. med. H. Pahlig, Chirurgische Klinik des Bereiches Medizin (Charité), DDR-1040 Berlin, Schumannstr. 20/21

Aus der Chirurgischen Klinik (Direktor: Prof. Dr. sc. med. H. Wolff) des Bereiches Medizin (Charité) der Humboldt-Universität zu Berlin

Hämodynamische und metabolische Veränderungen während der anhepatischen Phase im Tierexperiment

Von G. Staffa

Die Leber ist das unentbehrliche zentrale Stoffwechselorgan des Organismus. Der totale Ausfall des Organs führt in kürzester Zeit zum Tod des Individuums.

Zur Darstellung eines leberlosen Organismus kommen folgende Möglichkeiten in Betracht:

1. Die funktionelle Hepatektomie

   Das Organ verbleibt in der Bauchhöhle, wird jedoch durch Unterbindung aller versorgenden Gefäße vom übrigen Organismus isoliert und funktionsunfähig gemacht.
2. Die totale chirurgische Exstirpation der Leber

   a) Mehrschritt-Hepatektomie: 2–3 Eingriffe mit Ausbildung von Umgehungskreisläufen und Entfernung der Leber beim letzten Eingriff.

   b) Einzeitige Hepatektomie: Entfernung von Leber und intrahepatischer V. cava en bloc sowie prothetische Überbrückung des Gefäßdefektes in einem Eingriff.

Wir nahmen an 22 Läuferschweinen eine einzeitige totale chirurgische Hepatektomie vor und überbrückten den Gefäßdefekt durch eine h-förmige Glasrohrprothese. An diese Prothese wurden die V. portae (A) sowie die infra- und suprahepatische V. cava (B und C) angeschlossen (Abb. 1). Postoperativ erhielten die Tiere eine kontinuierliche Infusion von 5%iger Glukose (350 mg/kg/h).

Intraoperativ kam es bei der zeitweiligen Abklemmung der Vv. cava inferior und

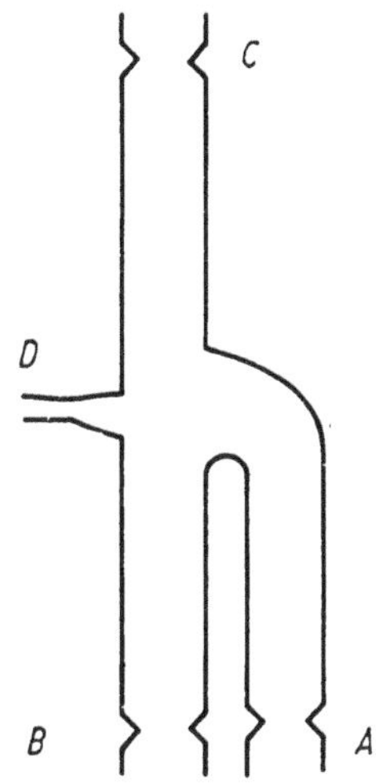

Abb. 1. h-förmige Glasrohrprothese

portae zu einem erheblichen Abfall des mittleren arteriellen Blutdrucks von durchschnittlich 13,3 kPa (100 mm Hg) auf 6,7 kPa (50 mm Hg), der sich bei Freigabe der Durchblutung wieder normalisierte (Abb. 2). Zu diesem Zeitpunkt trat eine metabolische Azidose auf, die durch die Einschwemmung saurer Metabolite, besonders aus dem Portalgebiet, in den allgemeinen Kreislauf bedingt war (Abb. 3).

Nach der Entfernung der Leber beobachteten wir folgende Veränderungen:

- einen erheblichen Abfall der Körpertemperatur (kühle Infusionen, erhöhter Wärmeverlust, fehlende Wärmeproduktion);
- ein kontinuierliches Absinken des mittleren arteriellen Blutdrucks;

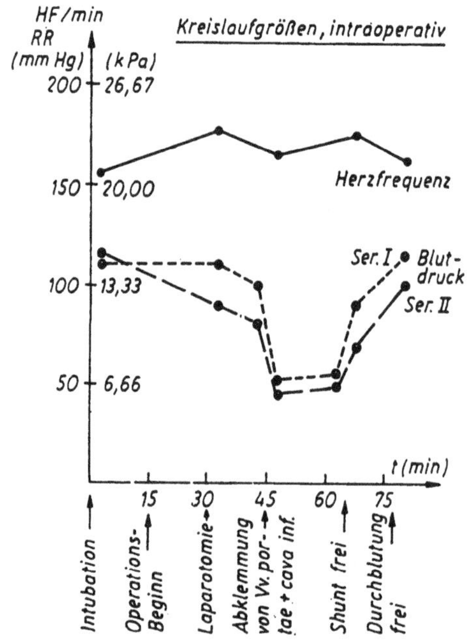

Abb. 2. Verhalten der Herzfrequenz und des arteriellen Blutdrucks während der totalen Hepatektomie beim Schwein

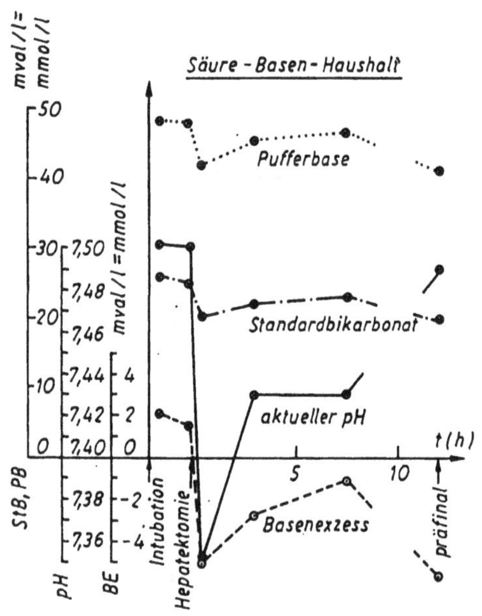

Abb. 3. Beeinflussung des Säure-Basen-Haushalts beim Schwein durch eine totale Hepatektomie

— eine nachlassende Urinproduktion, besonders nach der 5. Stunde;
— ein Absinken der Hämoglobin- und Hämatokrit-Werte;
— einen rapiden Abfall von Eisen und Kupfer im Serum;
— einen Anstieg des Serum-Kaliums nach der 5. Stunde bei Konstanz aller übrigen wesentlichen Elektrolyte;
— eine deutliche Zunahme des Serum-Bilirubins;
— eine progrediente Hypoproteinämie und Hypalbuminämie, wobei sich elektrophoretisch der Anteil der Plasmaproteinfraktionen nicht wesentlich veränderte;
— eine Anhäufung von Ammoniak bei gleichzeitigem Schwund von Harnstoff im Serum;
— eine deutliche Erhöhung von SGOT und AP bei geringer Verminderung der SGPT;
— einen Anstieg von Pyruvat und Laktat in konstanter Relation zueinander bei gleichzeitigem Abfall von ATP im Blut.

Die beschriebenen Veränderungen waren z. T. primärer Art, d. h. direkt auf den Ausfall spezifischer Leberfunktionen zurückzuführen, teilweise jedoch auch sekundärer Natur infolge zahlreicher und komplexer Störungen im gesamten Restorganismus.
Die pathophysiologischen Reaktionen des leberlosen Organismus und deren kausale Zusammenhänge sind noch nicht erschöpfend bearbeitet und geklärt. Fortschritte auf diesem Gebiet sind nur von interdisziplinär durchgeführten Forschungsarbeiten zu erwarten.
Literatur kann beim Verfasser angefordert werden.

Anschr. d. Verf.: Dr. med. G. Staffa, Chirurgische Klinik des Bereiches Medizin (Charité), DDR-1040 Berlin, Schumannstraße 20/21

Aus der Chirurgischen Klinik (Direktor: Prof. Dr. sc. med. H. Wolff) des Bereiches Medizin (Charité) der Humboldt-Universität zu Berlin

Die Pankreastransplantation im Experiment

Von H. Lippert

Einen wichtigen Platz in der experimentellen und klinischen Diabetologie nehmen die Bemühungen zur weiteren Verbesserung der Therapie ein, wobei auch völlig neue Behandlungswege beschritten werden. Die Diabetesmorbidität und die mit der Zuckerkrankheit verbundenen Komplikationen nehmen zu. Es steigt die gesundheitspolitische Bedeutung dieser Erkrankung, was auch in der Vielfalt der notwendigen Forschungsrichtungen zum Ausdruck kommt.

Mit der Anwendung des Insulins war es möglich, die unmittelbare Lebensbedrohung abzuwenden und einen bedingt gesunden Zustand herzustellen. Durch exogen zugeführtes Insulin gelingt es jedoch auch heute nicht, die Spätkomplikationen, wie Angio-, Nephro- und Retinopathie, zu verhindern.

Auch mit chirurgischen Maßnahmen wird gegenwärtig versucht, einen Diabetes mellitus zu beeinflussen. Hierzu gehören die Implantation einer künstlichen B-Zelle, die Transplantation isolierter Langerhansscher Inseln, über die Herr Lorenz berichtete, und die Pankreastransplantation.

Erstmals führten Lillehei und Mitarb. 1966 die Pankreasverpflanzung beim Menschen durch. Bis Oktober 1977 wurden 57 klinische Pankreastransplantationen registriert (ACS/NIH Registry 1977). Die längste Überlebenszeit betrug 4,6 Jahre. Das Pankreas wurde zusammen mit dem Duodenum oder als isoliertes Organ (Texeira, 1970) verpflanzt.

Largiader führte 1975 die iliakale Verpflanzung mit Anschluß an eine ausgeschaltete Dünndarmschlinge durch. Gliedman (1973) bevorzugte die Anastomosierung von Pankreasgang und Ureter und erreichte die längste Überlebenszeit.

Die Indikation zur Pankreastransplantation war der juvenile Diabetes mellitus, der bereits zur Niereninsuffizienz geführt hatte. Eine kombinierte Transplantation von Pankreas und Niere wurde deshalb in einigen Fällen durchgeführt (Merkel und Mitarb., 1971). Ein durchgreifender Erfolg wurde jedoch nicht erzielt. Ein beträchtlicher Teil der Mißerfolge war auf schwere Pankreatitiden, Thrombosierung der Gefäße und frühzeitige Duodenaltransplantatabstoßung zurückzuführen.

Das hohe operative Risiko, die nicht zu beherrschenden Komplikationen und der frühzeitige Funktionsverlust der Transplantate waren Gründe, die zu einer deutlichen Abnahme der klinischen Pankreastransplantationen führten. Neue Verfahren mußten experimentell überprüft werden. Eine wesentliche Komplikationsquelle, die exokrine Sekretion, mußte ausgeschaltet werden, und es sollte nur soviel Pankreasgewebe verpflanzt werden, wie zur Beeinflussung einer diabetischen Stoffwechsellage notwendig ist.

Erste Erfolge konnte Dubernard aufzeigen, der die Verpflanzung eines Pankreassegmentes nach Okklusion des Pankreasgangsystems mit Neoprene^R-Lösung, einer Latexverbindung, vornahm. Sutherland und Mitarb. erarbeiteten eine Methode der intraperitonealen Pankreassekretableitung nach Pankreasteiltransplantation. Keines der Verfahren konnte sich entscheidend durchsetzen.

30% der so behandelten Patienten verstarben an den postoperativen Komplikationen.

Wir haben an der Chirurgischen Klinik der Charité im Rahmen der HFR „Gewebe- und Organtransplantation" verschiedene Versuchsserien zur autologen und allogenen Pankreassegmentverpflanzung mit dem Ziel durchgeführt, unterschiedliche Möglichkeiten der Beeinflussung der exokrinen Pankreassekretion zu testen. Um immunologische Faktoren auszuschließen und operationstechnische Verfahren zu überprüfen, führten wir an 35 Hunden die Pankreasautotransplantation durch.

Die Versuchsgruppe bestand aus

16 Hunden mit offener, intraperitonealer Pankreasgangableitung,

12 Hunden mit Neoprene[R]-okkludiertem Pankreasgang,

7 Hunden mit Ethibloc[R]-okkludiertem Pankreasgang und

10 Hunden als diabetische Vergleichstiere (Pankreatektomie).

Der lienale Pankreasanteil wurde präpariert und nach Kanülierung der A. lienalis perfundiert. Zur Perfusion verwendeten wir eine auf 8°C gekühlte Euro-Collins-Lösung unter Zusatz von 10000 E Contrykal[R] und 5000 E Heparin/l. Nach Entnahme des Pankreasanteils wurde die Gangokklusion unter Druckkontrolle vorgenommen, und während der extrakorporalen Auswaschperfusion erfolgte die Restpankreatektomie, um einen experimentellen Diabetes mellitus zu erzeugen. Der lienale Pankreasanteil wurde in die rechte Leistenbeuge implantiert. Die Gefäßanastomosierung wurde mit einer End-zu-Seit-Naht zwischen der Arteria und Vena lienalis des Transplantates und den Iliakalgefäßen durchgeführt. In der Gruppe mit offenem Pankreasgang nähten wir die Schnittfläche des Transplantates in einen Peritonealschlitz ein, um so eine Sekretableitung zu gewährleisten.

In den Versuchsserien „allogene Transplantation" erzeugten wir den Diabetes mellitus 14 Tage vor der Transplantation ebenfalls durch eine Pankreatektomie.

Die immunologische Spender-Empfänger-Auswahl erfolgte mit dem Elektrophorese-Mobilitäts-Test.

Bei der autologen, heterotopen Pankreassegmenttransplantation war die Überlebenszeit der transplantierten Tiere nur um wenige Tage länger als die der diabetischen Vergleichshunde. Nach Blockade der exokrinen Sekretion mit Neoprene[R] war die Überlebenszeit kürzer als die der diabetischen Vergleichstiere.

Die Glukosetoleranztests 7 Tage nach der Transplantation zeigten einen signifikant besseren Verlauf als bei den diabetischen Kontrollen, und die glukosestimulierten Insulinwerte lagen im unteren Bereich der Norm.

Bei der allogenen heterotopen Pankreassegmenttransplantation wurde nach offener Gangableitung, Immunsuppression mit Azathioprin und exokriner Blockade des Transplantates mit Neoprene[R] und Ethibloc[R] in allen drei Gruppen eine signifikante Blutzuckersenkung erreicht (Abb. 1). Die Amylasewerte stiegen nach der Transplantation stark an, normalisierten sich aber innerhalb von 6—10 Tagen.

Die Funktionsüberprüfung der allogenen Transplantate mit dem i. v. Glukosetoleranztest am 7. Tag nach der Transplantation zeigte nahezu normale Blut-

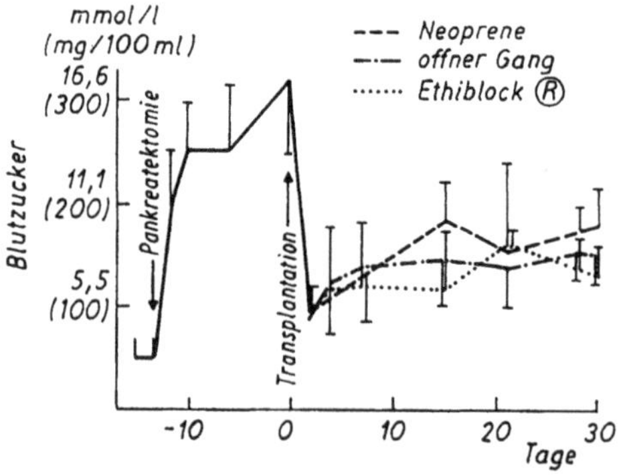

Abb. 1. Blutzuckernüchternverlauf nach segmentaler Pankreastransplantation bei diabetischen Hunden

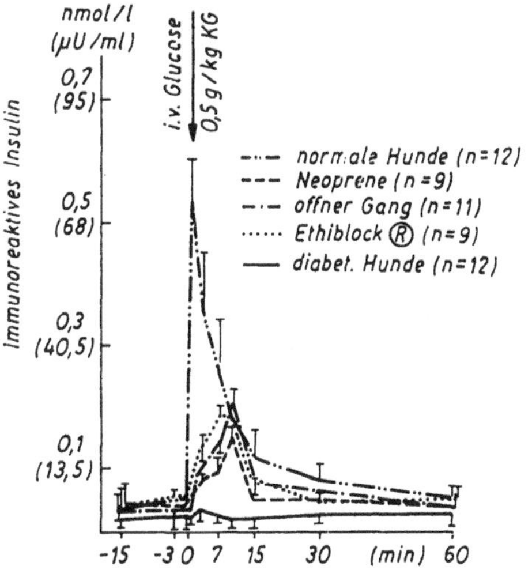

Abb. 2. Insulinspiegel im Blut 14 Tage nach segmentaler Pankreastransplantation bei diabetischen Hunden

zuckerverläufe. 14 Tage nach der Transplantation wurden nur noch in der Gruppe mit offener Gangableitung und nach Ethibloc^R-Okklusion günstige Werte erzielt. Nach Neoprene^R-Okklusion waren zu diesem Zeitpunkt wieder diabetische Glukosetoleranzverläufe zu registrieren. Die glukosestimulierte Insulinsekretion im peripheren Venenblut zeigte die gleiche Tendenz (Abb. 2).

Die Komplikationen, die zum Funktionsverlust oder zur Entfernung des Transplantates führten, waren: Thrombosierung des Transplantates, Pankreatitis und Blutungen und Infektionen. In den Versuchsgruppen mit Okklusion des exokrinen Gangsystems registrierten wir eine höhere Rate an Thrombosen.

Zusammenfassend können wir feststellen, daß es sowohl mit der autologen als auch mit der allogenen Pankreassegmenttransplantation gelingt, einen experimentellen Diabetes mellitus zu beeinflussen. Die hohe Komplikationsrate, wie sie auch in ersten klinischen Verläufen zu verzeichnen ist, läßt sich durch die Okklusion des Gangsystems zwar geringgradig senken, doch treten andere, durch die Blockung bedingte Störungen auf. Eine bessere Operationsmethode mit Hilfe mikrochirurgischer Instrumente und eine optimale Immunsuprpession könnten neue Lösungswege sein.

Literatur kann beim Verfasser angefordert werden.

Anschr. d. Verf.: OA Dr. sc. med. H. Lippert, Chirurgische Klinik des Bereiches Medizin (Charité), DDR-1040 Berlin, Schumannstr. 20/21

Abteilung für experimentelle Organtransplantation und Abteilung zentrales Nierentransplantierten-Dispensaire der Urologischen Klinik (Direktor: Prof. Dr. sc. med. M. Mebel) des Bereiches Medizin (Charité) der Humboldt-Universität zu Berlin

Wertigkeit verschiedener Verfahren der Nierenkonservierung und ihr Einfluß auf die Spätprognose nach Nierentransplantation

Von D. Scholz, P. Althaus, K. Schröder, W. Fritsch und H.-H. Schuldt

Die Aufgabe der Konservierung ist es, die Vitalität der Niere während der Zeit zwischen Organentnahme und Transplantation zu erhalten. Das Ziel der experimentellen Forschung ist dabei neben der Qualitätsverbesserung eine weitere Verlängerung der bisherigen Konservierungsdauer.

In Experiment und Klinik haben sich im wesentlichen zwei Verfahren der Nierenkonservierung bewährt. Es sind dies die von BELZER inaugurierte maschinelle hypotherme Perfusion mit Plasmaprotein-Lösungen und die 1969 von COLLINS entwickelte hypotherme Lagerungskonservierung mit Elektrolyt-Lösungen vom Intrazellulartyp. Die Effektivität beider Konservierungsverfahren wird nach wie vor international sehr unterschiedlich beurteilt. Wir haben daher im chronischen Versuch an Bastardhunden an 114 lagerungskonservierten, perfusionskonservierten oder kombiniert konservierten Nierenautotransplantaten vergleichende hämodynamische und funktionelle Untersuchungen durchgeführt.

Die renalen Gefäßwiderstände der lagerungskonservierten Nieren waren um das Vierfache der Norm erhöht. 10 Tage nach Autotransplantation war bei den lagerungskonservierten Nieren eine auf die Hälfte reduzierte Organdurchblutung nachweisbar. Auch am 20. Tag nach der Transplantation wurde der Normbereich des renalen Gefäßwiderstandes noch nicht erreicht.

Bei den perfusionskonservierten Nieren war im Gegensatz dazu bis zum 20. Tag eine Normalisierung eingetreten. In Übereinstimmung damit befanden sich die Serumkreatininspiegel, die nach Perfusionskonservierung signifikant besser waren als nach Lagerungskonservierung. Nach 30 Min. warmer Ischämiezeit (WIZ) und 24 Std. Perfusionskonservierung erreichten alle autotransplantierten Hundenieren eine normale Transplantatfunktion bis zum 20. Tag.

Nachfolgend überprüften wir die experimentellen Ergebnisse in einer kontrollierten klinischen Studie bei 200 Leichenspendernieren-Transplantationen (Abb. 1). Die 98 maschinell perfusionskonservierten Nieren ergaben bereits im 1. Monat ein um 15% und damit signifikant höheres

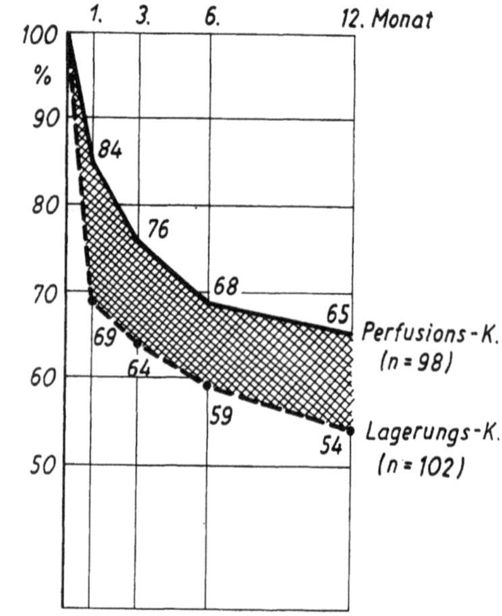

Abb. 1. Ergebnis der kontrollierten klinischen Studie zum Einfluß der Nierenkonservierungsmethode auf das Nierentransplantatüberleben bei 200 Leichenspendernieren-Transplantationen des NTZ-Berlin

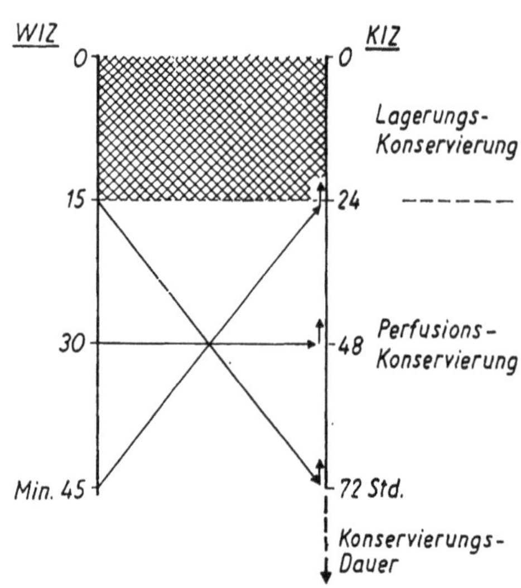

Abb. 2. Grenzen der hypothermen Nierenkonservierung. WIZ = warme Ischämiezeit; KIZ = kalte Ischämiezeit

Nierentransplantat-Überleben gegenüber den 102 nach COLLINS lagerungskonservierten Nieren. Die im Tierexperiment ermittelte Überlegenheit der Perfusionskonservierung wurde also durch die Ergebnisse der klinischen Studie bestätigt.

Die hypotherme Perfusionskonservierung erhöht aber nicht nur die Transplantat-Überlebensraten, sondern ermöglicht außerdem die Zufuhr von Energieträgern und Sauerstoff bei gleichzeitiger partieller Entfernung toxisch wirkender Stoffwechselendprodukte aus der Niere als Voraussetzung zur Verlängerung der Konservierungsdauer für die immunologische Empfängerauswahl, die präoperative Empfängervorbereitung sowie für einen internationalen Organaustausch. Die besseren Transplantat-Überlebensraten sind allerdings zum Teil dadurch bedingt, daß bisher nur die Perfusionskonservierung eine Vitalitätstestung des vom Verstorbenen entnommenen Organs vor der Transplantation ermöglicht. Hierzu erfolgen u. a. Messungen des Perfusatflusses, des pH-Wertes und der LDH-Ausschüttung ins Perfusat, deren Ergebnisse über die Verwendbarkeit der Niere entscheiden. Die Transplantation avitaler Nieren kann somit vermieden werden. Bei Nierenentnahmen, die nicht den optimalen Anforderungen nach kürzesten warmen Ischämiezeiten im Spender entsprechen, ergibt sich durch die Vitalitätstestung eine zusätzliche Möglichkeit, die Verwendbarkeit entnommener Nieren für die Transplantation zu erhöhen.

Auf der Grundlage eigener tierexperimenteller und klinischer Befunde sowie von Mitteilungen anderer Autoren sind derzeitig die Grenzen beider hypothermen Konservierungsmethoden durch die in Abb. 2 skizzierten Beziehungen zwischen der Dauer der ermittelten warmen Ischämiezeit und der Dauer der kalten Ischämiezeit (= Konservierungsdauer) gesetzt.

Die dargestellten Vorzüge der maschinellen Perfusionskonservierung verpflichten uns zu einer breiten Einführung dieser Methode. Da die erforderlichen Konservierungsmaschinen, die Einmalgebrauchs-Organkassetten sowie die Perfusionslösungen

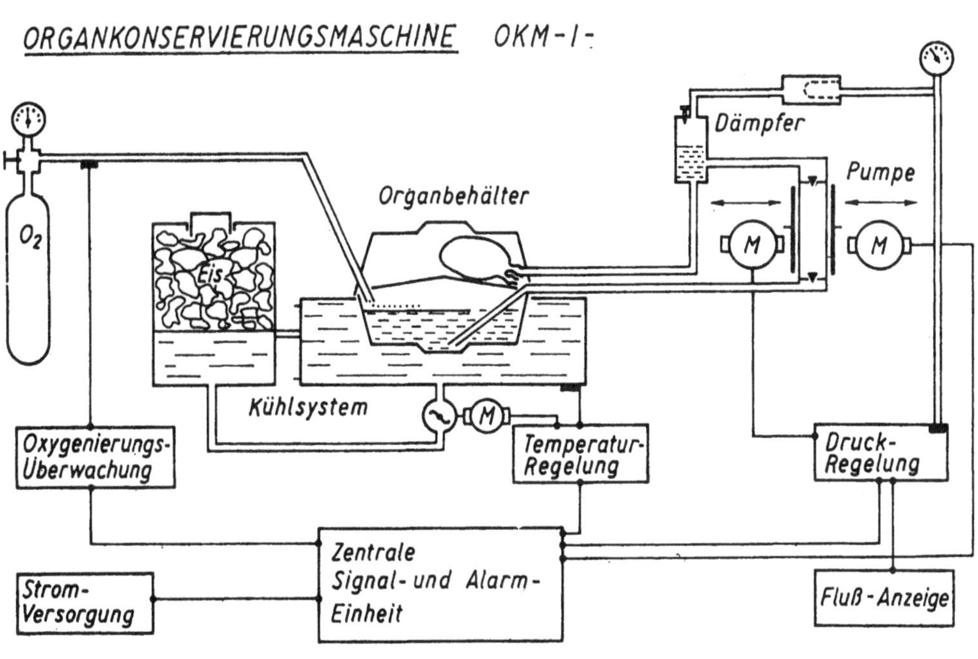

Abb. 3. Funktionsschema der neuen Organkonservierungsmaschine OKM-1

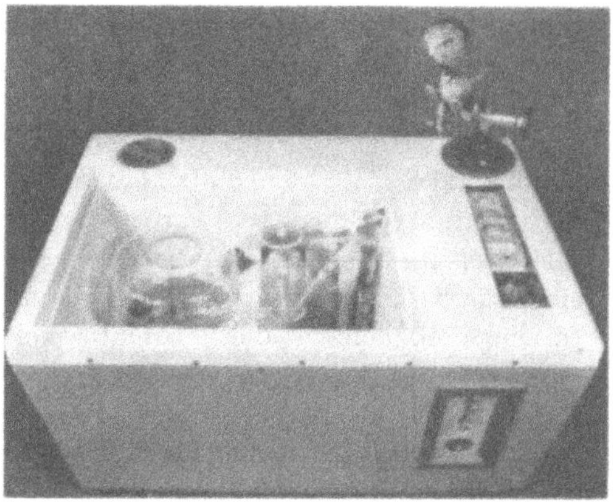

Abb. 4. Funktionsmuster der OKM-1. Diese Organkonservierungsmaschine wurde im Eigengerätebau der Abt. für experimentelle Organtransplantation von einem Neuererkollektiv entwickelt und gefertigt

höchst kostenaufwendige NSW-Importe sind, stellte sich unser interdisziplinäres Neuererkollektiv die Aufgabe, eine eigene Maschine zu entwickeln, die auch die Anforderungen unserer neuesten experimentellen Ergebnisse berücksichtigt. Dazu war es erforderlich, folgende Hauptfunktionsgruppen zu entwickeln:
ein Nierenperfusionssystem, ein druckgesteuertes Pumpsystem, ein Kühlsystem, ein Oxygenierungssystem, ein automatisches Funktionsregelungssystem für Druck und Temperatur sowie Überwachungssysteme für O_2-Fluß, Batterieladungszustand und entsprechende Alarmvorrichtungen. Die Abbildung 3 zeigt das Funktionsschema der Maschine (OKM-1).
Vom internationalen Entwicklungsstand unterscheidet sich unsere Konservierungsmaschine durch die Vorzüge eines automatischen druckgesteuerten Perfusionspumpensystems. Damit wurden Langzeitperfusionsbedingungen gewährleistet, die mit hoher Zuverlässigkeit Schädigungen des arteriellen Nierengefäßsystems vermeiden. Gleichzeitig werden alle Funktionen der Maschine automatisch geregelt, komplex überwacht und können wahlweise registriert werden.
Für die klinische Praxis ergibt die neue Organkonservierungsmaschine folgende Vorteile:

- eine mehrtägige zuverlässige Nierenkonservierung mit sicherer Erhaltung der Vitalität ohne ständige Beobachtung der Funktionen,
- die Möglichkeit der Vitalitätstestung bei aus Leichen entnommenen Nieren,
- Eignung der Maschine zum Organtransport und für den stationären Einsatz,
- verbesserte Voraussetzungen für den internationalen Organaustausch der sozialistischen Länder im Rahmen von INTERTRANSPLANT sowie
- die Möglichkeit des Einsatzes der Maschine auch zur Konservierung anderer Organe.

Durch diese Neuentwicklung wurden eine Qualitätsverbesserung der hypothermen Perfusionskonservierung von Nieren erreicht und die Voraussetzung für eine Unabhängigkeit von NSW-Importen an Konservierungsmaschinen für das Nierentransplantations-System der DDR geschaffen. Einige Hauptfunktionsgruppen der OKM-1 wurden zum patentrechtlichen Schutz angemeldet. Die Überführung in die industrielle Produktion wird derzeit angestrebt.
Literatur kann beim Verfasser angefordert werden.

Anschr. d. Verf.: Doz. Dr. sc. med. D. Scholz, Abt. für experimentelle Organtransplantation und Abt. zentrales Nierentransplantierten-Dispensaire der Urologischen Klinik des Bereiches Medizin (Charité), DDR-1017 Berlin, Leninallee 49

Aus der Chirurgischen Klinik (Direktor: Prof. Dr. sc. med. H. Wolff) des Bereiches Medizin (Charité) der Humboldt-Universität zu Berlin

Der allogene Gefäßersatz

Von K. Bürger

In der DDR sind Herz-Kreislauferkrankungen mit 58,3% die häufigste Todesursache; 38,8% davon sind durch Krankheiten der Arterien bedingt. Gefäßerkrankungen verursachen mit 13,1% den größten Anteil aller Krankenhausversorgungstage, mit 12,2% den aller Fehlarbeitstage und bei Männern mit 43,4% bzw. bei Frauen mit 30,3% den größten Neuzugang an Invaliditätsfällen. Pro 1 Million Einwohner wird jährlich mit 300 neu erkrankten Patienten gerechnet, die eines rekonstruktiven Gefäßeingriffs bedürfen.
Allein aus diesen Zahlen lassen sich neben den zu leistenden Aufgaben bei der Prophylaxe und Therapie der Gefäßerkrankungen auch die Kosten ablesen, die für eine verbesserte Diagnostik und operative Therapie bei diesen Patienten aufgewendet werden müssen. Während Aorta und große Arterien auch gegenwärtig durch importierte alloplastische Dacronprothesen ersetzt oder umgangen werden, ist zur Rekonstruktion der Ober- und Unterschenkelarterien die autogene V. saphena magna der bevorzugte Gefäßersatz. Nahezu ein Drittel aller Kranken besitzt jedoch keine geeignete Vene, da sie zu einem früheren Zeitpunkt chirurgisch entfernt wurde, im Rahmen einer Varizenbehandlung verödet oder aber thrombosiert ist. So gibt die Tabelle 1 zunächst einmal eine Übersicht über die Möglichkeiten des Gefäßersatzes im Bereich der unteren Extremitäten.
In den letzten Jahren sind international, insbesondere in den USA, zunehmend gute Erfahrungen mit allogenen Venen gemacht worden. Dies beweisen mehrjährige Beobachtungen von Mindich, Dardik u. a. mit konservierten Nabelschnurvenen, die als Dardik-Prothesen, „Biograft“ u. ä. Anwendung finden.

Tabelle 1: Gefäßersatzmaterialien zur Rekonstruktion der Arterien distal des Kniegelenkes

1. autologe V. saphena magna
2. homologe V. saphena magna
   homologe Nabelschnurvene
3. alloplastische Gore-Tex-Prothese (Teflon)

Auch in unserer Klinik werden seit 1978 allogene Gefäßersatzmaterialien — zunächst die homologe Nabelschnurvene, später dann die V. saphena magna von frisch Verstorbenen — bei Arterienrekonstruktionen zum Erhalten amputationsbedrohter Extremitäten implantiert.
Der rasche Einsatz dieser Gefäßersatzmaterialien in der Praxis war zwingende Notwendigkeit und wurde durch ökonomische Gründe unterstützt. Die von der Universitäts-Frauenklinik der Charité zur Verfügung gestellten Nabelschnurvenen werden ebenso wie die homologen Leichenvenen präpariert, mit 4%igem gepuffertem Formalin chemisch konserviert und in Glasgefäßen bei 4 °C gelagert. Sie können nach etwa 6 Stunden implantiert werden.
Die günstigen Eigenschaften von Formalin als Konservierungsmedium bestehen u. a. in

— der Entkeimung kontaminierter Venensegmente, d. h., die Bearbeitung der Vene kann praktisch unsteril erfolgen;

- der Aufhebung des Antigencharakters;
- der Erhöhung der Festigkeit der Vene.

Besondere Vorteile der allogenen Vene, vor allem auch gegenüber den Teflon- und Dacronprothesen, liegen in der Porosität bei ausreichender Dichtigkeit, der geringeren Thrombogenizität, der biologischen Indifferenz und, noch einmal betont, in der größeren Wirtschaftlichkeit.
Wir verwenden allogene Venen zur Arterienrekonstruktion bis unterhalb des Kniegelenkes. Diese Operationen, die wir bei amputationsbedrohten Patienten unter Anwendung mikrochirurgischer Technik durchführten, wurden in den vergangenen 3 Jahren bei 101 Patienten vorgenommen. 18mal kam dabei allogenes Gefäßersatzmaterial zum Einsatz.
Eine zweite Möglichkeit, allogene Venen erfolgreich einzusetzen, sehen wir bei Dialysepatienten. Hier sind es Kranke, bei denen körpereigene Venen als Anschlußgefäße an die Dialyseapparatur nicht zur Verfügung stehen (Tab. 2).
In der Vergangenheit waren es überwiegend zeitliche und technische Probleme, die uns von einem vermehrten Einsatz dieser allogenen Gefäßersatzmaterialien in der gefäßchirurgischen Praxis abhielten, doch sind weitere Überprüfungen des Materials, der Konservierungsmittel, der Entnahmetechnik, der Indikationen und des chirurgischen Vorgehens notwendig.
Literatur kann beim Verfasser angefordert werden.

Tabelle 2: Revaskularisierung amputationsbedrohter Extremitäten (Zeitraum 1. 1. 1978 bis 31. 12. 1980)

Gesamtzahl:	101 Patienten
Durchschnittsalter:	59,5 Jahre
Bypass offen:	85 Patienten
Amputationen:	16

Anschr. d. Verf.: Doz. Dr. sc. med. K. Bürger, Chirurgische Klinik des Bereiches Medizin (Charité), DDR-1040 Berlin, Schumannstr. 20/21

Aus dem Institut für Transfusiologie und Transplantologie (Direktor: Prof. Dr. sc. med. H. A. Hackensellner) des Bereiches Medizin (Charité) der Humboldt-Universität zu Berlin

Experimentelle Untersuchungen zur Kryokonservierung von Organen

Von G. Matthes und H. A. Hackensellner

Als bestimmend für das Ergebnis der Kryokonservierung werden heute angesehen: 1. die chemische Kryoprotektion, insbesondere Art und Konzentration des Kryoprotektivums; 2. das Kühl-Gefrier-Regime (die Kühlrate); 3. das Lagerungs-Regime (Lagertemperatur und — bei höheren Temperaturen, etwa über 130 bis 140 K — Lagerzeit); 4. das Wiedererwärmungs-Tau-Regime (die Wiedererwärmungsrate); 5. die Entfernung des kryoprotektiven Mediums.
Unter Beachtung der für einzelne Zell- und Gewebearten spezifischen Parameter kön-

nen isolierte Zellen bzw. Zellsuspensionen, kleine Gewebefragmente und dünne Gewebeschichten erfolgreich einer Kryokonservierung unterworfen werden. So hat heute nicht nur die Kryokonservierung von Bullensperma in der Tierproduktion oder von Tumor- und Kultur-Zellinien in Forschung und medizinischer Diagnostik praktische Bedeutung, sondern kryokonservierte Zellen und Gewebe werden auch in der klinischen Praxis eingesetzt, z. B. Erythrozyten, Thrombozyten, Stammzellen bzw. Knochenmark, Spermatozoen, endokrines Drüsengewebe, Kornea oder Spalthaut.

Nicht gelöst ist bis heute die Problematik der Langzeitkonservierung von ganzen Organen durch Gefrieren als Voraussetzung für die Einrichtung von Organbanken. An dieser Problematik wird international an verschiedenen Stellen gearbeitet (Karow, 1979; Pegg, 1978; Offerijns, 1975), u. a. auch bei uns im Rahmen des Themenkomplexes „Kryokonservierung von Zellen, Geweben und Organen" der Hauptforschungsrichtung „Organ- und Gewebetransplantation". Einer erfolgreichen Kryokonservierung von Organen stehen vor allem zwei prinzipielle Schwierigkeiten im Wege:

1. Aus biologischer Sicht ist das der komplizierte feingewebliche Aufbau eines Organs. So muß nach einer integralen Optimierung der chemischen Kryoprotektion gesucht werden, die den Erfordernissen der das Organ aufbauenden unterschiedlichen Zellarten (Stroma- und Parenchymzellen) gerecht wird und die Textur des Organes und die damit verbundenen qualitativ und quantitativ unterschiedlichen Diffusionsstrecken zwischen Kapillaren und Organzellen sowie speziell auch die Erfordernisse des Gefäßsystems selbst und seines Endothels berücksichtigt (Hackenselner, 1980; Karow, 1975; Pegg, 1979).

2. Aus mehr physikalischer Sicht liegt die Schwierigkeit in der Größe und Form von Organen, die einem homogenen oder für alle Organtiefen trotz zeitlicher Verschiebung wenigstens gleichförmigen Kühlen mit optimaler Kühlrate bzw. einem schnellen homogenen Wiedererwärmen im Wege stehen. Nur für das Wiedererwärmen deutet sich heute ein Lösungsweg durch den Einsatz von Mikrowellen an, der aber bisher wegen der strukturellen Inhomogenität von Organen und der damit verbundenen Gefahr lokaler Überhitzung (sog. hot spots) nicht praktikabel ist (Burüette, 1978; Ketterer, 1978).

In der Vorstellung, zur Überwindung der der Kryokonservierung von Organen im Wege stehenden Probleme beitragen zu können, haben wir uns speziell der Suche nach einer neuen Möglichkeit zur Verbesserung der Kryoprotektion, d. h. der Optimierung der „Randbedingungen" zugewandt, um so die vor allem als kritisch einzuschätzende Problematik des Kühl-Gefrier- beziehungsweise Wiedererwärmungs-Tau-Regimes zu entschärfen. Wir waren sicher, daß die auf die Organkonservierung ausgerichteten und überwiegend an Herzmuskelfragmenten durchgeführten Untersuchungen zu Erkenntnissen führen müßten, die auch für die Verbesserung von Verfahren zur Kryokonservierung von Zellen und Geweben für medizinische Zwecke, darüber hinaus möglicherweise auch für die Keimzellkonservierung in der Tierproduktion oder selbst für die Gefrierkonservierung in der Nahrungsgüterwirtschaft Bedeutung haben könnten.

Die wichtigsten von uns bisher gewonnenen Erkenntnisse lassen sich verallgemeinernd in 3 Punkte zusammenfassen:

1. Die Ergebnisse der Kryokonservierung sind zu verbessern, wenn das Basalmedium (der Elektrolytanteil des kryoprotektiven Mediums) im Sinne einer „intrazellulären" („depolarisierenden") Zusammensetzung modifiziert wird, wobei der Verschiebung des Na^+/K^+-Quotienten zugunsten von Kaliumionen eine ent-

scheidende Bedeutung zukommt. Höchste Überlebensraten fanden wir an unserem Herzmuskelfragment-Modell bei Verwendung eines Kalium/Kaliumphosphatpuffers als Grundmedium (MATTHES, 1976).

2. Eine Erhöhung der Glukosekonzentration des kryoprotektiven Mediums auf 170 mmol/l sowie der Zusatz spezifischer Stoffwechselsubstrate (z. B.: Adenosin; α-Ketoglutarat; β-Hydroxybutyrat; Lithiumlaktat; Adenosin, Pyruvat und Xylit als Kombination) oder von ATP erhöhen die Überlebensrate tieftemperaturkonservierter Herzmuskelfragmente (MATTHES, 1978).

3. Die Ergebnisse von Messungen der superschwachen Chemolumineszenz (SSCL) während des Kühlens und Wiedererwärmens, die gemeinsam mit dem Bereich 10 der Sektion Physik unserer Universität durchgeführt wurden, und von Malondialdehydbestimmungen nach unterschiedlichen Gefrier-Tau-Regimes sprechen dafür, daß an der Gefrier-Tau-Schädigung Radikalprozesse, vor allem eine verstärkte Lipidperoxydation, beteiligt sind. Durch antioxydative Maßnahmen, wie Verminderung des Sauerstoffpartialdruckes im Konservierungsmedium oder (gemeinsam mit dem Institut für Wirkstofforschung der Akademie der Wissenschaften der DDR untersucht) Vorbehandlung der Spendertiere mit Selenverbindungen bzw. Inkubation des biologischen Materials in Selenverbindungen enthaltenden kryoprotektiven Medien, lassen sich die Resistenz der Zellen gegenüber diesem Schädigungsmechanismus und damit die Erfolgsrate der Kryokonservierung erhöhen (HACKENSELLNER, 1978; MATTHES, 1979, 1980).

Einige der vorwiegend am Herzmuskelfragmentmodell erarbeiteten Erkenntnisse überprüften wir an Ganzherzen, die auf —15° bzw. —25 °C mit einer Rate von etwa 1 K/min gekühlt und nach Erreichen der entsprechenden Kerntemperatur rasch wiedererwärmt wurden (Rate etwa 80 K/min). Als Kriterium für die Erhaltung der Vitalität diente die spontane bzw. getriggerte Kontraktilität der Vorhöfe bzw. die der Kammern, d. h. des ganzen Herzens.

Tabelle 1 gibt die Ergebnisse wieder, die wir an Rattenherzen erheben konnten, die vor dem Kühlen mit einem kryoprotektiven Medium perfundiert worden waren, das als Gefrierschutzstoff einheitlich Dimethylsulfoxid (DMSO) in einer Endkonzentration von 3,5 mol/l enthielt, dessen Grundmedium jedoch hinsichtlich seiner Elektrolytzusammensetzung variiert oder dem ein Substrat zugesetzt worden war. Als Grundmedien kamen zum Einsatz: Krebs-Henseleit-Lösung (KH), eine K^+-, Ca^{++}-, Mg^{++}-reiche Modifikation der KH (KHmod), ein Kalium/Kaliumphosphatpuffer (KPP) beziehungsweise KHmod mit β-Hydroxybutyrat (10 mmol/l).

Die mit KHmod erzielten Ergebnisse sind, auf die Vorhof-Kontraktilität bezogen, sowohl bei Kühlung auf —15 °C als auch auf —25 °C signifikant besser als bei Verwendung von KH. Gleiches gilt für die Wiedererlangung der Kontraktionsfähigkeit der Kammerkomplexe (des ganzen Herzens) nach Kühlung auf —15 °C und angedeutet (statistisch nicht signifikant) nach Kühlung auf —25 °C, bei der unter KH keine Kammeraktivität festzustellen war. Wurde KPP als Grundmedium verwendet, ergab sich nach Kühlung auf —25 °C eine weitere statistisch signifikante Erhöhung der Kontraktilitätsrate für die Vorhöfe, während Kammerkontraktionen nicht zu beobachten waren. Bei Zusatz von β-Hydroxybutyrat zum KHmod-Medium erzielten wir nach Kühlung auf —25 °C eine gegenüber KHmod ohne Zusatz deutlich erhöhte Aktivitätsrate seitens der Vorhöfe, vor allem aber in einem Drittel der Fälle ein Überleben der ganzen Herzen.

Die nach Kühlung auf —15 °C erhobenen Befunde konnten in gemeinsam mit der Abt. Experimentelle Chirurgie der Chirurgischen Klinik durchgeführten Unter-

Tabelle 1: Kontraktionsfähigkeit der Vorhof(VH)- bzw. Kammerkomplexe (K) von Rattenherzen nach Kühlen/Gefrieren auf −15 °C und −25 °C in Abhängigkeit von der Zusammensetzung des kryoprotektiven Mediums in Prozent der untersuchten Herzen (n). KH = Krebs-Henseleit-Lösung; KHmod = intrazelluläre Modifikation derselben; KPP = Kaliumphosphatpuffer; S = Substratzusatz (β-Hydroxybutyrat). DMSO-Konzentration einheitlich 3,5 mol/l

Kryoprotektives Medium	Lagertemperatur −15 °C			−25 °C		
	n	VH	K	n	VH	K
Elektrolyte						
KH	8	56,3	12,5	4	37,5	0
KHmod	8	68,8*	37,5*	22	45,5*	9,1
KPP	–	–	–	14	67,9**	0
Substrate						
KHmodS	–	–	–	6	58,3	33,3

* $p < 0,05$ im Vergleich zu KH
** $p < 0,05$ im Vergleich zu KH und KHmod

Tabelle 2: Kontraktionsfähigkeit der Vorhof(VH)- und Kammerkomplexe (K) von Ratten- und Kaninchenherzen nach Kühlen/Gefrieren auf −15 °C und −25 °C in Abhängigkeit von der Zusammensetzung des kryoprotektiven Mediums und einer In-vivo-Vorbehandlung (Ratten) mit Natriumselenit bzw. einem In-vitro-Zusatz von DL-Selenomethionin zum kryoprotektiven Medium (bei Kaninchenherzen) in Prozent der untersuchten Herzen (n). KH = Krebs-Henseleit-Lösung; KHmod = intrazelluläre Modifikation derselben; KPP = Kaliumphosphatpuffer; Se = Selen (Vorbehandlung bzw. Zusatz). Als Kryoprotektiva kamen in den Rattenversuchen DMSO (3,5 mol/l), in den Kaninchenversuchen Äthylenglykol (3,0 mol/l) zur Anwendung

Kryoprotektives Medium	Lagertemperatur −15 °C			−25 °C		
	n	VH	K	n	VH	K
Natriumselenit (In-vivo-Vorbehandlung)						
KH	8	56,3	12,5	4	37,5	0
KHSe	–	–	–	14	75,0*	0
KPP	–	–	–	14	69,7	0
KPPSe	–	–	–	14	96,4*	28,6
DL-Selenomethionin (In-vitro-Zusatz)						
KHmod	4	50,0	25,0	–	–	–
KHmodSe	6	100,0*	83,3*	–	–	–

* $p < 0,05$ im Vergleich zur Kontrolle

suchungen bestätigt werden, in denen die Rattenherzen nach dem Wiedererwärmen durch Anschluß an den Kreislauf von Wirtstieren koronar perfundiert worden waren (GELLERT, 1981).
In der Tabelle 2 sind die Ergebnisse zweier Versuchsreihen dargestellt, die auf eine Überprüfung des an Herzmuskelfragmenten gefundenen, die Kryoresistenz steigernden Effektes von Selenverbindungen ausgerichtet waren. Die Vorbehandlung der Ratten mit Na-Selenit über 3 Tage (je 2×10^{-6} g/kg KM) führte bei Kryoprotektion mit DMSO in KH beziehungsweise in KPP zu einer deutlichen Erhöhung der Vorhofaktivität nach Kühlung auf −25 °C gegenüber nicht mit Selen vorbehandelten Kontrollen (identisch mit den entsprechenden Werten in Tab. 1). Bei Kombination von Selen-Vorbehandlung mit Verwendung von KPP als basaler Anteil des kryoprotektiven Mediums waren in einem guten Viertel der Fälle auch Kammerkontraktionen zu beobachten. Die Glutathionperoxydaseaktivität war im Herzmuskelgewebe der selenvorbehandelten Tiere gegenüber den Kontrollen erhöht.
Wurde, wie dies in gemeinsamen Untersuchungen mit Wissenschaftlern der kryobiologischen Forschungsabteilung der Chirurgischen Klinik der Universität Cambridge geschah (ARMITAGE, 1980; MATTHES, 1981), dem zur Perfusion von Kaninchenherzen verwendeten protektiven Medium (KHmod mit Äthylenglykol in einer Endkonzentration von 3,0 mol/l) DL-Selenomethionin zugesetzt (20 µg/l), dann auf −15 °C gekühlt und schließlich wiedererwärmt, so waren unter Selenwirkung in jedem Fall Vorhof- und meistens auch Kammeraktivitäten festzustellen. Die Ergebnisse lagen statistisch signifikant über denen der Kontrollgruppe.
Zusammenfassend kann festgestellt werden, daß es möglich ist, über gezielte Modifizierung der Elektrolytzusammensetzung des kryoprotektiven Mediums, über Substratzusatz zum Einfriermedium sowie über Vorbehandlung des Organspenders mit Natriumselenit bzw. Zugabe von Selenomethionin zum kryoprotektiven Medium den Prozentsatz auf −15 °C bzw. −25 °C gekühlter Herzen zu erhöhen, der nach dem Wiedererwärmen eine teilweise (Vorhöfe) oder volle Kontraktionsfähigkeit zeigt.
Literatur kann bei den Verfassern angefordert werden.

Anschr. d. Verf.: Dr. med. G. Matthes, Institut für Transfusiologie und Transplantologie des Bereiches Medizin (Charité), DDR-1040 Berlin, Schumannstr. 20/21

Abschlußworte

H. WOLFF

Meine Damen und Herren!

Wenn die Veranstaltung vielleicht auch etwas lang war und die Problematik recht vielgestaltig, so glaube ich doch, wir haben einen ausgezeichneten Überblick zum Forschungs- und Transplantationsgeschehen an der Charité erhalten.
Ich glaube auch sagen zu können, daß das vorhandene Forschungspotential an der Charité die Möglichkeit bietet und einen Garant darstellt, eine wissenschaftliche

Leistungsstärke zu entwickeln, die dem internationalen Niveau entspricht.
Es war dies ein erster Versuch, die verschiedenen Fachspezialisten in einer wissenschaftlichen Konferenz zusammenzubringen. Vielleicht war es ein gewagter Schritt, aber ich glaube, es ist der einzige Weg, das wissenschaftliche Leben in unserem Bereich zu aktivieren. Eine solche wissenschaftliche Diskussionsrunde fördert nicht nur das gegenseitige Verständnis, sie soll vor allem dem wissenschaftlichen Austausch dienen und führt schließlich zu neuen methodischen Wegen und neuen Erkenntnissen.
Wir wissen, daß experimentelle Untersuchungen die Grundlage neuer Ideen sind; sie sind die Quelle des wissenschaftlichen Fortschritts. Deshalb haben wir der experimentellen Forschung heute einen so breiten Raum gegeben.
Mit einem großen Dank an alle Referenten und an unsere große Zuhörerschaft schließe ich diese Wissenschaftliche Konferenz der Charité.

Medizinische Betreuung

Von B. Heublein

Qualität und Wirksamkeit der medizinischen Betreuung sind wesentliche Maßstäbe der Arbeit von Ärzten, Wissenschaftlern, mittleren medizinischen Fachkräften, Mitarbeitern der Bereiche Technik und Wirtschaft sowie der Verwaltung eines medizinischen Hochschulbereiches. Die medizinische Betreuung ist die Praxis der medizinischen Wissenschaft, der Aus-, Weiter- und Fortbildung von Ärzten, Zahnärzten und mittleren medizinischen Fachkräften. Die Charité ist nicht nur schlechthin eine Hochschul-Sektion, sie ist zusätzlich ein (Groß-) Krankenhaus, eingebettet in das Gesundheitswesen der Republik mit besonderen Aufgaben in der Betreuung der Bürger der Hauptstadt. Als Universitätsklinikum vereinigt die Charité nahezu alle klinischen Disziplinen. Die notwendige Konzentration von Fachkräften und Medizintechnik an einer Hochschuleinrichtung bedingt, daß der Anteil an spezialisierter und hochspezialisierter Diagnostik und Therapie 1981 bei etwa 65% lag. Nur mit 35% der Gesamtleistungen war die Charité an der Grundversorgung (überwiegend der hauptstädtischen Bürger) beteiligt. Diese Proportion machte es erforderlich, daß Teile der praktischen Aus- und Weiterbildung der Ärzte von anderen Berliner Krankenhäusern übernommen wurden.

1981 wurden an der Charité 31522 Patienten *stationär betreut*. Das entspricht einem Anteil von 16,3% bei 194244 (1980) stationär betreuten Patienten in der Hauptstadt. Die Tabelle 1 zeigt die prozentuale

Tabelle 1: Einzugsbereich für die stationär betreuten Patienten

Gesamtzahl 1981	31522	
davon:		
Berlin, Hauptstadt DDR	18327	58,5%
Frankfurt/Oder	2592	8,1%
Potsdam	4484	14,2%
Neubrandenburg	585	1,8%
Cottbus	1272	4,0%
übrige Bezirke	4262	13,4%
Ausland	539	1,7%

Verteilung der Herkunft dieser stationär behandelten Patienten.

Die Zahl der Krankenversorgungstage betrug 1981 551590, die durchschnittliche Verweildauer 17,2 Tage. In 13 Kliniken mit insgesamt 86 Stationen und 1924 Betten wurden 31522 Patienten stationär betreut und 2627 Geburten durchgeführt. 317203 Neuzugänge wurden registriert.

Tabelle 2: Einzugsbereich für die ambulante medizinische Betreuung seit 1976

	1976	1980	1981
Berlin, Hauptstadt der DDR	76,7%	75,0%	75,0%
Frankfurt/Oder	6,9%	6,8%	6,6%
Potsdam	9,3%	9,6%	9,8%
Neubrandenburg	1,6%	1,5%	1,4%
Cottbus	2,1%	2,2%	2,0%
übrige Bezirke	3,4%	4,9%	5,2%

Die *ambulante medizinische Betreuung* erfolgte in 18 Fachpolikliniken bzw. poliklinischen Abteilungen. Die Gesamtzahl ambulant betreuter Bürger betrug 1981 234179 bei 1270 Neuzugängen pro Tag. Die Konsultationsziffer erreichte 926399. Eine Übersicht zu den Leistungen im ambulanten Bereich gibt die Tabelle 3.

Tabelle 3: Wichtige Kennziffern der ambulanten medizinischen Betreuung 1981

Arbeitsplätze (ohne Stomatologie)	154
Arbeitsplätze Stomatologie	119
Anzahl der ambulanten Konsultationen (insgesamt)	926399
davon Stomatologie	135335

Eine wesentliche Kennziffer in der medizinischen Betreuung ist die Gesamtzahl der durchgeführten Operationen (stationär/ambulant). Noch vor Inbetriebnahme der Raumkapazitäten und der beträchtlich verbesserten medizinischen Ausrüstung gerade für die chirurgischen Fachdisziplinen im neuen Klinikum konnte 1981 wiederum ein Anstieg der Anzahl der Operationen verzeichnet werden. Tabelle 4 zeigt die Entwicklung dieser Kennziffer für den stationären Bereich seit 1976, an der vor allem die Chirurgische und die Orthopädische Klinik beteiligt sind. Bereits im Oktober 1981 wurde dem Kollektiv des OP-Saales der Orthopädie für die 1000. Operation 1981 eine besondere Anerkennung ausgesprochen. Diese Leistung wurde in den bisherigen Gesamtjahresstatistiken der Orthopädie noch nicht erreicht.

1981 wurde die 1. Baustufe des Neubaus für die operativ tätigen Disziplinen schrittweise betreuungswirksam (Tab. 5). Die volle Kapazität physiotherapeutischer, röntgen- und labordiagnostischer Leistungen wird erst nach dem Umzug der stationären Bereiche in den Neubau wirksam. Die (vorzeitige) schrittweise Inbetriebnahme war wegen der noch vorhandenen Kapazitäten in der Altbausubstanz ohne Risiko für die medizinische Betreuung, machte keine vorübergehenden Einschränkungen der medizinischen Leistungsfähigkeit erforderlich und war für Mediziner und Bauschaffende zugleich eine Quelle für Erfahrungen, die bei der 1982 nachfolgenden Inbetriebnahme der verbleibenden Kapazitäten (~90%) von großer Bedeutung sein werden.

Quantitative Kennziffern sind für die Beurteilung dessen, was ein Krankenhaus zu leisten imstande ist, erforderlich. Sie geben jedoch nur bedingt einen realen Einblick in die Effektivität, den individuellen und den gesellschaftlichen Nutzen von Diagnostik und Therapie. Parameter der

Tabelle 4: Leistungsentwicklung 1976—1981 im operativen Bereich (stationäre Operationen)

Einrichtung	1976	1977	1978	1979	1980	1981
Chirurgie	2409	2333	2742	2976	3485	4332
Frauenklinik	4377	4526	4934	4979	5154	4838
Augenklinik	2264	1875	1954	1934	1844	1840
HNO-Klinik	1995	1745	1716	1721	1875	1839
Hautklinik	788	644	840	814	650	504
Orthopädische Klinik	588	508	572	793	812	1170
Geschwulstklinik	779	862	915	869	928	—
Kieferklinik	609	571	706	803	719	860
Gesamtzahl der stationären Operationen	14068	13393	14719	14889	15466	15383

Tabelle 5: Leistung der Fachbereiche des Bauteils 1 seit der Inbetriebnahme des neuen Klinikums für die operativen Disziplinen im Jahre 1981

Einrichtung	erreichte Leistungen	
Institut für Röntgen-diagnostik	Anzahl der Unter-suchungen	9013
	davon	
	Mammographie	326
	Thorax-Skelett	3658
	Ultraschall	2514
	Magen	673
	Nieren-Galle	969
	Lympho-graphie	768
	spez. Durch-leuchtungen	105
Poliklinik für Physiotherapie	Anzahl der Patienten	11974
	Anzahl der Behandlungen	16638
Institut für Kardio-Vaskuläre Diagnostik	Anzahl der Patienten	988
	Anzahl der Untersuchungen	2053
	davon	
	Angiographie	762
	Angiokardio-graphie	1082
	Katheter-Operationen	133
Abteilung Klinische Biochemie	Anzahl der Unter-suchungen	263000
Institut für Nuklearmedizin	Anzahl der diagnostizierten Patienten	1009

qualitativen Leistungsfähigkeit eines medizinischen Hochschulbereiches mit einer großen Forschungskapazität sind die rasche Umsetzung eigener und fremder Forschungsergebnisse in die medizinische Praxis, die Einführung neuer Untersuchungsmethoden und Therapieverfahren, der Ausbau bewährter spezieller diagnostischer und therapeutischer Methoden, aber zugleich auch die Elimination „abgelöster", weniger spezifischer, weniger wirksamer Verfahren. Letzteres trifft vor allem für die Diagnostik zu. Die Entwicklung der klinisch-chemischen und radiologischen Diagnostik von 1976 bis 1981 ist in Tabelle 6 dargestellt.

Einen Überblick zu ausgewählten speziellen Leistungskennziffern der medizinischen Betreuung im Vergleich zu 1976 enthält die Tabelle 7. Es wird deutlich, daß das Spektrum medizinischer Leistungen in einem relativ kurzen Zeitraum von nur 5 Jahren einem erheblichen Wandel unterlag, und daß der Erkenntniszuwachs auch in der klinischen Praxis an der Charité wirkungsvoll umgesetzt worden ist. So konnten u. a. bei den maschinengestützten Herzoperationen das Operationsalter erheblich gesenkt und das Operationsspektrum bei angeborenen Anomalien des Herzens und/oder der großen Gefäße wesentlich erweitert werden. Der Anteil mikrochirurgischer Operationsverfahren wurde deutlich erhöht. Die Zahl der jährlich durchgeführten mikrochirurgischen Operationen stieg z. B. in der Neurochirurgie von 24 im Jahre 1976 über 110 im Jahre 1979 auf 230 im Jahre 1981. In der Ophthalmologie wurden die Laserchirurgie ausgebaut und die Glaskörperchirurgie weiter entwickelt. Die speziellen Aufgaben der Charité in der Transplantationschirurgie machen die Angaben zur Entwicklung der Leber- und Pankreaszelltransplantationen sowie der Transplantation menschlicher Hornhaut deutlich. Die Computertomographie wurde 1981 durch die CT-Untersuchung des Herzens erweitert, der Anteil der Patienten, die einer Supervolttherapie zugeführt werden konnten, ist 1981 durch die Einführung einer 2. Schicht erhöht worden. Das Spektrum der operativen Techniken (incl. der Versorgung mit Endoprothesen) in der Orthopädie wurde 1981 erneut verbreitert (u. a. durch die Wirbelsäulenchirurgie).

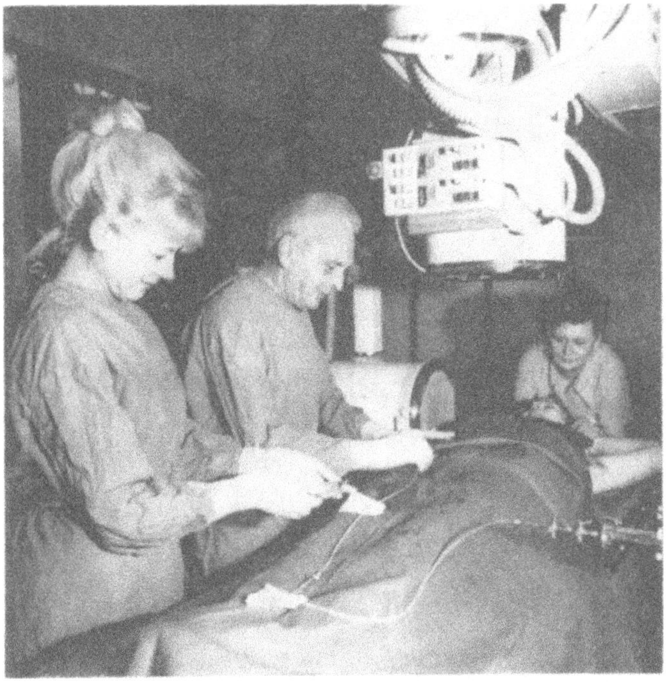

Prof. Porstmann bei einer Untersuchung im Institut für Kardio-Vaskuläre Diagnostik

Tabelle 6: Leistungsentwicklung der klinisch-chemischen und radiologischen Diagnostik seit 1976

Leistung	1976	1977	1978	1979	1980	1981
Anzahl der Untersuchungen in der Klinischen Chemie	796086	959751	1014842	1017561	1083182	1111923
radiologische Untersuchungen in Leistungseinheiten*						
ambulant	386891	387 352	387865	420427	432261	477531
stationär	234569	234253	262905	255177	262639	288056
radiologische Untersuchungen in der kardiovaskulären Diagnostik	130653	143775	130569	185496	171610	271573

* ohne invasive Techniken

Diese schnelle Entwicklung der klinischen Medizin verlangt eine flexible Profilierung der Fachgebiete. Die Konzentration moderner Medizintechnik (und der zugehörigen Spezialisten) im diagnostischen und therapeutischen Bereich führt auch zu einer nachfolgenden „Konzentration" der betreffenden Patienten. So bedingte die Computertomographie höhere Anforderungen in der operativen Kapazität der Neurochirurgie, die 1981 durch große Anstrengungen der beteiligten Mitarbeiter

Tabelle 7: Ausgewählte Leistungskennziffern der Entwicklung der medizinischen Betreuung 1976–1981

Leistung	1976	1979	1980	1981
Anzahl der Geburten	2640	3000	2961	2627
prozentualer Anteil der Geburten mit spezieller Überwachung	24	65	70	70
Computertomographie				
Anzahl der untersuchten Patienten	–	2500	4200	5736
Anzahl der Untersuchungen	–	–	7695	8189
Dermatochirurgie				
stationär	788	814	650	504
ambulant	2226	2003	1573	1194
Dispensairesprechstunde für ambulante Polychemotheraphie bei malignen hämatologischen Erkrankungen	–	–	–	240*
Anzahl der Untersuchungen in der zweidimensionalen Ultraschalldiagnostik				
Abdominal	–	–	3977	4413
Herz-Gefäße	–	471	614	714
Gynäkologie	12148	16556	19314	18137

* Beginn 1. 4. 1981

realisiert werden konnten. Die Kapazität der ophthalmologischen Lasertechnik wurde dem Bedarf nahezu gerecht, und die Zahl der auf eine Operation mit der Herz-Lungen-Maschine wartenden Patienten konnte deutlich gesenkt werden. Während die Kapazität der Kinderdialyse dem Bedarf entspricht, ist in der Erwachsenendialyse eine quantitative Erweiterung erforderlich.

Die medizinische Forschung hat Möglichkeiten für eine aggressivere, wirkungsvollere Polychemotherapie einiger bösartiger Tumoren geschaffen. Wichtige Voraussetzungen sind an der Charité vorhanden, jedoch an einen wesentlich höheren Bedarf an Blut bzw. -derivaten gebunden. In Verbindung mit der Organtransplantationschirurgie und der zunehmenden Zahl von Operationen mit der Herz-Lungen-Maschine sind die Anforderungen an die Vortransfusionsserologie deutlich gestiegen. Dieser Entwicklung wurde durch die Errichtung einer ambulanten DRK-Blutentnahmestelle (gemeinsam mit dem Institut für Blutspendewesen der Hauptstadt) und den Ausbau der serologischen, hämatologischen und hämostaseologischen Kapazität der Charité Rechnung getragen. Durch die 1981 neu aufgebaute DRK-Blutentnahmestelle konnten 1981 736 Transfusionseinheiten dem Gesundheitswesen zur Verfügung gestellt werden. Damit ist die Kapazität dieser Einrichtung jedoch nicht ausgeschöpft. Größere Initiativen sind 1982 erforderlich, um bei Mitarbeitern und Studenten der Humboldt-Universität die Bereitschaft zur DRK-Blutspende zu erhöhen.

Mit der Spezialisierung und Subspezialisierung innerhalb der Disziplinen wachsen gleichzeitig die Anforderungen an integrative Arbeitsformen einer *komplexen medizinischen Betreuung*. Dabei sind Spezialisierung und Integration keine alternativen Entwicklungen, sondern sich ergänzende und gegenseitig bedingende Elemente der modernen Medizin. An der Charité wurden innerhalb einiger Disziplinen (u. a. Chirurgie, Innere Medizin) und zwischen einigen Disziplinen auch 1981 die Bemühungen verstärkt, die Spezialisierung durch integrative Betreuungsformen wirkungsvoll zu ergänzen. Das geschah durch schrittweise und gezielte Veränderungen im Betreuungsprofil (z. B. Erhöhung des Anteils der Allgemeinchirurgie und des allgemeinen internistischen Patientengutes) und durch den weiteren Aus- bzw. Aufbau interdisziplinärer Arbeitsgruppen. Auch 1981 war nicht zu übersehen, daß es an der Charité für die qualifizierte medizinische Betreuung in der interdisziplinären Arbeit noch Reserven gab, daß das disziplinäre Denken überwog und noch zu selten eine echte partnerschaftliche interdisziplinäre Arbeit angestrebt wurde. Die weitere Entwicklung der klinischen Medizin und die ökonomischen Voraussetzungen verlangen jedoch (wie überall im Gesundheitswesen) den Ausbau der interdisziplinären Zusammenarbeit. Gute Beispiele, wie die Nutzergemeinschaft am Computertomographen (Neurologen, Radiologen, Pathologen, Internisten) oder die Arbeitsgruppe Schrittmachertherapie (Internisten, Chirurgen, Radiologen) machen deutlich, daß gegenwärtig solche Arbeitsformen möglich und sinnvoll sind, daß sie dazu beitragen, die Qualität und Wirksamkeit der medizinischen Betreuung zu erhöhen und gleichzeitig günstige Voraussetzungen für eine effektive klinische Forschungstätigkeit bieten.

1981 wurden an der Charité weitere 4 interdisziplinäre Arbeitsgruppen gegründet bzw. betreuungswirksam, und zwar

— AG Schrittmachertherapie (Leiter: OA Dr. sc. med. Witte, Universitätsklinik für Innere Medizin)
— AG Therapieoptimierung (Leiter: Prof. Dr. sc. med. Hüller, Institut für Klinische Pharmakologie)

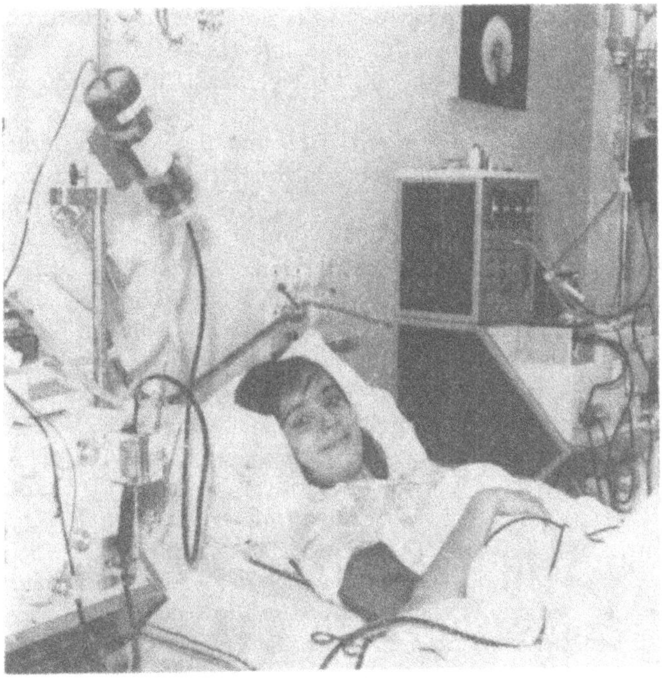

Patientin an der künstlichen Niere in der Universitätsklinik für Innere Medizin

— AG Hämostaseologie (Leiter: OA Dr. med. E. IHLE, Universitätsklinik für Innere Medizin)
— AG Komplexe Geschwulsttherapie (Leiter: Prof. Dr. sc. med. RIESSBECK, Geschwulstklinik).

Die Bildung der AG Schrittmachertherapie hat dazu beigetragen, daß eine proportionale Entwicklung der erforderlichen internistischen, chirurgischen und radiologischen Leistungen erfolgte. Wartelisten für bestimmte Schrittmachertypen wurden innerhalb kurzer Zeit vollständig abgebaut, und die klinische Erprobung der DDR-eigenen Produktion (2. Generation) wurde erfolgreich fortgesetzt. Die Voraussetzungen für die Entwicklung der 3. Generation sind an der Charité vorhanden.
Die AG Therapieoptimierung wird an ausgewählten Beispielen Einfluß auf die Verordnung von hochwirksamen Medikamenten nehmen. Mit ersten Resultaten (auch in Verbindung mit den Ergebnissen eines ähnlich orientierten Jugendobjektes in der Klinik für Innere Medizin) ist Ende 1982 zu rechnen.
Der AG Hämostaseologie wurde die Aufgabe übertragen, das Spektrum hämostaseologischer Methoden an der Charité zu erweitern und betreuungswirksam zu machen. Ein neu einzurichtender hämostaseologischer Bereitschaftsdienst entsprechend qualifizierter Subspezialisten (verschiedener Disziplinen) soll rund um die Uhr ein hohes Niveau der Betreuung sichern und dabei insbesondere die Anforderungen der Transplantationschirurgie, der Bauch- und Herzchirurgie, der Intensivmedizin und der lokalen Lysetherapie berücksichtigen.
Die AG Komplexe Geschwulsttherapie hat eine Aufgabenstellung übertragen bekommen, die von weitreichender Bedeutung für die Entwicklung einer komplexen Betreuung geschwulstkranker Patienten und für die weitere Profilierung der Geschwulstklinik am Bereich Medizin ist. Zielstellung ist eine komplexe Diagnostik und Therapie am Universitätsklinikum unter voller Nutzung der neugeschaffenen operativen Kapazitäten. Die Geschwulstklinik soll als Leitklinik für den Gesamtprozeß fungieren und die eigenen Kapazitäten in der Chemotherapie und Strahlentherapie der Tumoren erhöhen. Schrittweise sind bestehende interdisziplinäre Kollektive aus- und neue aufzubauen und nach einheitlichen Gesichtspunkten zu entwickeln. Dabei soll dem Aufbau einer multidisziplinär orientierten Geschwulstambulanz an der Geschwulstklinik selbst eine zentrale Aufgabe zukommen.
Mit Qualität und Wirksamkeit der medizinischen Betreuung eng verbunden ist die Qualität der *Krankenpflege.* 1981 wurden in nahezu allen stationären Bereichen die Grundsätze der gültigen Rahmenkrankenhausordnung praxiswirksam. Die Empfehlungen der 3. Schwesternkonferenz von 1980 konnten realisiert werden. Dazu zählt die Einführung einer arbeitsplatzbezogenen Charité-internen Weiterbildung für alle interessierten Schwestern, die bereits im September 336 eingetragene Interessenten gefunden hat. 1981 wurden der interne Hol- und Bringedienst ausgebaut und in mehreren stationären Bereichen das System der Gruppenpflege eingeführt. Mit dem 1. Dezember wurden für alle mittleren medizinischen Fachkräfte weitreichende lohnpolitische Maßnahmen wirksam. Als Antwort auf diesen Beschluß sind neue Initiativen und Verpflichtungen zu werten, die nach der Bekanntgabe dieser Maßnahmen von vielen Kollektiven abgegeben wurden (u. a. Klinik für Innere Medizin, Orthopädische Klinik, Chirurgische Klinik, Psychiatrische und Nervenklinik).
Als Bestandteil des hauptstädtischen Gesundheitswesens hat die Charité vielfältige *Kooperationsbeziehungen* zu anderen Krankenhäusern auf dem Territorium der Hauptstadt. Grundlage dieser Kooperationsbeziehungen sind die 1980

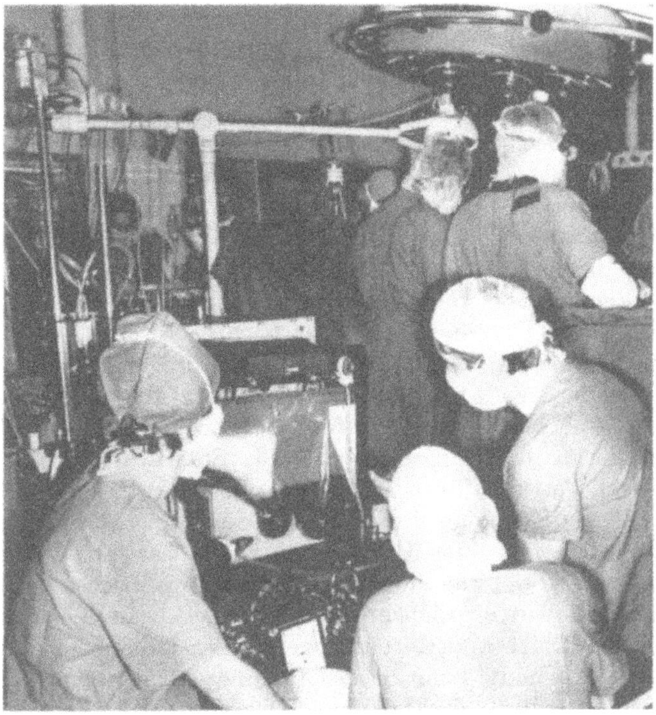

Operation mit der Herz-Lungen-Maschine in der Chirurgischen Klinik

zwischen dem Stadtrat für Gesundheits- und Sozialwesen sowie der Akademie der Wissenschaften der DDR und dem Prorektor für Medizin abgeschlossenen Rahmenvereinbarungen zur weiteren Entwicklung der Zusammenarbeit bis 1985. Auch 1981 wurde diese Zusammenarbeit auf dem Gebiet der medizinischen Betreuung weiter ausgebaut und konkretisiert. So wurde unter Leitung des Ministeriums für Gesundheitswesen eine Konzeption zur Entwicklung der spezialisierten und hochspezialisierten Betreuung bis 1985 für das hauptstädtische Territorium erarbeitet und verabschiedet. Zwischen den drei großen Berliner Krankenhäusern (Städtisches Klinikum Berlin-Buch, Krankenhaus am Friedrichshain, Charité) wurden Abstimmungen vorgenommen, die eine reibungslose Inbetriebnahme des neuen Klinikums für die operativen Fächer sichern helfen und zugleich die höhere Leistungsfähigkeit der Charité ab 1982 in ausgewählten Betreuungsbereichen berücksichtigen. Gesonderte konkrete Vereinbarungen wurden zur Inbetriebnahme einer weiteren geburtshilflichen Abteilung getroffen. Bis 1985 wird als weiterer Bereich der Universitäts-Frauenklinik in dem gegenwärtigen Gebäude der Universitäts-Frauenklinik in der Tucholskystraße eine geburtshilfliche Abteilung mit einer maximalen Kapazität von 2000 Geburten pro Jahr betreuungswirksam. Dabei erfolgen die Bilanzierung und Realisierung von mittleren medizinischen Fachkadern und den notwendigen Materialkosten durch die Stadt. Die Charité stellt die Hochschulkader und ist der Betreiber. Damit wurden rationell günstige Voraussetzungen unter Nutzung der vorhandenen materiell-technischen Basis geschaffen, die der absehbaren Entwicklung der Geburtenziffer in Berlin bis 1985 gerecht werden und zugleich in der unmittelbaren Zusammenarbeit von Hoch-

schulfrauenklinik und Neonatologie einerseits sowie der (zusätzlichen) geburtshilflichen Abteilung andererseits eine hohe Qualität der Betreuung von Mutter und Kind bei rationeller Nutzung der hochwertigen Medizintechnik sichern.
Im Berichtszeitraum wurde die Inbetriebnahme der Rettungsstelle Charité durch weitere Festlegungen zwischen dem örtlich geleiteten staatlichen Gesundheitswesen und der Charité vorbereitet. Diese Festlegungen betreffen den Einzugsbereich für die stationäre Grundbetreuung und die Zuordnung von darüber hinausreichenden Einzugsbereichen für die akutmedizinische Versorgung von Patienten mit Intoxikationen, der Poly- und/oder Neurotraumatologie sowie der Patienten mit akuten Herz-Kreislauf-Erkrankungen. Es wurde weiterhin vereinbart, daß die Charité einen zusätzlichen DMH-Wagen ärztlicherseits besetzen wird und sich mit Spezialisten am Dienst in der Leitstelle des Rettungsamtes beteiligt.
Im Auftrag des Bezirksarztes und des Prorektors für Medizin fanden Expertengespräche statt zur weiteren Entwicklung der spezialisierten und hochspezialisierten Betreuung unter besonderer Berücksichtigung der Veränderungen, die mit der Inbetriebnahme des neuen Klinikums der Charité eintreten. Mit diesen Abstimmungen wurde zur Entwicklung der Neurochirurgie, der Schrittmachertherapie, der Gefäß- und Herzchirurgie sowie zur interdisziplinären und fachspezifischen Intensivmedizin ein Protokoll vorbereitet und als Arbeitsgrundlage akzeptiert. Die Fachkommission Gynäkologie wird auf der Grundlage einer Konzeption der Universitäts-Frauenklinik bis Anfang 1982 analoge Vereinbarungen zur Unterstützung einer weiteren Profilierung der Gynäkologie in der Charité vorbereiten. Damit soll gesichert werden, daß der Anteil spezialisierter und hochspezialisierter gynäkologischer Betreuung an der Universitäts-Frauenklinik steigt und sich (analog zu anderen operativen Disziplinen) einer Proportion von 35% Grundbetreuung und 65% spezialisierter bzw. hochspezialisierter Betreuung nähert.
Zur Gewährleistung einer optimalen Ausschöpfung der Möglichkeiten der Charité ist es erforderlich, an geeigneter Stelle Kapazitäten zur Betreuung von sog. Langliegern, Rekonvaleszenten und Rehabilitanten zu schaffen. Dazu wurde durch den Stadtrat für Gesundheits- und Sozialwesen eine Arbeitsgruppe eingesetzt, die bis Anfang 1982 eine Konzeption unter Einbeziehung ähnlicher Zielstellungen für das Krankenhaus am Friedrichshain und für das Städtische Klinikum Buch erarbeiten soll. Dieser AG gehören auch zwei Experten der Charité an.
Die Chirurgische Klinik hat Ende 1981 als Initiative auf die lohnpolitischen Maßnahmen begonnen, eine allgemeine indizierte periphere Varizenchirurgie an den Sonnabenden für Bürger der Hauptstadt durchzuführen. Damit wurde die Zahl der auf einen derartigen operativen Eingriff wartenden Patienten reduziert, ohne die Bettenkapazität der Chirurgischen Klinik selbst für Operationen mit spezialisiertem bzw. hochspezialisiertem Charakter zu blockieren.
Zwischen dem Bereich Medizin und der H.-Ulrici-Klinik in Sommerfeld wurde 1981 eine gesonderte Vereinbarung zur Entwicklung der Thoraxchirurgie getroffen. Die Chirurgische Klinik delegiert ständig Chirurgen nach Sommerfeld, und die Charité übernahm hochspezialisierte Betreuungsaufgaben (Supervolt-Strahlentherapie, Computertomographie, Ultraschallweichteildiagnostik) für die Patienten dieser Klinik.
Im Berichtszeitraum hat eine gemeinsame Arbeitsgruppe aus Laborexperten der Stadt und der Charité eine Vereinbarung zur Profilierung der Labordiagnostik in der Hauptstadt vorbereitet. Diese Vereinbarung ist bereits unterzeichnet und wird 1982 um weitere Festlegungen erweitert. Dabei geht es um die gemeinsame Nutzung der Kapazitäten des neuen

Laborgroßautomaten für das Betriebsgesundheitswesen und um die Entwicklung der Hormondiagnostik in der Hauptstadt. Um den ständig wachsenden Anforderungen gerecht zu werden, haben der Stadtrat für Gesundheits- und Sozialwesen und der Prorektor für Medizin je einen sog. „Laborbeauftragten" benannt. 1981 hat Prof. H. Gross diese Aufgabe für die Charité übernommen.
Während die Zusammenarbeit mit dem örtlich geleiteten staatlichen Gesundheitswesen auf dem Gebiet der medizinischen Betreuung insgesamt erfolgreich ausgebaut werden konnte und die Charité auch 1981 noch wirksamer als Bestandteil des Berliner Gesundheitswesens in Erscheinung trat, beschränken sich die konkreten Kooperationsbeziehungen mit den Einrichtungen der Akademie der Wissenschaften auf Abstimmungen mit dem Zentralinstitut für Krebsforschung über das Einzugsgebiet für die hochenergetische Strahlentherapie.
Eine gesonderte Vereinbarung wurde darüber hinaus zwischen dem Zentralinstitut für Tuberkulose und Lungenkrankheiten und dem Bereich Medizin abgeschlossen, um die Behandlung der entsprechenden Patienten weiterhin zu sichern, da an der Charité keine entwickelte Pulmologie existiert.

Wirtschaft, Technik und Verwaltung

Von D. Müller und H. König

Im Planjahr 1981 wurden die Aufgaben auf dem technisch-ökonomischen und wirtschaftlich-sozialen Gebiet wesentlich durch die Anforderungen bestimmt, die die Fortführung des Neubaus und der Rekonstruktion bedingten.
Die Arbeit der Verwaltungsdirektion mit ihren Abteilungen war in erster Linie orientiert auf die quantitative und qualitative Verbesserung der materiell-technischen Bedingungen sowie die Gewährleistung einer kontinuierlichen, termin- und bedarfsgerechten Versorgung der Hauptprozesse mit den notwendigen Mitteln und Materialien. Angesichts der Technisierung und der sich rasch erweiternden Aufgabenstellungen des Bereiches Medizin (Charité) galt einer gut funktionierenden „Infrastruktur" der Dienstleistungen und den betriebswirtschaftlichen Prozessen die besondere Aufmerksamkeit. Gleichzeitig kam der Rationalisierung aller Arbeitsprozesse und der Verbesserung der Arbeits- und Lebensbedingungen eine hohe Bedeutung zu. Die im Planjahr 1981 erreichten Ergebnisse wurden auf der Grundlage einer guten sozialistischen Gemeinschaftsarbeit erzielt und wesentlich durch die engagierte Arbeit der in Wirtschaft, Technik und Verwaltung Tätigen im Rahmen der Wettbewerbsinitiativen zu Ehren des X. Parteitages der SED bestimmt.

Wirtschaft

Die Aufgabenstellungen der Hauptabteilung Wirtschafts- und Sozialeinrichtungen waren bestimmt von der Stabilisierung und weiteren Erhöhung der Leistungsfähigkeit

- des Versorgungszentrums,
- der Zentralwäscherei,
- des Sektors Transportwesen und
- des Sektors Hausverwaltung einschließlich der Gärtnerei.

Die 1981 dabei erreichten Ergebnisse sind Ausdruck der intensiven Arbeit der in diesem Bereich tätigen Mitarbeiter und Lehrlinge.
Auf dem Sektor Speisenversorgung wurden weitere Anstrengungen unternommen, um das Niveau sowohl der Patienten- als auch der Mitarbeiterversorgung zu erhöhen. Durch die Inbetriebnahme des Versorgungszentrums konnte von 1978 bis 1981 der Anteil der Mitarbeiter der Charité, die am Mittagessen teilnehmen, von 35% auf 74% erhöht werden.
Der weitere Ausbau des Tablettiersystems ermöglichte es, daß 70% der Patienten der Charité über dieses System mit Essen versorgt werden konnten. Das Angebot von tablettierten Speisen und deren Qualität wurden bei Patientenumfragen und vom Stationspersonal als gut eingeschätzt und die zentrale Geschirraufbereitung als Erleichterung angesehen.
Das Jugendobjekt „Grillrestaurant" im Versorgungszentrum, das ohne zusätzliche Arbeitskräfte seit Anfang Mai 1980 in

Betrieb ist, hat die Verpflichtung, zu einer weiteren Verbesserung der Mitarbeiter- und Gästeversorgung beizutragen, erfüllt. Darüber hinaus wurde die Versorgung im Pausenangebot und bei Sonderveranstaltungen erhöht. Gleichzeitig wurde das Angebot, besonders in den Pausen, erweitert, so daß dieses im Rahmen der Universität als vorbildlich gelten kann.

Durch den Neubau der Zentralwäscherei konnte die Waschleistung seit 1975 um 123,9% erhöht werden. Darin sind Leistungen enthalten, die für Einrichtungen außerhalb der Charité und des Krankenhauses der Volkspolizei, z. B. die Poliklinik Marzahn, die Geriatrische Klinik Weißensee, die Betriebspoliklinik des sozialistischen Handels, die Aufbauleitung der Charité und Kinderkrippen in Marzahn, erbracht wurden.

Die Versorgung der Kliniken mit Wäsche erfolgt auf der Grundlage des Leihwäschesystems, d. h. Gesamtwäschebewirtschaftung durch die Zentralwäscherei und Belieferung der Einrichtungen entsprechend der täglich benötigten Wäsche und des angeforderten Sortiments.

Die Fahrzeuge des Sektors Transportwesen leisteten kontinuierlich folgende Tourendienste: Speisen-, Wäsche-, Milch-, Küchen-, Bluttransport, Transport technischer Gase, Transport von Frauenmilch, Transporte für das Zentrallager, die Verwaltung und die Rechenstelle sowie Entsorgungstransporte. Neben den unmittelbaren Transportleistungen des Fuhrparks stellte der Instandhaltungssektor einen besonderen Schwerpunkt der Arbeit dar. Der Aufbau einer eigenen Werkstattkapazität wurde in Angriff genommen. Zur Sicherung des Speisentransportes wurde eine eigene Transportvariante entwickelt.

Vom Sektor Hausverwaltung, dem die gesamten Prozesse der Entsorgung des Bereiches Medizin obliegen, wurde in enger Zusammenarbeit mit dem Sektor Transportwesen, dem Sektor Rohrtechnik (Verbrennungsanlage) und dem VEB Müllabfuhr ein umfangreiches Arbeitsprogramm auf dem Gebiet der Verbesserung von Ordnung und Sauberkeit erfüllt. Darüber hinaus wurde dem öffentlichen Verkehrswesen und der Erfassung und Ablieferung von Sekundärrohstoffen besondere Aufmerksamkeit gewidmet.

Die volkswirtschaftlichen Masseninitiativen (Subbotniks), die zentral organisiert am 25. 4. und 3. 10. 1981 durchgeführt wurden, erbrachten folgendes Ergebnis:

Bei einer Beteiligung von

3331 Mitarbeitern und 156 Studenten

wurden 15960 Stunden geleistet und ein finanzielles Ergebnis in Höhe von 61 TM erzielt. Dabei wurden rund 2800 m² Grünfläche rekultiviert und ca. 3250 m² Freiflächen geräumt.

Neben den anläßlich von Feiertagen und Feiern anfallenden Dekorationsarbeiten auf dem Gelände und in den Objekten wurden in der Tapezierwerkstatt vor allem Dekorationsarbeiten, Polsterarbeiten, Aufarbeitungen und Spezialanfertigungen für die verschiedensten klinischen Einrichtungen durchgeführt. Insgesamt wurden 1981 791 Arbeitsaufträge realisiert.

Während sich die Landschaftsgärtnerei bisher im wesentlichen mit der Erhaltung bestehender Anlagen und der ständigen Wiederbegrünung von Bauflächen beschäftigte, wurde 1981 mit den theoretischen Vorarbeiten für eine landschaftliche Neugestaltung des Charitégeländes begonnen, um rechtzeitig Einfluß auf die gesamte Projektgestaltung zu nehmen. Daneben wurden Arbeiten zur Erhaltung der Solitärbestände und deren planmäßiger Anzucht sowie zur weiteren Schaffung von Erholungszonen für die Patienten und Mitarbeiter durchgeführt.

Technik

Der technische Verantwortungsbereich hat wesentlich zur Sicherung der Hauptprozesse sowie zur weiteren Verbesserung der Lebensbedingungen der Patienten beigetragen. Eine zuverlässige Versorgung aller medizinischen Einrichtungen und Insti-

tute, z. B. mit Elektro- und Wärmeenergie, Stadtgas, Wasser, technischen Gasen, Aufzugstechnik etc., stand dabei im Mittelpunkt.
Zur Erfüllung dieser Aufgaben wurde die Arbeit auf folgende Schwerpunkte konzentriert:

- qualitäts- und termingerechte Inbetriebnahme des Bauteils 1 des Neubaus;
- qualitäts- und termingerechte Erfüllung des Werterhaltungsplanes und der Reparaturpläne;
- Instandsetzung von betriebstechnischen Anlagen;
- Senkung des Verbrauchs an Material und Energie sowie wirkungsvolle Ausnutzung der materiellen und finanziellen Fonds, Rückführung von Sekundärrohstoffen;
- Verbesserung der Arbeit in der Neuerertätigkeit;
- Kampf um vorbildliche Ordnung und Sicherheit sowie Sauberkeit;
- Verbesserung der Arbeits- und Lebensbedingungen der Mitarbeiter.

Mit der Inbetriebnahme des Bauteiles 1 — Funktionsdiagnostik — des Neubaus der Charité für die operativen Fächer haben alle Mitarbeiter des technischen Verantwortungsbereiches, speziell die Kollegen, denen die Betreibung und Wartung der technischen Anlagen im Neubau obliegt, einen wesentlichen Beitrag zur Verbesserung der medizinischen Betreuung erbracht. Weiterhin wurden die notwendigen Vorbereitungen zur Aufnahme des Betriebes in den Bauteilen 4/5 getroffen.
Der Plan der Werterhaltung wurde finanziell übererfüllt, obwohl nicht alle geplanten Einzelmaßnahmen realisiert werden konnten. Das lag an der großen Konzentration aller Kräfte auf die komplexen Instandsetzungsmaßnahmen im Physiologischen Institut und im Institut für Physiologische und Biologische Chemie. Dort wurde durch die gute Arbeit des VEB Stadtbau Weimar mit Unterstützung der Mitarbeiter erreicht, daß die studentische Ausbildung ab September wieder aufgenommen werden konnte.
Weiterhin wurde u. a. die Renovierung des Hörsaales Nervenklinik kurzfristig realisiert, und die Instandsetzung einer Etage (Brandschaden) in der Medizinischen Poliklinik, wichtiger Stationen in der Chirurgischen Klinik u. a. schufen Voraussetzungen für bessere Bedingungen in der medizinischen Betreuung.
Die Eigenleistung unserer Handwerker der Abteilung Werterhaltung konnte auf 930 TM erhöht werden, das sind ca. 17% mehr als im Vorjahr. Es sind wiederum 2,5 Tagesproduktionen zusätzlich zum Plan durch Handwerker dieser Abteilung erwirtschaftet worden, und 3670 Reparaturaufträge wurden abgearbeitet.
Die Planvorgaben zur Einsparung von Energie in der Größenordnung von 500 TM wurden erreicht. Damit sind die Voraussetzungen für die Neufestlegung von Verbrauchslimits geschaffen worden, um dem geforderten sparsamen Verbrauch von Energie und Material gerecht zu werden.
Insgesamt wurden 50 Neuerervorschläge eingereicht und bestätigt. Damit konnte der geplante volkswirtschaftliche Erlös aus Neuerervorschlägen um 50% auf 60 TM erhöht werden.
Durch die Umgestaltung und Erweiterung von Arbeits-, Sanitär- und Werkstatträumen sind die Arbeits- und Lebensbedingungen im technischen Verantwortungsbereich verbessert worden. Ein Lehrkabinett für die Lehrlinge der verschiedenen Fachgebiete wurde eingerichtet. Eine Jugendbrigade, die in hoher Qualität in Jugendobjekten wirksam geworden ist, wurde anläßlich des Konzils der Humboldt-Universität mit der Eintragung in das Ehrenbuch des Rektors ausgezeichnet.

Verwaltung

Wesentliche betriebswirtschaftliche Aufgaben wurden durch die Abteilungen Materialwirtschaft, Finanzen, Arbeit und

Löhne, Planung und Statistik, Allgemeine Verwaltung, das Referat Grundfondswirtschaft und die Zentrale Fotoabteilung/Filmstudio realisiert.

Mit der Entscheidung über den Aufbau einer eigenen Abteilung Materialwirtschaft am Bereich Medizin wurde eine positive Leistungsentwicklung erreicht. So wurden 1981

- die Versorgung der Struktureinheiten des Bereiches mit medizinspezifischem Verbrauchsmaterial weiter verbessert,
- die Planung des Bedarfs der Struktureinheiten neu organisiert und durch fachgerechte Abstimmung mit den Verantwortlichen der Kliniken und Institute Voraussetzungen für eine höhere Effektivität der materialwirtschaftlichen Prozesse und für die sparsamste Verwendung der materiellen Fonds geschaffen,
- erstmalig auf dem Gebiet des medizinspezifischen Verbrauchsmaterials zentrale statistische Werte erarbeitet, die entsprechenden Einfluß auf die Planung und Verteilung dieser Erzeugnisse in den kommenden Jahren haben werden,
- die Versorgung mit medizinspezifischem Verbrauchsmaterial, einschließlich Import-Verbrauchsmaterial, fast vollständig zentralisiert, so daß nur noch hochspezialisierte, klinikbezogene Erzeugnisse durch die Einrichtungen selbst beschafft werden müssen.

Nach der Ausstattung der ersten vier Bereiche im Neubau der Charité mit medizinspezifischem Verbrauchsmaterial, die von der Abteilung Materialwirtschaft erfolgreich abgeschlossen wurde, gilt der konzeptionellen Arbeit für die schrittweise Übernahme des Neubaus und der damit verbundenen Versorgung besondere Aufmerksamkeit.

Auf dem Gebiet der Finanzen standen die wissenschaftliche Qualifizierung der Planung, die technisch-organisatorische Abwicklung aller finanziellen Prozesse und Kontrollen sowie die Ordnung und Sicherheit im Zahlungsverkehr und das Prinzip der sozialistischen Sparsamkeit im Vordergrund. Große Anstrengungen waren erforderlich, um den gewachsenen Anforderungen auf diesem Gebiet Rechnung zu tragen. Die monatlich durch das Referat Innenrevision der Humboldt-Universität durchgeführten Revisionen der Hauptkasse konnten durchweg mit positivem Ergebnis ausgewiesen werden.

Eine Generalinventur der Geldannahmestellen und aller Personalstammdaten wurde für die Gehaltsstelle durchgeführt.

Zur Gewährleistung von Ordnung, Sicherheit und Disziplin bei der Führung von Bürokassen in den Kliniken, Instituten und selbständigen Abteilungen wurden zahlreiche Revisionen durch Mitarbeiter der Abteilung Finanzen vorgenommen.

Durch die Abteilung Planung und Statistik konnten weitere Fortschritte in der Analysentätigkeit erreicht und durch eine gute statistische Arbeit die Aussagefähigkeit ermittelter und erfaßter Daten erhöht werden. In Zusammenarbeit mit den Einrichtungen des Bereiches Medizin wurden statistische Aussagen präzisiert und qualifiziert und die Entwürfe für den Fünfjahrplan 1981—85 sowie den Jahresplan 1982 fertiggestellt.

Durch die Abteilung Arbeit und Löhne wurden auf dem Gebiet der Arbeitsökonomie umfangreiche Aktivitäten, insbesondere hinsichtlich des Arbeitskräfte- und Stellenplanes, realisiert.

Der Beschluß über die leistungsorientierten Lohnmaßnahmen für Mitarbeiter im Gesundheitswesen sowie für die der Bereiche Medizin und der Medizinischen Akademien, der ab 1. 12. 1981 wirksam wurde, brachte für zahlreiche Mitarbeiter der Charité wesentliche Gehaltserhöhungen. Unter Leitung des Kollektivs der Abteilung Arbeit und Löhne wurden sie termingemäß umgestuft.

Die Arbeit der Abteilung Allgemeine Verwaltung war gekennzeichnet durch eine Stabilisierung der Dienstleistungen (Post-

zustellung, Vervielfältigungen) sowie in der Versorgung der Direktorate der Bereichsleitung und der Leitung der gesellschaftlichen Organisationen.
Vom Zentralen Schreibbüro wurden im Jahre 1981 1171 Aufträge mit 34779 Seiten realisiert.
Der Schwerpunkt der Arbeit des Referates Grundfondswirtschaft lag in der Durchsetzung einer verantwortungsbewußten Grundmittelpolitik. Dabei kam der Kontrolle der ordnungsgemäßen Erfassung und Verwaltung der Grundmittel als gesellschaftliches Eigentum sowie einer disziplinierten Grundmittelplanung besondere Bedeutung zu.
So konnten mit Abschluß der Grundmittelinventur 1980 und nach Ablauf der Klärungsfrist alle vorgelegten Inventurergebnisse anerkannt und gebucht werden. Die Arbeitsmittelinventur 1981 wurde entsprechend den Rechtsgrundlagen vorbereitet und durchgeführt, die Grundmittelplanung 1983 in Abstimmung mit dem Direktorat Neubau und Rekonstruktion planmäßig vorgenommen. Der Auslastungsnachweis für hochwertige Maschinen, Geräte und Ausrüstungen wurde am Bereich Medizin (Charité) für 140 Großgeräte in der Zeit vom 1. 3. 1981 bis 31. 5. 1981 durchgeführt.
Das Referat Wohnungswesen konnte im Jahre 1981 weitere Fortschritte bei der Versorgung von Mitarbeitern mit Wohnraum erzielen. Insgesamt erhielten 157 Mitarbeiter eine Wohnung, darunter 84 Mitarbeiter des mittleren medizinischen Fachpersonals.
Die Zentrale Fotoabteilung hatte 1981 neben der Fortführung der Patientenfotografie und der zentralen fotografischen Auftragsbearbeitung wie Röntgenbildkopie, Farbfilmentwicklung, Reproduktion und Diapositivherstellung sowie der grafischen Arbeiten erhöhte Anforderungen auf dem Gebiet der Öffentlichkeitsarbeit zu erfüllen. Dazu zählten beispielsweise

— die Ausstellung des Bereiches Medizin in Vorbereitung des X. Parteitages der SED,
— die Charité-Ausstellung am Medizinischen Hochschulinstitut „Victoria de Giron“ in Havanna/Kuba,
— die Ausstellung zur Delegiertenkonferenz der Gewerkschaft

sowie eine Vielzahl von Postergestaltungen für nationale und internationale Veranstaltungen und Kongresse. Der Jahresleistungsplan weist per 31. 12. 1981 eine Erfüllung von 115% aus.
Vom Filmstudio der Charité wurden in enger Zusammenarbeit mit dem Institut für Film, Bild und Ton beim Ministerium für Hoch- und Fachschulwesen bzw. der Akademie für Ärztliche Fortbildung 10 Filme mit einer Laufzeit von 116 Minuten für die Aus- und Weiterbildung mit folgenden Titeln hergestellt:

„Schichtuntersuchung in der Thoraxdiagnostik“
„Myelographie Kontrastmittel“
„Host-versus-Graft-Reaktion“
„Tracheotomie in der Intensivtherapie“
„Grundlagen der Nierendiagnostik mit Radionukliden“
„Standardisierte Röntgendiagnostik des Schädels“
„Befunddemonstration für eine orale Rehabilitation“
„Thermographie mit cholesterinischen Flüssigkristallen“
„Hymenalatresie“
„Gilles de la Tourette-Syndrom“.

Die Charité-Filme „Assistierte und kontrollierte Beatmung“ und „Mikrotubuli“ (letzterer im Auftrag des Direktorates Forschung in Zusammenarbeit mit der VR Bulgarien) wurden von der Internationalen Vereinigung für den wissenschaftlichen Film mit dem „Diplom sa Otlitschie“ ausgezeichnet. Der Film „Host-versus-Graft“ wurde beim Internationalen Rot-Kreuz-Film-Festival 1981 in Varna unter den besten plaziert.

Zur Geschichte der Charité

Neustes

Conversations-Handbuch

für

Berlin und Potsdam

zum täglichen Gebrauch

der

Einheimischen und Fremden aller Stände,

enthaltend:

die Beschreibung oder Nachweisung alles Wissenswerthen der Oertlichkeit, mit besonderer Berücksichtigung der Beziehungen der Hauptstadt zu den Provinzen.

Herausgegeben

durch einen Verein von Freunden der Ortskunde,

unter dem Vorstande

des

L. Freiherrn von Zedlitz.

(Z. N.)

Motto:

Enem Jedem dat Syne.

(Inschrift der Roland-Säulen).

Berlin 1834.

Gedruckt bei A. W. Eisersdorff.

Charité-Heil-Anstalt. Auf dem Grundstücke, wo das gegenwärtige Charité-Krankenhaus sich befindet, am nordwestlichen Ende der Stadt, ließ König Friedrich I. i. J. 1710, als man die Besorgniß hegte, die in Preußen und Polen herrschende Pest werde auch nach Berlin kommen, ein Haus in Fachwerk und ein geschlossenes Viereck darstellend errichten, um darin die etwa zu gewärtigenden Pestkranken unterzubringen. Diese Besorgniß ging indeß nicht in Erfüllung, und das einmal vorhandene Gebäude erhielt jetzt die Bestimmung, theils als Armen- und Arbeitshaus, theils als Garnison-Lazareth zu dienen. Erst im Jahre 1726 wurde der Zweck dieser Anstalt durch König Friedrich Wilhelm I. dahin erweitert, daß dieselbe unter ihrem gegenwärtigen Namen sowohl als Kranken-Heilanstalt, wie als medicinisch-praktisches Lehr- und Prüfungs-Institut, benutzt werden sollte. So verdankt sie ihre Entstehung und ihre fortdauernde Unterhaltung lediglich den großherzigen Gesinnungen der erhabenen Herrscher Preußens, auch ist sie seitdem immer durch Königliche Behörden und Beamte verwaltet worden. Die vorgesetzte Verwaltungs-Behörde bildete nämlich seit der Gründung der Charité das ehemalige Königliche Armen-Direktorium von Berlin; im Jahre 1819 aber, als dasselbe aufgelöst wurde, ressortirte sie von der Königl. Regierung in Berlin, an deren Stelle späterhin das Königl. Polizei-Präsidium trat. Mit der in den letzten Jahren nothwendig gewordenen Reform in den wesentlichsten Einrichtungen dieser Anstalt ging die obere Administration derselben an das im Jahre 1830 neu begründete Königl. Kuratorium für Krankenhaus-Angelegenheiten über. — Das gegenwärtige Gebäude der Charité wurde, da das ursprüngliche mit der Zeit sehr baufällig geworden war, in den Jahren 1785 bis 1800 in Gestalt eines]‾[errichtet, und gewährt in den drei Stockwerken einen nach medicinisch-polizeilichen Grundsätzen berechneten Rauminhalt für 680 Kranke. Indeß die in der jüngsten Zeit so ungemein gestiegene Population von Berlin, mit welcher die Vermehrung der Armen einen mehr als gleichen Schritt hielt, machte die Unzulänglichkeit des bisherigen Raumes für alle Hülfesuchenden nur zu deutlich fühlbar, als daß man nicht auf die Befriedigung eines so wichtigen Bedürfnisses hätte Bedacht nehmen sollen. So ist nunmehr seit dem Jahre 1831, unfern des bestehenden, ein neues Gebäude zur Aufnahme von etwa 300 Kranken entstanden, welches bestimmt ist, nach seiner Vollendung und bis zur Erbauung eines besondern Irrenhauses, in einer Abtheilung, den Geisteskranken, demnächst aber definitiv den krätzigen, venerischen und gefangenen Kranken Aufnahme zu gewähren. — Alle Kranke der Charité werden außerdem, daß eine strenge Scheidung der Geschlechter Statt findet, noch in innere und äußere Kranke, in Augenkranke, Krätzkranke, syphilitische Kranke, Geisteskranke, in kranke Kinder und in Schwangere und Wöchnerinnen geschieden. In besondern, der Charité ebenfalls zugehörigen Anstalten, Ziegelstraße Nr. 6., können außerdem 40 zahlende Kranke aus gebildeten Ständen, und in dem Pockenhause, in der Nähe des Invalidenhauses, 26 Pockenkranke aufgenommen werden. Jeder Kranken-Abtheilung steht ein dirigirender Arzt vor. Ihm sind ein Assistenzarzt, mehrere Chirurgen und ein Krankenaufseher zugeordnet. Als dirigirende Aerzte, theils in der Charité selbst, theils in den mit derselben verbundenenen Krankenanstalten, fungiren gegenwärtig die Geheimen Medizinalräthe Dr. Kluge und Dr. Trüsteht, der Regierungs-Medicinalrath Dr. Barez, die Professoren Dr. Jüngken, Dr. Wolf, Dr. Dieffenbach, der Privatdocent Dr. Ideler und der praktische Arzt Dr. Rust jun. Vorträge am Krankenbette, Behufs des klinischen Unterrichts, halten der Geheime Medicinalrath Dr. Bartels und Professor Dr. Wolf in rein ärztlicher, der Präsident Dr. Rust und der Professor Dr. Dieffenbach in chirurgischer und operativer, der Professor Dr. Jüngken in augenärztlicher, und der Geheime Medicinalrath Dr. Kluge in geburtshülflicher Hinsicht; zugleich ertheilt Letzterer praktischen Unterricht in Behandlung syphilitischer Kranken, so wie der Regierungs-Medicinalrath Dr. Barez in Behandlung kranker Kinder, und der Privat-Docent Dr. Ideler in Behandlung der Gemüthskranken. Nächstdem, daß in diesen Kliniken den Studirenden, sowohl der Berliner Universität, als auch der militair-ärztlichen Institute, ein praktischer Unterricht ertheilt wird, werden auch noch zur Winterzeit auf der Charité-Gebäranstalt die Hebammenschülerinnen durch einen besondern Lehrer, den Hofrath Dr. Hauck, in der Geburtshülfe praktisch unterwiesen, und in ähnlicher Art ist auch seit zwei Jahren durch das Königliche Kuratorium in der Charité eine Krankenwärter-Schule errichtet worden, bei welcher der praktische Arzt Dr. Gedike den Unterricht ertheilt. — Zu Assistenz-Aerzten, die sämmtlich schon approbirte Aerzte sind und in der Anstalt selbst wohnen müssen, werden fast ausschlußweise die Königlichen Stabsärzte des Friedrich Wilhelms-Instituts, so wie zu Sub-Chirurgen die Eleven desselben gewählt. Ihr dienstliches Verhältniß zur Charité ist kein andauerndes, fixes, sondern um mehreren jungen Aerzten zu ihrer vollständigeren praktischen Ausbildung die Gelegenheit zu verschaffen, wechseln sie von Zeit zu Zeit. — Als Prosector und Conservator der anatomisch-pathologischen Sammlung ꝛc. ist der Professor Dr. Froriep angestellt. Auf den Krankenabtheilungen sowohl, als auch auf der Gebäranstalt und in dem Leichenhause der Charité-Heilanstalt, werden von besondern Kommissarien der Königlichen wissenschaftlichen Deputation für das Medicinalwesen, der Königlichen medicinisch-chirurgischen Ober-Examinations-Kommission und dem Königlichen Medicinal-Kollegium für die Provinz Brandenburg, die praktischen Prüfungen der Medicinal-Personen vollzogen. — Die Führung der ökonomischen Angelegenheiten der Charité ist einem Ober-Inspektor der Anstalt, jetzt Hrn. Marquard, anvertraut, unter dem die übrigen Oekonomie-, Administrations- und Kassen-Beamten unmittelbar fungiren. Die Anschaffung und Bereitung der Arzneien wird durch eine besondere Hausapotheke, bei welcher ein Oberprovisor und zwei Apothekergehülfen angestellt sind, bewirkt. Für den gottesdienstlichen Kultus sorgen zwei Prediger und ein Küster. Mit Einschluß der Krankenwärter und des Hausgesindes besteht das gesammte Administrations-Personal aus beinahe 230 Personen. — Die Unterhaltungs-Kosten der ganzen Anstalt belaufen sich, nach dem neuesten Etats-Projekt, jährlich auf beinahe 110,500 Rthlr. — Die Verpflegung der Kranken in der Charité, die durch eine eigene Hausökonomie bewirkt wird, geschieht, in sofern der Kranke ein Armer der Residenz-Städte Berlin und Potsdam ist, ganz unentgeltlich, außerdem soll für jeden Kranken ein Verpflegungsbeitrag von 7½ Sgr. täglich, entweder von dem Kranken selbst, dessen Angehörigen, Dienstherrschaft, Gewerke oder von der zu seiner Versorgung verpflichteten Kommune eingezogen werden. Wenn einzelne Kranke eine bessere Verpflegung nachsuchen und erhalten dürfen, so zahlen sie für die Mittelkost täglich 10 Sgr., und für die beste Kost täglich 17½ Sgr. In beiden Fällen werden die Medikamente nach den Recepten besonders bezahlt, was bei dem ersten Verpflegungssatze, in welchen die Kosten der Arznei mit einbegriffen sind, nicht statt findet. — Für Kranke aus den gebildeteren Ständen, in der bereits erwähnten besondern Heilanstalt, besteht ein dreifach verschiedener Verpflegungssatz, von einem Drittel-, einem halben und einem ganzen Thaler täglich. Ein Kranker, der ein besonderes Zimmer für sich allein in Anspruch nimmt, zahlt den höchsten, Kranke, welche ein Zimmer mit einem 2ten bis 3ten Kranken gemeinschaftlich theilen, zahlen den mittlern, und Kranke, welche mit mehreren Kranken in den gewöhnlichen Krankensälen sich befinden, den niedrigsten Verpflegungssatz. Charité-Kranke, welche ganz unentgeltlich verpflegt und behandelt werden, werden mit denjenigen, welche den gewöhnlichen Verpflegungsbeitrag (7½ Sgr.) zu zahlen haben, in jeder Hinsicht gleich behandelt; alle aber erhalten, sie mögen zu der Klasse der zahlenden oder unentgeltlich verpflegten Kranken gehören, nicht bloß Lagerstätte und eine ihrem Krankheitsverhältnisse, ihrem Stande, ihrer gewohnten Lebensweise entsprechende Beköstigung, sondern auch Wäsche, Bedienung, ärztliche Behandlung, kurz Alles, was ein Kranker bedarf, ohne daß sie dafür an irgend Jemanden weiter Etwas zu entrichten haben. — Unheilbare Kranke sollen in der Anstalt nicht geduldet werden, und können ausnahmsweise nur dann vorläufige Aufnahme finden, wenn entweder ihr Zustand gefährlich ist, oder wenn die nicht zu hebende Krankheit wenigstens auf längere Zeit zu mildern, oder für den Unterricht lehrreich ist. — Die unmittelbare Beaufsichtigung der ganzen Anstalt ist einem Direktor, dem Geheimen Medicinalrathe Dr. Kluge, welcher, eben so wie der Ober-Inspektor, in derselben seine Wohnung hat, anvertraut, und Beide gemeinschaftlich bilden die Direktion der Anstalt; die obere Leitung derselben aber geschieht durch das Königliche Kuratorium für Krankenhaus-Angelegenheiten, an dessen Spitze als Präsident der Geheime Ober-Medicinalrath Dr. Rust steht. Einheimische Kranke können ohne Weiteres von Seiten der Charité-Direktion aufgenommen, für auswärtige Kranke muß aber zuvor die Erlaubniß des Königlichen Kuratorii eingeholt werden. — Diese Behörde ist es besonders, welche in der neuesten Zeit alle jene weisen Einrichtungen getroffen hat, mittelst deren die Charité-Heilanstalt in kürzester Zeit zu dem Flore gelangte, dessen sie sich jetzt erfreuen kann. Hierher gehört namentlich, daß die Zahl der aufzunehmenden Kranken mit dem Rauminhalte der Kur-Lokale nach medicinisch-polizeilichen Grundsätzen in ein richtiges Verhältniß gebracht, und dadurch der Verpestung der Räume durch Ueberfüllung derselben mit Kranken vorgebeugt wurde; daß die Kranken selbst nach Verschiedenheit ihrer Krankheiten und zum Vortheile für deren Behandlung, in mehrere Abtheilungen geschieden, und jeder Abtheilung ein besonderer dirigirender Arzt vorgesetzt wurde; daß bei den wichtigsten Abtheilungen klinische Institute errichtet und mit tüchtigen Lehrern besetzt wurden, welche den Kranken, wie den Studirenden und der Wissenschaft überhaupt, gleich ersprießlich sind; daß für die Ausbildung und Anstellung eines besseren Krankenwärter-Personals, für eine mehr humane Behandlung der Kranken und bestmöglichste Abwartung und Pflege derselben, so wie für die Abhaltung eines angemessenen religiösen Kultus, und für einen besonderen Schulunterricht für die kranken Kinder gesorgt, durch die gegenseitige Stellung der beiden Direktions-Beamten zu einander der Geschäftsgang in sämmtlichen Verwaltungszweigen vereinfacht, überall Ordnung, Pünktlichkeit und Einklang erzielt, die möglichst größte Reinlichkeit in der ganzen Anstalt erstrebt, und so deren jetziger Wohlstand begründet wurde. — Gegenwärtig ist die Charité-Heilanstalt von dem neu errichteten Gebäude durch die dazwischen befindliche Stadtmauer noch getrennt; es liegt aber im Plane, späterhin beide Institute durch ein weiteres Hinausrücken der Stadtmauer und ein Anlegen von Zwischengebäuden längs der Charité- und Louisenstraße mit einander in nähere Verbindung zu setzen, wo alsdann die ganze Heilanstalt ein mit Gärten und Erholungsplätzen für die Kranken anmuthig durchwebtes und in sich vollkommen abgeschlossenes, großes Ganze darstellen, und zur Aufnahme von etwa 1500 Kranken geeignet sein wird.

Ehrendoktoren der Medizinischen Fakultät der Humboldt-Universität zu Berlin seit ihrer Wiedereröffnung im Jahre 1946

HOFFMANN, Erich, Prof. Dr. med., Dr. med. h. c., BRD
Fachgebiet: Dermatologie. Jahr der Verleihung: 1950

STOECKEL, Walter, Prof. Dr. med., Dr. jur. h. c., Dr. med. h. c., DDR
Fachgebiet: Geburtshilfe und Gynäkologie. Tag der Verleihung: 14. 3. 1951

FRIEDRICH, Walter, Prof. em. Dr. phil., Dr. med. h. c., DDR
Fachgebiet: Biophysik. Tag der Verleihung: 25. 12. 1953

PEIPER, Albrecht, Prof. Dr. med., Dr. med. h. c., DDR
Fachgebiet: Pädiatrie. Tag der Verleihung: 23. 10. 1959

ANITSCHKOW, Nikolai Nikolajewitsch, Prof. Dr., Dr. med. h. c., Sowjetunion
Fachgebiet: Pathologie. Tag der Verleihung: 12. 11. 1960

ASCHHEIM, Selmar, Prof. Dr., Dr. med. h. c., Frankreich
Fachgebiet: Endokrinologie. Tag der Verleihung: 12. 11. 1960

BRUGSCH, Theodor, Prof. Dr. med., Dr. paed. h. c., Dr. phil. h. c., Dr. med. h. c., DDR
Fachgebiet: Innere Medizin. Tag der Verleihung: 12. 11. 1960

GOTTRON, Heinrich Adolf, Prof. Dr. Dr. h. c., Dr. med. h. c., BRD
Fachgebiet: Dermatologie. Tag der Verleihung: 12. 11. 1960

HOFFMANN, Paul, Prof. Dr., Dr. med. h. c., BRD
Fachgebiet: Neurophysiologie. Tag der Verleihung: 12. 11. 1960

JIROVEC, Otto, Prof. Dr., Dr. med. h. c., ČSSR
Fachgebiet: Parasitologie. Tag der Verleihung: 12. 11. 1960

KREBS, Hans-Adolf, Prof. Dr., Dr. med. h. c., England
Fachgebiet: Parasitologie. Tag der Verleihung: 12. 11. 1960

SCHWEITZER, Albert, Prof. Dr., Dr. med. h. c., Gabun
Tag der Verleihung: 12. 11. 1960

VOGT, Cécile, Dr., Dr. med. h. c., England
Fachgebiet: Neuroanatomie. Tag der Verleihung: 12. 11. 1960

LÖHE, Heinrich, Prof. Dr., Dr. med. h. c., Westberlin
Fachgebiet: Dermatologie. Tag der Verleihung: 5. 4. 1961

JEGOROW, Boris B., Dr. med., Dr. med. h. c., Sowjetunion, Kosmonaut
Fachgebiet: Luftfahrtmedizin. Tag der Verleihung: 29. 3. 1965

LOHMANN, Karl, Prof. Dr. phil., Dr. med., Dr. agr. h. c., Dr. med. h. c., DDR
Fachgebiet: Biochemie. Tag der Verleihung: 19. 2. 1966

NISSEN, Rudolf, Prof. Dr. med., Dr. med. h. c., Schweiz
Fachgebiet: Chirurgie. Tag der Verleihung: 1. 10. 1966

PETROWSKI, Boris Wassiljewitsch, Dr. med. h. c., Sowjetunion
Fachgebiet: Chirurgie. Tag der Verleihung: 26. 9. 1967

ENGELHARDT, W. A., Prof. Dr., Dr. med. h. c., Sowjetunion

Fachgebiet: Biochemie. Tag der Verleihung: 25. 11. 1969

KRAATZ, Helmut, Prof. em. Dr. med., Dr. med. h. c., DDR
Fachgebiet: Geburtshilfe und Gynäkologie. Tag der Verleihung: 6. 8. 1972

FRANK, Gleb Michailowitsch, Prof. Dr., Dr. med. h. c., Sowjetunion
Fachgebiet: Biophysik. Tag der Verleihung: 19. 11. 1975

JACOB, Francois, Prof. Dr., Dr. med. h. c., Frankreich
Fachgebiet: Molekularbiologie. Tag der Verleihung: 19. 11. 1975

STRAUB, Ferenč Bruno, Prof. Dr., Dr. med. h. c., VR Ungarn
Fachgebiet: Biochemie. Tag der Verleihung: 19. 11. 1975

FORSSMANN, Werner, Prof. Dr., Dr. med. h. c., BRD
Fachgebiet: Kardiologie. Tag der Verleihung: 14. 12. 1977

VENCOVSKÝ, Eugen, Prof. Dr. med., Dr. med. h. c., ČSSR
Fachgebiet: Psychiatrie. Tag der Verleihung: 23. 6. 1981

ISHIYAMA, Ikuo, Prof. Dr. med., Dr. med. h. c., Japan
Fachgebiet: Gerichtsmedizin. Tag der Verleihung: 30. 9. 1981

www.ingramcontent.com/pod-product-compliance
Lightning Source LLC
LaVergne TN
LVHW060625300926
849162LV00008B/1710
* 9 7 8 3 1 1 2 6 4 1 0 9 5 *